Online-Marketing für die erfolgreiche /

Alexandra Schramm
(Hrsg.)

Online-Marketing für die erfolgreiche Apotheke

Website, SEO, Social Media, Werberecht

Mit 10 Abbildungen

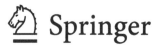 Springer

Herausgeber
Alexandra Schramm
Medienbüro Medizin (MbMed)
Textarbeit für die Gesundheitsbranche
Haus der Multimediaproduzenten
Behringstr. 28A, E2
22765 Hamburg
E-Mail: schramm@mbmed.de
www.mbmed.de
www.alexandra-schramm.de
www.xing.com/profile/Alexandra_Schramm4

ISBN 978-3-642-29198-2   ISBN 978-3-642-29199-9 (eBook)
DOI 10.1007/978-3-642-29199-9

Die Deutsche Nationalbibliothek verzeichnet diese Publikation in der Deutschen Nationalbibliografie;
detaillierte bibliografische Daten sind im Internet über http://dnb.d-nb.de abrufbar.

SpringerMedizin
© Springer -Verlag Berlin Heidelberg 2013

Planung: Hinrich Küster, Heidelberg
Projektmanagement: Kerstin Barton, Heidelberg
Lektorat: Volker Drüke, Münster
Projektkoordination: Eva Schoeler, Heidelberg
Umschlaggestaltung: deblik Berlin
Fotonachweis Umschlag: Links: 36221279 © Robert Kneschke - Fotolia.com, Rechts: iStockphoto.com
Herstellung: Crest Premedia Solutions (P) Ltd., Pune, India

Gedruckt auf säurefreiem und chlorfrei gebleichtem Papier

Springer Medizin ist Teil der Fachverlagsgruppe Springer Science+Business Media
www.springer.com

Vorwort

78 Prozent aller Deutschen ab 14 Jahren sind online – das entspricht etwa 54,8 Millionen Bundesbürgern, so ein Umfrageergebnis des Bundesverbands Informationswirtschaft, Telekommunikation und neue Medien e.V. (BITKOM). Die durchschnittliche aktive Nutzungsdauer liegt bei über zwei Stunden pro Tag. Diese Zahl zeigt, wie wichtig es ist, dass Unternehmen und Dienstleister, also auch Apotheken, im Internet präsent sind. Es ist Zeit für Online-Marketing.

Das bedeutet nicht, dass Apotheken ihre bisherigen klassischen Marketing-Maßnahmen, wie Visitenkarten, Vorstellungsfolder oder Kundenbroschüren, zum Altpapier bringen sollen. Nach wie vor wünschen sich Kunden, weiterführende Informationen an die Hand zu bekommen – sei es zum konkreten Leistungsspektrum der Apotheke oder Material zu ihren aktuellen Beschwerden. Ebenso sind das klassische Empfehlungsmarketing, die Mund-zu-Mund-Propaganda unter Nachbarn oder der Tipp unter Freunden nicht außer Acht zu lassen. Jedoch hat sich das private Schwätzchen am Gartenzaun in die Öffentlichkeit verlagert und ist gewissermaßen gewachsen: durch Links, Bilder und Videos, die über E-Mails, Portale oder soziale Netzwerke verschickt oder gepostet werden. Zudem ist Interaktivität entstanden: Auch fremde Personen wollen einen guten Tipp abgeben und ihre Meinung teilen – positive wie auch negative. Es zählt, aktiv mitzureden, dabei zu sein und sich in der Online-Community integriert zu fühlen. Marketing muss dort stattfinden, wo sich Menschen treffen und kommunizieren – und das ist heute zunehmend online der Fall.

Was heißt das nun konkret für Apotheken? Weitläufige Internetpräsenz, möglichst viele Freunde und Follower im sozialen Netz gewinnen, kontinuierlich spannende Nachrichten zwitschern und posten, sich öffnen und am besten jederzeit kommunikations- und kritikbereit sein? Ruhig Blut. Apotheken sollen nun nicht überall ein bisschen mitmischen, sich aber bewusst werden, dass Online-Kommunikation ein neuer Bestandteil der Kommunikationsstrategie ist – zu dem jedoch auch weiterhin die klassische Pressearbeit gehört. Entsprechend den festgelegten Unternehmens- und Marketing-Zielen können Apotheken mit zwei oder drei der in diesem Handbuch vorgestellten Maßnahmen planen, die für ihre Zwecke am besten geeignet sind. Dafür braucht man natürlich personelle Kapazitäten und Zeit. Denn Kommunikation kostet Zeit. Ebenfalls dauert es, bis sich messbare Erfolge einstellen – dessen sollten Sie sich bewusst sein. Doch wer den Anforderungen der heutigen Zeit und den Erwartungen der Kunden gerecht werden will, kommt an den neuen Kommunikationsformen nicht vorbei. Trauen auch Sie sich, neue Wege im Online-Marketing zu gehen. Schritt für Schritt. Positionieren Sie sich im Internet, verleiht Ihnen das ein zeitgemäßes Image und bringt Ihnen Austausch, Anregungen, Abwechslung, viele neue Kontakte – mit Kunden, Kollegen und Partnern – und vielleicht auch Spaß und Freude.

Dieses Buch wird Ihnen einen Überblick über die Welt des Online-Marketings verschaffen und Ihnen konkrete Anleitungen und Tipps für die Umsetzung in Ihrer Apotheke an die Hand geben. Inspirieren lassen können Sie sich durch die Interviews am Ende eines jeden Kapitels. Inhaltlich erwartet Sie Folgendes: Die Marketing-Grundlagen führen Sie ins Thema ein. Wie Sie die klassischen Marketing-Maßnahmen, beispielsweise Presse-Arbeit, mit dem Internet verknüpfen können, lesen Sie in ▶ Kap. 2. Das Wichtigste zur Apotheken-Website, die zentrale Anlaufstelle im Internet und damit ein Muss für das Online-

Marketing, lesen Sie in ▶ Kap. 3. Jede Apotheke will weit oben in der Trefferliste von Google gefunden werden – wie das funktioniert, steht in ▶ Kap. 4. Hintergründe und Tipps zum Social-Media-Marketing mit Facebook und Co. erfahren Sie in ▶ Kap. 5. Wer sich für einen eigenen Blog interessiert, findet in ▶ Kap. 6 Aufklärung und Tipps zur Umsetzung. In ▶ Kap. 7 klären die Autoren über die besonderen Rechtsvorschriften für Apotheken beim Werben auf, gehen auf das Berufsrecht, das Heilmittelwerbegesetz sowie auf das Wettbewerbsrecht und Datenschutzbestimmungen ein. Abgerundet wird das Werk mit Basics zur IT-Sicherheit, mit denen Sie beim Online-Marketing immer in Berührung kommen.

Nun wünsche ich Ihnen durch die Lektüre dieses Praxis-Handbuchs neue und hilfreiche Erkenntnisse, viel Freude beim Umsetzen ausgewählter Online-Marketing-Maßnahmen und noch mehr Erfolg für Ihre Apotheke. Frohes Kommunizieren!

Alexandra Schramm
Geschäftsführerin Medienbüro Medizin (MbMed)
Hamburg, im Frühjahr 2013
www.mbmed.de
www.alexandra-schramm.de

Über die Autoren

Herausgeberin und Autorin

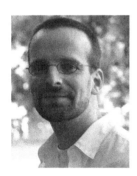

Alexandra Schramm
ist gelernte Fremdsprachenkorrespondentin und arbeitete als Journalistin bei verschiedenen TV- und Hörfunk-Sendern sowie in Printverlagen. Die Fachwirtin im Sozial- und Gesundheitswesen ist seit 2004 als Redaktionsleiterin bei MbMed in Hamburg tätig und hat 2008 die Geschäftsführung der Medienbüro Medizin – Der Ratgeberverlag GmbH übernommen. Zu ihren Schwerpunkten gehören Medizin, Gesundheits- und Wirtschaftsthemen sowie neue Marketing-Trends für Ärzte, Kliniken und Apotheker. Ein vielschichtiges Branchennetzwerk pflegt sie bundesweit auf Gesundheitswirtschafts- und Gesundheitskommunikationskongressen sowie in ihrer Funktion im Vorstand des Medizin-Management-Verbands – Vereinigung der Führungskräfte im Gesundheitswesen. Im Ehrenamt ist sie Vorstandsvorsitzende eines Buchverlags für Nachwuchsautoren.

Autoren von MbMed

Mirko Gründer
studierte Philosophie, Geschichte und Englisch in Greifswald und Bamberg und lebt heute in Kiel. Nach einem Volontariat ist er als freier Journalist mit dem Schwerpunkt Medizin-Journalismus und Online-PR tätig. Für das Medienbüro Medizin (MbMed) in Hamburg leitet er den Service Medizin-SEO, der Suchmaschinenoptimierung mit Spezialisierung auf den Gesundheitsmarkt bietet. Zu seinen Aufgaben gehören dabei auch die Konzeption, Erstellung und Pflege von gesundheitsbezogenen Websites. Darüber hinaus hält er Vorträge auf Symposien zu den Themen SEO und Social Media.

Adresse der MbMed-Autoren
Alexandra Schramm
Mirko Gründer
Medienbüro Medizin (MbMed)
Textarbeit für die Gesundheitsbranche
Haus der Multimediaproduzenten
Behringstr. 28A, E2
22765 Hamburg
www.mbmed.de

Beratender Apotheker

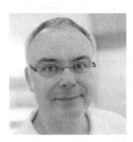

Dr. Stefan Noé

war nach Abschluss seines Studiums der Pharmazie 1994 an der Universität Freiburg bis zum Jahr 1999 als Apotheker in Wissenschaft, Klinik und öffentlichen Apotheken tätig. Von 1999 bis 2012 war der promovierte Fachapotheker in verschiedenen Management-Funktionen bei GlaxoSmithKline Consumer Healthcare für Expert-Marketing, Kommunikation und Kundenservice verantwortlich, zunächst in Bühl und zuletzt als Wissenschaftlicher Direktor für Nord-West-Europa in Hamburg. In dieser Zeit engagierte er sich auch aktiv in den Gremien für Kommunikation und Öffentlichkeitsarbeit der Fachverbände der Markenartikel- und der Selbstmedikations-Industrie. Im Jahr 2012 übernahm Noé die »Bären-Apotheke« in Karlsruhe als Inhaber und führt diese nun nach behutsamem Relaunch und mit modernen Marketing- und Kommunikationskonzepten in die Zukunft.

Dr. Stephan Noé
Bären-Apotheke
Karlsruher Str. 26
76139 Karlsruhe-Hagsfeld
www.baerenapotheke-karlsruhe.de

Die Interviewpartner

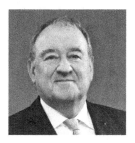

- **Kapitel 1: Marketing-Grundlagen**

Interview mit Fritz Becker, Vorsitzender des Deutschen Apothekerverbandes e.V. (DAV) und Mitglied des Geschäftsführenden Vorstandes der ABDA

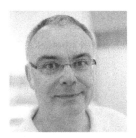

- **Kapitel 2: Klassisches Marketing mit dem Internet verknüpfen**

Interview mit Dr. Stefan Noé, Inhaber der Bären-Apotheke, Karlsruhe-Hagsfeld

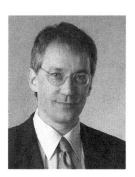

- **Kapitel 3: Die Apotheken-Website**

Interview mit Dr. Peter Müller, Vorstandsvorsitzender der Stiftung Gesundheit, Hamburg

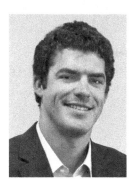

- **Kapitel 4: Suchmaschinenoptimierung (SEO): Bei Google gefunden werden**

Interview mit Jonas Weber, Geschäftsführer von webhelps! Online Marketing GmbH, München

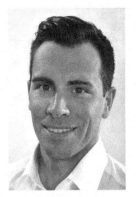

- **Kapitel 5: Social-Media-Marketing**

Interview mit Bodo Schmitz-Urban, Dipl. Marketing-Kommunikationswirt, Apotheker und Inhaber der Falken Apotheke, Wuppertal

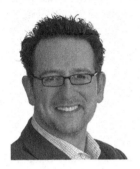

- **Kapitel 6: Ein Blog für die Apotheke**

Interview mit Thomas Anthes, Inhaber der Sander Apotheke, Bremerhaven

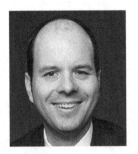

- **Kapitel 7: Rechtsvorschriften für Apotheker**

Interview mit Dr. Christian Czychowski, Rechtsanwalt und Fachanwalt für Informationstechnologierecht sowie für Urheber- und Medienrecht in der Kanzlei Boehmert & Boehmert, Berlin

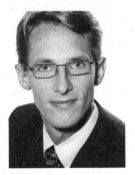

- **Kapitel 8: IT-Sicherheit in der Apotheke**

Interview mit Stefan Winter, Vorstand der VCmed AG – IT-Leistungen für das Gesundheitswesen, Hamburg

Inhaltsverzeichnis

Abkürzungsverzeichnis

AES	Advanced Encription Standard
AG	Aktiengesellschaft
Agfis	Aktionsforum Gesundheitsinformationssystem
App	Applikation
Az.	Aktenzeichen
B2B	Business-to-Business
B2C	Business-to-Consumer
Bcc-Mail	Blind-Carbon-Copy-Mail
BDSG	Bundesdatenschutzgesetz
BGG	Gesetz zur Gleichstellung behinderter Menschen
BGH	Bundesgerichtshof
BITKOM	Bundesverband Informationswirtschaft, Telekommunikation und neue Medien
Blog	Weblog
BVDW	Bundesverband Digitale Wirtschaft
CB	Corporate Behaviour
CC	Corporate Communication
CC-Lizenzen	Creative Commons-Lizenzen
Cc-Mail	Carbon-Copy-Mail
CD	Corporate Design
CF	Corporate Fashion
CI	Corporate Identity
CMS	Content-Management-System
CpC	Cost-per-Click
CpM	Cost-per-Thousand-Impressions
DMOZ	Open Directory Project
DVD	Digital Versatile Disc
EU	Europäische Union
e.V.	eingetragener Verein
FAQ	Frequently Asked Questions
GEMA	Gesellschaft für musikalische Aufführungs- und mechanische Vervielfältigungsrechte
GEZ	Gebühreneinzugszentrale
GGMA	Gesellschaft für Gesundheitsmarktanalyse mbH
GIF	Graphics Interchange Format
GKV	Gesetzliche Krankenversicherung
GmbH	Gesellschaft mit beschränkter Haftung
GPS	Global Positioning System
HD	High Definition
HON	Health on the Net Foundation
HTML	Hypertext Markup Language
HTTP	HyperText Transfer Protocol
HTTPS	HyperText Transfer Protocol Secure
HWG	Heilmittelwerbegesetz
IP	Internetprotokoll

IT	Informationstechnik
KB	Kilobyte
KG	Kommanditgesellschaft
KSK	Künstlersozialkasse
KV	Kassenärztliche Vereinigung
MB	Megabyte
MVZ	Medizinische Versorgungszentren
NGO	Non-Governmental Organization
OCR	Optical Character Recognition
OTV	Online-Terminvereinbarung
PC	Personal Computer
PDF	Portable Document Format
PR	Public Relations
QM	Qualitätsmanagement
RKI	Robert Koch-Institut
RLV	Regelleistungsordnung
RSS	Really Simple Syndication
SEM	Search Engine Marketing (Suchmaschinenmarketing)
SEO	Search Engine Optimization (Suchmaschinenoptimierung)
SGB	Sozialgesetzbuch
SMS	Short Message Service
SSL	Secure Sockets Layer
TDDSG	Teledienstedatenschutzgesetz
TMG	Telemediengesetz
URL	Uniform Resource Locator
U.S.	United States
USB	Universal Serial Bus
USP	Unique Selling Point
UWG	Gesetz gegen den unlauteren Wettbewerb
VZ	Verzeichnis
W-LAN	Wireless Local Area Network
WPA	Wi-Fi Protected Access
WWW	World Wide Web
XML	Extensible Markup Language

Marketing-Grundlagen

1

Gute Markenführung ist ein wichtiges Erfolgskriterium großer, etablierter Unternehmen. Marken wie Google, Adidas oder Coca Cola geben Millionen für Werbung aus. Doch Marketing ist nicht nur für internationale Big-Player relevant, sondern ebenso für den Mittelstand und für kleine inhabergeführte Unternehmen wie Apotheken. Damit Ihre Apotheke sich auch als Marke in den Köpfen der Kunden etablieren kann, kreieren Sie eine Corporate Identity – Ihr persönliches Apotheken-Leitbild. Wie Sie das schaffen und was dabei zu beachten ist, das zeigt dieses Kapitel.

Um sich von der Konkurrenz abzusetzen, müssen auch Apotheken verstärkt Marketing betreiben. Das Zeitalter der Online-Medien eröffnet hierfür neue Möglichkeiten: Die Kommunikation ist schneller und verbreitet sich über mehrere Kanäle. In diesem Kapitel lesen Sie, welche Chancen im Online-Marketing für Apotheken stecken und wie sie es für sich nutzen können. Doch genauso wie bei klassischen Maßnahmen gilt auch online: Ideen entwickeln, jeden Schritt sorgfältig planen und mit Bedacht umsetzen. Denn hinter jedem erfolgreichen Projekt steht ein gutes Konzept.

1.1 Wettbewerbsdruck und Kundenansprüche zwingen zum Marketing

Werbung und Gesundheit – das sind in den Köpfen vieler noch immer zwei Dinge, die nicht zusammengehen. Für die Mitarbeiter von Apotheken steht der Umgang mit Kunden an oberster Stelle ihres Berufsbilds und macht den wichtigsten Teil ihrer Arbeit aus. Doch in Zeiten des Wettbewerbsdrucks müssen Apotheken mehr denn je unternehmerisch denken, um wirtschaftlich erfolgreich zu sein. Der Gesundheitsmarkt unterliegt dabei in besonderem Maße dem Wandel und bringt immer neue Herausforderungen mit sich, denen sich Apotheken stellen müssen. So mag die bei manchen Apotheken vorhandene Skepsis gegenüber Marketing auch daran liegen, weil sie nicht sicher sind, in welchem Rahmen ihnen Werbung erlaubt ist – schließlich gibt es hier allerhand Gesetze zu beachten. Mehr dazu lesen Sie im ► Kap. 7.

1.1.1 Strukturelle Veränderungen

Eine der größten Herausforderungen für das Gesundheitssystem ist der demographische Wandel: Wir werden weniger, älter und bunter. Nach Schätzungen des Statistischen Bundesamtes wird in 20 Jahren ein knappes Drittel der Bevölkerung 65 Jahre und älter sein. Die Geburtenrate in Deutschland sinkt, die Lebenserwartung steigt und mit ihr auch die Prävalenz chronischer Krankheiten. Menschen in der Altersgruppe von 65 bis 85 Jahren haben nach Angaben der Gesundheitsberichterstattung des Bundes im Jahr 2008 rund 97 Millionen Euro Krankheitskosten verursacht. Allein diese Altersgruppe trägt damit einen Anteil von knapp 40 Prozent an den Gesamtkosten. Für das Gesundheitssystem sind diese Entwicklungen verheerend: Immer weniger Beitragszahler müssen immer mehr Menschen bei steigenden Versorgungskosten immer länger finanzieren. Die starken Belastungen der Gesetzlichen Krankenversicherung (GKV) haben zur Folge, dass immer weniger Leistungen – auch im Apothekenbereich – von den Kassen bezahlt werden. Zwar können Apotheken mit OTC-Präparaten dazuverdienen, jedoch bedeutet diese Entwicklung auch, dass sie die Kunden zunehmend dafür sensibilisieren und Erklärungsarbeit leisten müssen, für welche Leistungen Kunden selbst aufkommen müssen – nicht nur gesetzlich Versicherte, auch privat Versicherte müssen manche Leistungen selbst tragen, sofern keine private Zusatzversicherung besteht. Die Kunden bekommen das Gefühl, dass alles immer teurer wird und sie immer häufiger zur Kasse gebeten werden. Den Unmut darüber lassen sie dann meistens vor Ort los – in der Apotheke.

Die Studie »Deutsches Gesundheitssystem auf dem Prüfstand – Kostenfalle Komplexität« der Unternehmensberatung A.T. Kearney kam zu dem Ergebnis, dass nahezu ein Viertel aller Kosten durch aufgeblähte Verwaltungsapparate entsteht, vor allem auf Seiten der gesetzlichen Krankenkassen. Die Apotheken wirtschaften von allen Gesundheitsakteuren am besten. Krankenhäuser beziehen mit 61,9 Milliarden Euro den größten Anteil an Leistungsausgaben von der GKV. 22 Prozent davon, 13,6 Milliarden Euro, geben sie für die Verwaltung aus. An zweiter Stelle stehen die niedergelassenen

Ärzte: Sie erhalten 43,6 Milliarden Euro, wovon 10,9 Milliarden in administrative Prozesse fließen. Das sind 25 Prozent der Leistungsbezüge – damit sind sie Spitzenreiter bei den Verwaltungsausgaben. Die Apotheken beziehen 32,6 Milliarden Euro von der GKV. Ihr Administrationsaufwand von 2,6 Milliarden Euro bzw. 8 Prozent ist im Vergleich mit den anderen Leistungsbeziehern verschwindend gering. Der Grund: Sie sind keine reinen Dienstleister, sondern nehmen eine Handelsfunktion wahr und können daher wirtschaftlicher arbeiten.

1.1.2 Erhöhte Kundenansprüche und steigendes Gesundheitsbewusstsein

Nicht nur die strukturellen Bedingungen verändern sich, auch auf Seiten der Kunden vollzieht sich ein Wandel. Die Menschen im 21. Jahrhundert suchen Apotheken nicht mehr nur im Krankheitsfall auf. Die Themen Gesundheit und Medizin spielen das ganze Jahr eine Rolle. Gesundheitsbewusstsein und Prävention haben heute einen so hohen gesellschaftlichen Stellenwert wie nie zuvor. Nach dem Aerobic-Boom in den 80er Jahren des vergangenen Jahrhunderts ist die Zahl der Fitnessstudios deutlich gestiegen. Das Bewusstsein für Bewegung wächst ebenso wie das für Lebensmittel: Viele Menschen wählen ihre Nahrungsmittel gezielter aus, sie legen Wert auf biologisch angebaute Produkte und verzichten weitgehend auf Fleisch und sogar auf Milchprodukte. Um diesem gesunden Lebensstil gerecht zu werden, suchen sie sich Dienstleister nach ihren individuellen Bedürfnissen aus: Heilpraktiker, Ernährungsberater, Wellness-Coaches und Apotheken mit Spezialisierungen, dessen Sortiment und Beratungsschwerpunkte zu ihren Vorstellungen passen.

Kundenerwartungen an Apotheken – heute und morgen
Laut der Studie »Zukunft der Apotheke«, durchgeführt vom Institut für Handelsforschung (IFH Köln) im Auftrag der Apothekenkammern und -verbände in Nordrhein-Westfalen, steht bei den Verbrauchern die Versorgungsqualität durch Apotheken an erster Stelle: Apotheken sind schnell und leicht erreichbar und haben die gewünschten Präparate entweder vorrätig oder können sie innerhalb kurzer Zeit besorgen. Das Alleinstellungsmerkmal von Apotheken ist und bleibt für Kunden die persönliche Beratung, wenn sie Rezepte einlösen oder OTC-Produkte kaufen. Für die große Mehrheit (82 Prozent) ist die Zeit, die Apotheker sich nehmen, um auf individuelle Wünsche einzugehen, entscheidend. Das Image, das Apotheker bei ihren Verbrauchern genießen, ist überaus positiv: 80 Prozent der Befragten vertrauen dem Apothekenteam absolut. Beide Kriterien - persönliche Beratung und Vertrauen - sind besonders Menschen ab 60 Jahren wichtig und solchen, die einen regelmäßigen Arzneimittelbedarf haben (jeweils 86 Prozent). Wichtig ist ebenso die Aufklärung über Medikamente (32 Prozent) und Anweisungen, wie sich Erkrankte bei leichteren Beschwerden selbst behandeln (29 Prozent). Empfiehlt der Apotheker statt Eigenmedikation den Besuch beim Arzt, würden 83 Prozent der Befragten dem Rat folgen. Ein deutlicher Zukunftswunsch für knapp ein Viertel chronisch Kranker ist, dass sich Arzt und Apotheker enger abstimmen.

Über kompetente Beratung haben Apotheken Chancen, sich noch mehr zu profilieren. Ein Informationsangebot zu homöopathischen Arzneimitteln und Naturheilverfahren begrüßen ein Drittel der Befragten, über allgemeine Themen rund um Arzneimittel 30 Prozent und zum Thema Reise und Impfungen 28 Prozent. Vergleichbar gelagert ist das Interesse an Gesundheits-Checks: Gerade Kontrollen zur Früherkennung finden mit 32 Prozent Anklang. Messung und Checks bestimmter Werte, etwa Blutdruck, folgen mit 30 Prozent. 23 Prozent schätzen die Erreich- und Verfügbarkeit in Nacht und Notdiensten.

Die Möglichkeit, Arzneimittel in ihrer Apotheke im Internet vorbestellen zu können, setzen gerade mal 18 Prozent voraus. Allerdings fänden es 45 Prozent der Befragten gut, wenn dieser Service hinzu käme. 42 Prozent hoffen, dass in ihrer Apotheke künftig Liefer- und Botendienste angeboten werden, wogegen 38 Prozent selbstverständlich davon ausgehen. Wenig verbreitet scheint die Kundenkartei, in der die Medikamentenvergabe dokumentiert ist. 24 Prozent sehen sie als eine der entscheidenden

Bedingungen für guten Service, für weitere 35 Prozent wäre sie ein willkommenes Zusatzangebot.

1.1.3 Mündige Patienten

Zu den wachsenden Ansprüchen der Kunden kommt, dass sie zunehmend emanzipiert sind. Patienten verlassen sich nicht mehr allein auf ihren Arzt oder die Apotheke als einzige Informationsquelle. Im digitalen Zeitalter nutzen viele Menschen das Internet, um sich über Krankheiten und Behandlungsmöglichkeiten zu informieren – der ePatient ist entstanden. Laut des Bundesverbandes Informationswirtschaft, Telekommunikation und neue Medien e.V. (BITKOM) sind 75 Prozent aller Deutschen ab 14 Jahre online. Mit der rasanten Entwicklung des Internets steigen auch die Informationsangebote: Patienten haben Zugriff auf aktuelle Gesundheitsinformationen, wie Nachrichten, Forschungsergebnisse oder Behandlungsoptionen.

Auch bei der Auswahl der Gesundheitsdienstleister greifen viele Kunden auf das Internet zurück. In Apotheken -Suchverzeichnissen (▶ Kap. 2) oder Bewertungsportalen (▶ Kap. 5) können sie sich über die Leistungen und den Service verschiedener Apotheken informieren, sie miteinander vergleichen und selbst Apotheken empfehlen und bewerten. Der offene und oftmals anonyme Austausch zwischen Kunden beeinflusst die Entscheidung für oder gegen eine bestimmte Apotheke. Nicht zuletzt dieser Trend führt dazu, dass Patienten als selbstbewusste Kunden auftreten, die hohe Erwartungen an Medizin- und Gesundheitsleistungen stellen. Damit schwindet auch das Bild der Halbgötter in Weiß aus der Patientenperspektive: Sie hinterfragen die Kompetenz der Heilberufler und beurteilen sie kritisch.

1.1.4 Der ePatient

Diagnose Diabetes. Nach dem ersten Schreck beginnt für Betroffene der Informationsprozess: Was bedeutet die Diagnose für mich? Welche Therapiemöglichkeiten gibt es? In welcher Apotheke finde ich die richtigen Medikamente und Beratung? Erste Fragen beantworten in der Regel Informationsbro-

schüren von Krankenkassen und Pharmaunternehmen, weitere Aufklärungsgespräche finden beim Arzt statt. Doch bei immer mehr Menschen ist der Wissensdurst damit noch lange nicht gestillt – schließlich geht es hier um ihre Gesundheit. Hilfe bieten die unendlichen Weiten des Internets: Zum Suchwort »Diabetes« listet Google 276 Millionen Ergebnisseiten. Betroffene werden zum ePatient, digitalen Kunden oder auch Healthcare Surfer.

Ein hohes Suchvolumen haben vor allem Websites, die über Krankheiten mit einem hohen Leidensdruck informieren, die dem Kunden »peinlich« sind. Also all diejenigen Indikationen, bei denen es Betroffenen unangenehm ist, einen Arzt oder Apotheker aufzusuchen, wie beispielsweise erektile Dysfunktion, Scheidenpilz, Reizdarmsyndrom oder Mundgeruch. Sie tauschen sich in Foren zu Aspekten der Diagnosestellung, möglichen Therapiemethoden, Medikation und vor allem deren Alternativen aus. Sie empfehlen andere Websites, bewerten Ärzte, Apotheken und Medikamente, vernetzen sich, bilden Gruppen und tragen ihr Wissen zusammen – zum Teil angelegt nach dem Wikipedia-Prinzip. Andere geben ihre eigenen Krankheitsinformationen, wie Blutdruck und Medikamenteneinnahme, auf Websites ein und pflegen teilweise detaillierte Therapietagebücher (▶ »Patientenportal PatientsLikeMe.com«).

Nach einer Studie von Nielsen geht man davon aus, dass rund ein Prozent der Forennutzer sehr aktiv schreibt, weitere neun Prozent gelegentlich kommentieren und 90 Prozent reine Leser der Beiträge sind und die Inhalte verwerten. Somit kann eine Einzelperson maßgeblich zur Meinungsbildung unter den Leidensgenossen beitragen. Diese Personen bezeichnet man als Patient Opinion Leader (POL). Generell schenken Betroffene den gleichgesinnten ePatients großes Vertrauen – manchmal sogar mehr als dem eigenen Arzt. Der POL stellt ein neues Phänomen dar: Er ist Experte seiner chronischen Erkrankung, gibt Gleichgesinnten Orientierung und hilft ihnen, eben weil er die gleiche Sprache spricht und sich die Betroffenen auf Augenhöhe begegnen.

Die Online-Studie »PILOT – Patient Involvement-Leading to Optimized Therapy?« wurde durchgeführt, um herauszufinden, ob ePatients anders mit Leistungserbringern kommunizieren und die Informationen Einfluss auf ihre Behandlung nehmen. Dazu wurden 1.584 Teilnehmer von 14 Gesundheitsportalen und -foren befragt. Welchen Website-Betreibern von Gesundheitsinformationen vertrauen User am meisten? 26 Prozent der Studienteilnehmer bauen auf allgemeine Gesundheitsportale, Lexika und Websites von Selbsthilfegruppen sowie auf Kunden-Communities (24 Prozent). Websites von Kliniken, Apotheken und Krankenkassen belegen die hinteren Plätze. Das Schlusslicht bilden jedoch Websites von Pharmaunternehmen mit lediglich fünf Prozent Vertrauenswürdigkeit. Des Weiteren nennt die Studie Auswirkungen der umfassenden Gesundheitsinformation: So sagen 75 Prozent der Befragten (81 Prozent der Chroniker), dass sie ihrem Arzt jetzt andere oder mehr Fragen stellen würden, 74 bzw. 80 Prozent, dass sie nun besser eine Entscheidung für oder gegen eine Behandlung treffen und 64 bzw. 72 Prozent deutlich besser mit ihrer Erkrankung umgehen könnten. Auch die Pharmaindustrie bekommt den ePatient zu spüren. Mit ihm gibt es einen neuen Faktor, der das Verschreibungsverhalten von Kunden beeinflusst: So versuchen 36 bzw. 45 Prozent informierte ePatients, ein anderes Medikament oder eine andere Behandlung zu erhalten.

Die PILOT-Studie hat durch sozialdemographische Angaben der Teilnehmer eine Typologie des ePatients erstellt: Es handelt sich vermehrt um weibliche Personen, ein Drittel verfügt über einen Hoch- oder Fachhochschulabschluss, und das Einkommen liegt im Monat zwischen 2.000 und 3.000 Euro. 17 Prozent sind privatversichert. Das Durchschnittsalter beträgt 48 Jahre, beim Chroniker 51 Jahre. Anders als meistens angenommen benutzt also nicht nur die jüngere Generation das interaktive Internet. Zunehmend etabliert sich auch die ältere Generation bei Webaktivitäten.

Um genauere Ergebnisse über das Userverhalten bei unterschiedlichen Indikationen zu erlangen, hat die Vendus Sales & Communication Group 2.500 digital-basierte, deutschsprachige Kommunikationskanäle des Social Webs sowie das Google-Suchvolumen bei 15 Krankheitsbildern analysiert. Die Studie zeigt, dass soziale Netzwerke grundsätzlich eine hohe Relevanz für den Austausch von Patienten zu Gesundheitsthemen besitzen. Die Bedeutung der einzelnen Foren korreliert

dabei nicht zwingend mit deren Ranking bei den Google-Ergebnissen. Bei einigen Indikationen sind die am stärksten frequentierten sozialen Medien nicht unter den Top-30-Ergebnissen in der Google-Suche. Eine Erkenntnis ist zudem, dass sowohl die Anzahl der relevanten Netzwerke als auch die Anzahl der Beiträge und Autoren zum Teil sehr stark zwischen den Indikationen variieren. Mit jeweils über 10.000 wurde die größte Anzahl an Beiträgen zu den Indikationen Allergie/allergisches Asthma, Depressionen und ADHS gefunden, die geringste Anzahl zu erektiler Dysfunktion. Spitzenreiter bei der Anzahl der Autoren ist die Indikation Allergie/allergisches Asthma mit über 7.000 Autoren. Hierbei sind die Information und der Austausch der User untereinander schon so umfassend, dass sie die Besuche von Ärzten oder Apotheken teilweise ersetzen.

Patientenportal PatientsLikeMe.com

Die englischsprachige Internetplattform mit Sitz in den USA setzt sich für den offenen Umgang mit medizinischen Daten ein. Übersetzt heißt das Portal »Patienten wie ich« und bietet Usern genau diesen Service: andere Patienten mit der gleichen Erkrankung zu finden und sich mit ihnen auszutauschen. Der Fokus liegt auf Patienten mit stark lebensverändernden Krankheiten, wie Amyotropher Lateralsklerose (ALS), multipler Sklerose (MS) und Parkinson. Insgesamt sind dort mehr als 125.000 Patienten mit über 1.000 Beschwerden registriert. Ebenfalls fungiert das Portal als Soziales Netzwerk, in dem Nutzer ihr Profil anlegen mit detaillierten Angaben zu ihrem Gesundheitszustand, ihrer Behandlung einschließlich Medikation, und wie diese sich auswirken.

Diese Daten sind natürlich auch für Forschungseinrichtungen und Pharmaunternehmen interessant. Das Portal verkauft diese anonymisiert und finanziert sich somit. Laut PatientsLikeMe eine Win-Win-Situation: Partnerunternehmen, wie Versicherungen, Medikamenten-, Heil- und Hilfsmittelhersteller, erhalten wichtige Daten, die wiederum den Fortschritt beschleunigen und so die Situation der Patienten verbessern. Zusätzlich können Unternehmen auf der Plattform gezielt nach Patienten suchen, die anhand ihrer angegebenen Informationen zum Beispiel für eine Medikamen-

1

tenstudie in Frage kommen. Patienten können auch selbst aktiv werden und nach für sie passenden Studien und Forschungsprojekten suchen.

Auch Medikamenten-Bewertungsportale finden sich im Internet.

Medikamenten-Bewertungsportal sanego.de

User dieses Gesundheitsportals können sich hier unter anderem über bestimmte Krankheiten, Medikamente und deren Nebenwirkungen informieren. Die Angaben basieren auf den Erfahrungen anderer User und können durch eigene Bewertungen ergänzt werden. Die Nutzer geben ihr Alter, ihr Geschlecht, ihre Größe und ihr Gewicht an sowie Details zu ihrem verwendeten Medikament: Welche Krankheit wurde damit behandelt? Wie war die Wirksamkeit? Welche Nebenwirkungen sind aufgetreten? Auch detailliertere Erfahrungsberichte sind möglich. Für die Medikamente können User Punkte von eins bis zehn in verschiedenen Kategorien vergeben, wie Wirksamkeit, Verträglichkeit und Preis-Leistungs-Verhältnis. Aus den einzelnen Bewertungen wird eine Durchschnittsnote errechnet, die dann für andere Besucher sichtbar ist. Bei Anwendungsgebiet und Nebenwirkungen zeigt sanego.de die prozentuale Häufigkeit, mit der Nutzer bestimmte Nebenwirkungen gemeldet haben, und bei welchen Beschwerden ein Medikament zum Einsatz kam.

1.2   Klassisches Marketing versus Online-Marketing

Angesichts der Marktsituation und der mündigen, gut informierten Kundenschaft müssen Apotheken also Marketing betreiben. Wozu aber auch Online-Marketing? Das erste Argument für Online-Marketing beruht nicht auf einem Unterschied, sondern auf dem, was klassische Marketing-Maßnahmen mit Internet-Marketing gemeinsam haben: ihren Zweck. Im Gegensatz zur allgemeinen Auffassung umschreibt Marketing nicht nur alle Kommunikationsaspekte eines Unternehmens und ist viel mehr als lediglich Werbung. Der Grundgedanke des Marketings ist die konsequente Ausrichtung des gesamten Unternehmens an den Bedürfnissen

des Marktes (Gabler Wirtschaftslexikon). Für Apotheken bedeutet dies, dass Marketing alle Aktivitäten umfasst, die sich an den Wünschen und Bedürfnissen der Kunden orientiert. Die Zielrichtung von Online-Marketing-Maßnahmen ist die gleiche wie beim klassischen Marketing: Es geht darum, die Bedürfnisse der Kunden zu befriedigen. Und damit die Marketing-Maßnahmen die Zielgruppen erreichen, müssen sie sich an deren Bedürfnissen und Gewohnheiten anpassen. Und diese haben sich geändert. So gebrauchen immer mehr Kunden das Internet und nutzen die Vorzüge des World Wide Web, um sich über Medizin- und Gesundheitsthemen zu informieren. Es ist daher wichtig, dass Apotheken auch in diesem Medium vertreten sind: So holen sie einen Teil ihrer Kunden da ab, wo sie nach ihnen suchen.

1.2.1   Vorteile des Marketing-Instruments Internet

Eine gezielte Ansprache ist im Marketing von besonders großer Bedeutung. Je besser die Zielgruppe selektiert ist, desto größer ist der Kommunikationserfolg. Denn Werbung wird am besten akzeptiert, wenn die Empfänger sie als nützlich empfinden. Aus psychologischer Perspektive ist der Nutzen mit der Relevanz des Inhalts verknüpft. Zeitungsanzeigen in bekannten Lokalblättern oder Werbeplakate haben zwar eine relativ große Reichweite, werden also von vielen potentiellen neuen Kunden gesehen, allerdings sind die Streuverluste oft groß: Hier sprechen Sie viele Menschen an, die nicht zu den potentiellen neuen Kunden Ihrer Apotheke gehören. Es ist beinahe unmöglich, eine bestimmte Zielgruppe gezielt und individuell anzusprechen.

Zielgruppe fokussieren

Beim Online-Marketing hingegen haben Sie die Möglichkeit, durch geschickte Maßnahmen die Zielgruppe zu fokussieren. Der typische Internet-Junkie ist laut einer Erhebung von BITKOM aus dem Juni 2011 tendenziell jung und männlich. Diese Menschen verbringen jeden Tag mehr als drei Stunden im Web. Einer von zehn Usern in dieser Altersgruppe ist Vielsurfer und sogar zwischen fünf und zehn Stunden online. Die ausgedehnte Internetnutzung ist aber kein reines Jugendphänomen. Bei den 30- bis 49-Jährigen gehören ebenfalls fast zehn Prozent der Gruppe der Vielsurfer an. Und auch die über 50-Jährigen sind fast eineinhalb Stunden im Netz aktiv. Insgesamt sind Internetnutzer in Deutschland im Schnitt knapp 140 Minuten täglich online. Sie können neue Kunden genau dort ansprechen, wo diese nach Ihnen suchen: etwa auf Bewertungsportalen oder Gesundheitsplattformen. In Foren zu Gesundheitsthemen können Sie in einer beratenden Funktion mit den Nutzern in Kontakt treten, um diese für Ihre Apotheke zu gewinnen.

Kommunikation in beide Richtungen

Ein weiterer Marketing-Vorteil des Internets ist, dass dieses Medium mit dem klassischen »Sender-Botschaft-Empfänger«-Modell bricht. Eine Apotheke, die eine Zeitungsanzeige schaltet, ist der klassische Sender einer Botschaft. Sie benutzt das Medium Zeitung, um diese Botschaft den Empfängern, also den Lesern, zu übermitteln. Dieses »Sender-Botschaft-Empfänger«-Modell ist typisch für die klassischen Massenmedien. Die Kommunikation findet nur in eine Richtung statt. Im Internet ist dies anders: Beinahe jeder, der über einen Internetanschluss verfügt, kann eine Botschaft übermitteln und sich mit anderen austauschen. Das bedeutet, dass hier die Empfänger von Marketing-Botschaften ihrerseits Botschaften senden können und umgekehrt. So informieren beispielsweise Apotheken ihre Kunden über ihre Website, die Kunden diskutieren dies in Foren, sozialen Netzwerken und Online-Communities und tragen ihre Ansichten wiederum weiter an die Apotheken. Zwar könnte ein Leser, der die Anzeige einer Apotheke in der Zeitung gelesen hat, als Reaktion darauf einen Leserbrief schreiben – jedoch obliegt es zum einen der Redaktion, diesen zu veröffentlichen, und zum anderen müsste er sich hierfür wiederum eines anderen Mediums (Brief, E-Mail) bedienen. Denn Zeitungen sind, ebenso wie das Fernsehen oder Radio, relativ geschlossene Systeme: Einige wenige – Redakteure und Verleger – bestimmen den Inhalt. Im Internet ist ein viel schnellerer, offenerer und wechselseitiger Kommunikationsfluss gegeben. Das verändert die Kommunikation grundlegend.

Interaktivität: Botschaften werden weitergetragen

Die Interaktivität, die im Netz stattfindet, bewirkt, dass sich die Nutzer verstärkt mit dem Inhalt auseinandersetzen. Studien zum Lernverhalten haben gezeigt, dass Menschen wesentlich mehr von dem in Erinnerung behalten, worüber sie sprechen, als von dem, worüber sie lediglich lesen. Über Bewertungsportale haben Apotheken also die Möglichkeit, einen nachhaltigen positiven Eindruck zu hinterlassen. Ein weiterer Vorteil: Im Internet können die Botschaften von anderen Nutzern weitergetragen werden. Ratsuchende, die einen guten Tipp bekommen haben, leiten diesen weiter. Kunden empfehlen Apotheken, mit denen sie zufrieden sind, und Interessierte posten Links und Hinweise von Websites, die ihnen gefallen haben. So können sich Apotheken bekannt machen, indem Nutzer die Informationen selbstständig an andere Nutzer weitergeben und somit multiplizieren.

Klassisches Marketing lässt sich mit dem Internet verknüpfen

Aber ebenso können Sie auch ganz klassische Marketing-Instrumente, wie zum Beispiel einen Newsletter, in Ihr Online-Marketing integrieren und diesen dann statt per Post per E-Mail versenden, sofern das Einverständnis Ihrer Kunden vorliegt. (Mehr dazu finden Sie in ► Kap. 2.)

1.3 Corporate Identity schaffen

Um sich auf dem Markt zu profilieren, ist es wichtig, einzigartig zu sein. Kunden sollen einen guten Grund haben, in Ihre Apotheke zu kommen und nicht eine andere auszuwählen. Dies schaffen Sie nicht nur durch Ihr Sortiments- und Beratungsangebot und einen guten Service. Um sich gegenüber Ihren Mitbewerbern hervorzuheben, müssen Sie einen Wiedererkennungswert haben: Schaffen Sie eine Marke mit Ihrer ganz individuelle Corporate Identity (CI). Die CI ist die einzigartige Identität eines Unternehmens und der Gesamteindruck, der bei den Kunden hinterlassen wird. Sie betont die Werte, Normen und Visionen Ihrer Apotheke. Sie sind besonders wichtig, da Kaufentscheidungen

1

von Kunden grundsätzlich auf Wertvorstellungen basieren. Es gilt also, Ihre Apotheke mit Werten zu belegen, die mit denen Ihrer Zielgruppe übereinstimmen – und sie entsprechend zu transportieren.

1.3.1 Markenaufbau in Apotheken

Marken wie Google, Microsoft und Coca Cola haben es geschafft: Sie stehen an der Spitze des Markenwert-Rankings und sind somit die teuersten Marken der Welt. Von dieser Bekanntheit können Apotheken nur träumen, wenn es um den eigenen Marktauftritt geht. Zugegeben: Sie haben es nicht gerade einfach, sich ein positives Markenimage aufzubauen. Denn Marken funktionieren auf emotionaler Ebene. Doch die Assoziation mit Gesundheitsdienstleistern ist überwiegend mit negativen Begriffen besetzt, wie Krankheit, Schmerz und Leid. Die einzigen positiven Verknüpfungen sind hier Hilfe und Heilung.

Doch der Wettbewerbsdruck zwingt Apotheken zum Handeln. Mit einer langfristig angelegten Strategie zum Markenaufbau und zur Differenzierung kommen sie dem Ziel einen Schritt näher. Markenbildung ist ein Prozess, bei dem ein Unternehmen, ein Produktname oder ein Image zum Synonym für positive Eindrücke wie Vertrauen, hohe Qualität oder eine bestimmte Leistung steht. Eine moderne Marke sollte Innovation, Effizienz und Nachhaltigkeit ausstrahlen. Doch bis der Markenaufbau so weit ist, braucht es seine Zeit – die Spanne liegt von einem bis zu zehn Jahren. Um als Marke erkannt zu werden, benötigt jedes Unternehmen eine eigene, unverwechselbare Identität, die Corporate Identity. Apotheken sollten in Etappen vorgehen: Als Erstes muss das Markenbild konkretisiert werden. Dabei geht es um Fragen wie »Was können wir besser als die anderen?« oder »Was ist unser Alleinstellungsmerkmal?«. Das Ergebnis sollte dann zuerst nach innen transportiert und verfestigt werden, bevor es an die Öffentlichkeit getragen wird. Die Mitarbeiter sind die entscheidende Stellschraube im Markenaufbau. Sie haben täglich Kundenkontakt und einen großen Einfluss auf die Kundenzufriedenheit und damit auf die Bindung und Weiterempfehlungsabsicht. Daher ist es wichtig, dass sie sich mit dem gegebenen Markenversprechen identifizieren

und motiviert bei der täglichen Arbeit sind. Das funktioniert nur, wenn das Apothekenpersonal selbst zufrieden ist.

1.3.2 Hinweise zur CI-Entwicklung

Zur Entwicklung Ihrer Corporate Identity halten Sie sich an die **VIVA**-Formel nach Weinberg (2001):

- **V**ision,
- **I**dentität,
- **V**erhalten,
- **A**uftritt.

Vision Die Vision Ihrer Apotheke zielt auf die Fragen ab: Was wollen Sie in die Welt bzw. auf den Markt bringen? Was möchten Sie verändern? Was treibt Sie an? Hier formulieren Sie die unternehmerische Leitidee: Welchen Nutzen hat Ihre Arbeit für die Gesellschaft? Als Apotheke ist es natürlich Ihre Leitidee, Menschen zu helfen und zu heilen.

Identität Die Identität ist bestimmt durch die Werte, die Ihre Apotheke leiten. Hier geht es um die innere Haltung, Einstellungen und Leitsätze. Formulieren Sie Leitsätze, nach denen Sie Ihr Apotheke-Leitbild ausrichten. Diese Leitsätze sind Statements, die bestimmen, wie Sie zum Beispiel mit Mitarbeitern, Kunden, Dienstleistern und anderen Kooperationspartnern sowie Hierarchien, Innovationen oder Beschwerden umgehen wollen. Als Beispiel können Sie Ihre Einstellung zu Marketing als Glaubenssatz definieren: »Wir sehen in Marketing eine Chance, die Zukunft der Apotheke zu sichern.«

Verhalten Das Verhalten beschreibt die Art und Weise, wie Sie in oder mit der Apotheke agieren wollen. Hierzu gehören die konkreten Taten: Wie verhält sich die Apotheke bezüglich Mitarbeiterführung, Organisation etc.? Hält die Apothekenleitung eher an bürokratischen Strukturen fest oder sollen flachere Hierarchien eingeführt werden.

Auftritt Wenn Sie Vision, Identität und Verhalten etabliert haben, dann müssen Sie für einen Außenauftritt sorgen, der zu Ihrer Apotheke passt. Die Außendarstellung ist ein sehr wichtiger Punkt.

Denn hier geht es darum, Interesse zu wecken, Ihren Kunden die Corporate Identity nahe zu bringen und Vertrauen aufzubauen. So passen beispielsweise eine sterile Atmosphäre und eine edle Möblierung nicht zu einer Apotheke, die junge Familien und Kinder ansprechen wollen.

Anhand der VIVA-Formel können Sie leichter Unternehmensentscheidungen treffen. Sie können überprüfen, ob eine Entscheidung unter diesen vier Gesichtspunkten mit der CI Ihrer Apotheke einhergeht. Wichtig ist dabei, dass alles in sich stimmig und einheitlich ist. So darf also kein Außenauftritt mit Unternehmensleitsätzen, dem Verhalten oder der Apotheke-Vision im Widerspruch stehen. Wenn zum Beispiel »Kinderfreundlichkeit« zu Ihren Leitsätzen gehört, dann müssen Sie natürlich freundlich zu Kindern sein, die Einrichtung und die Atmosphäre entsprechend gestalten. Um ein rundum stimmiges Bild abzugeben, gehört es in diesem Fall aber auch dazu, beispielsweise familienfreundliche Arbeitszeiten einzurichten oder Kindergartengutscheine als Incentives anzubieten.

Vielleicht ahnen Sie es schon: Corporate Identity ist kein Gemälde, das einmal gemalt wird und dann aufgehängt werden kann. CI ist ein stetiger Prozess, der nie abgeschlossen ist. Die Unternehmensidentität wird immer wieder auf die Probe gestellt und muss sich neu erfinden. Doch wie ein Gemälde aus verschiedenen Farben besteht, setzt sich das Konzept Corporate Identity aus verschiedenen Elementen zusammen, die das Apotheken-Leitbild nach außen tragen. Die wichtigsten sind im Folgenden aufgeführt.

1.3.3 Corporate Design

Ein besonders signifikantes CI-Element ist das Corporate Design (CD). Häufig wird CD sogar mit der Corporate Identity gleichgesetzt, weil es das Element ist, das den stärksten Wiedererkennungswert hat. Das Corporate Design vertritt alle visuellen Botschaften, die ein Unternehmen aussendet, und sorgt für einen einheitlichen graphischen Außenauftritt. Ziel des CD ist es, die Unternehmenswerte auf Zeichen, Farben und Schriftzüge zu übertragen.

Die wichtigsten graphischen Elemente des Erscheinungsbildes
- Die Wort-Bild-Marke: das Apotheken-Logo, das sich auf allen Drucksachen und in allen Online-Medien, aber auch auf der Kleidung wiederfindet
- Die Apotheken-Typographie: die eigene Apotheken-Schrift
- Die »Hausfarbe« der Apotheke, zum Beispiel auf Briefpapier, Visitenkarten und Website
- Kommunikationsdesign: die gesamte graphische Gestaltung, die auf ihren Kommunikationsmedien zu sehen ist
- Architektur und Apotheken-Einrichtung

Das Apotheken-Logo ist sicher das wichtigste Element des Corporate Designs. Denken Sie an die Logos von bekannten Marken, wie der Haken von Nike oder die Welle im Schriftzug von Coca-Cola. Sie haben einen sehr starken internationalen Wiedererkennungswert. Aber auch im Gesundheitsbereich werden starke Symbole benutzt, beispielsweise der Asklepios-Stab in einem Kreis und Dreieck, wie bei den Asklepios-Kliniken, das Sechseck im Logo von Roche oder die Logos von Apotheken-Kooperationen, etwa der gelbe rechteckige Kasten mit dem Kreuz und dem blauen Schriftzug »vivesco apotheken«, darunter der Slogan »Wir wollen Sie gesund«. Das Apotheken-Logo ist ein bedeutender Schritt zur Markenbildung. Es lohnt sich also, einen Teil des Budgets in die professionelle Gestaltung des Logos zu investieren. Welche Eigenschaften ein gutes Logo haben sollte, sehen Sie in der folgenden Übersicht. Durch optische Symbole, wie das Apotheken-Logo, können Sie die Persönlichkeit Ihrer Apotheke visuell darstellen und sich damit gleichzeitig deutlich von Ihren Mitbewerbern abgrenzen. Überlegen Sie, mit welchen Eigenschaften Sie sich profilieren möchten: beispielsweise klassisch/seriös, jung/frisch oder modern/innovativ.

Hinweise zum Apotheken-Logo
- Ein gutes Logo sollte einprägsam sein und über einen hohen Wiedererkennungswert verfügen. Es muss mit einem Blick zu er-

fassen sein und in den Köpfen der Kunden hängen bleiben.

- Auch hier gilt: Weniger ist mehr – verwenden Sie nicht zu viele Farben und Schnörkel.
- Achten Sie darauf, dass die Symbolik in Ihrem Logo eindeutig ist und nicht mit anderen Dingen assoziiert oder gar verwechselt werden kann.
- Achten Sie darauf, dass Sie mit Ihrem Logo keine Markenrechte Dritter verletzen und eine Verwechslungsgefahr mit anderen Unternehmen vermeiden. Lassen Sie es zur Sicherheit rechtlich prüfen.
- Wort-Bild-Marken sind besonders erfolgreich. Kombinieren Sie in Ihrem Logo ein graphisches Zeichen mit einem Schriftzug, etwa dem Namen der Apotheke oder einem Slogan.
- Das Logo muss sowohl in Farbe als auch in Schwarz-Weiß gut aussehen und auf alle Materialien gut druckbar sein.

Ändern Sie nur mit Bedacht ein bereits eingeführtes Logo, um mit der Markenführung und dem Bekanntheitsgrad nicht wieder von vorne anfangen zu müssen. Falls Sie einen Relaunch (Neustart) wünschen, versuchen Sie, das Logo Schritt für Schritt weiterzuentwickeln und damit zu modernisieren.

Ein besonderer Eyecatcher ist auch die Hausfarbe. Als Hausfarbe wird die unternehmenstypische Farbe bezeichnet, die im besonderen Maße dazu geeignet ist, einen Wiedererkennungswert zu schaffen. Bekannte Beispiele sind das Gelb der Deutschen Post oder das Magenta der Telekom. Einen solchen Effekt zu erzielen, erfordert natürlich, dass sich die Marke schon sehr stark etabliert hat. Außerdem läuft man immer Gefahr, dass man mit einem ähnlichen Farbton nicht Assoziationen an die eigene Apotheke, sondern an das Fremdunternehmen hervorruft.

Farben sind im besonderen Maße dazu geeignet, Werte zu transportieren. Farbpsychologische Untersuchungen zeigen, dass zum Beispiel transparente Farbtöne Vertrauen, Offenheit und Ehrlichkeit vermitteln. Es gibt noch weitere Assoziationen: Gold steht allgemein für Exklusivität, wohingegen Silber eher technisch und modern wirkt. Grün wirkt erfrischend und regenerierend, Blau kühl und klar. Rot gilt als aktiv und dynamisch, Orange als strahlend und Violett als geheimnisvoll. Besonders im medizinischen Bereich wird die Farbe Weiß mit hygienisch und rein assoziiert und ist daher immer ein wichtiger Grundton.

Die Hausfarbe und das Logo sind wichtige graphische Merkmale, die sich auch auf Ihren Kommunikationsmaterialien widerspiegeln sollten: Apotheken-Schild, Briefpapier, Visitenkarten, aber natürlich auch auf Ihrer Website, Ihrem Blog und in sonstigen Netzwerkprofilen. Setzen Sie ebenfalls bei der Inneneinrichtung mit Ihren gewählten Farben geschickte Akzente.

1.3.4   Corporate Fashion

Ein einheitlicher Kleidungsstil des Teams ist ein zusätzliches Zeichen des gemeinsamen Auftritts. Die markenkonforme Gestaltung der Arbeitskleidung wird als Corporate Fashion (CF) bezeichnet. In Apotheken ist es meistens üblich, Weiß zu tragen, jedoch können Sie auch hier mit einigen gezielten Akzenten die Corporate Identity über die Kleidung vermitteln. Beispielsweise, indem Sie Ihr Logo auf die Kittel und Shirts der Mitarbeiter aufdrucken oder verschiedene Accessoires wie Halstücher in Ihrer Apotheken-Farbe tragen. Namensschilder an der Kleidung der Mitarbeiter – oder sogar farblich in der Apotheke-Farbe samt Logo eingestickt – wirken persönlich. Zusätzliche Funktionsbeschreibungen bzw. Zuständigkeitsbereiche dienen Kunden zur Orientierung und sind daher zu empfehlen. Jedoch sollten Ihre Mitarbeiter nicht wie Zinnsoldaten wirken, sondern jeweils eine individuelle Note in ihrem Kleidungsstil präsentieren können. Bieten Sie daher verschiedene Kleidungsstücke zur Auswahl: Hose, Rock, Bluse, Polo-Shirts. So kann jeder nach seinen persönlichen Vorlieben und zur Jahreszeit passend auswählen. Die Mitarbeiter fühlen sich wohl und wirken damit authentisch.

1.3.5 Corporate Behaviour

Beim Corporate Behaviour geht es um das Verhalten von allen Mitarbeitern im Alltag. Es beinhaltet das gesamte Auftreten des Apothekenteams – nach innen und nach außen – und manifestiert sich in Verhaltensregeln. Ein einheitliches Auftreten bedeutet, dass Sie schlüssig, widerspruchslos und in Einklang mit dem Apotheken-Leitbild handeln. Elemente von Corporate Behaviour sind nach Schmidt (2005) das Handeln des Unternehmens gegenüber

- Mitarbeitern,
- Marktpartnern,
- Kapitalgebern,
- Öffentlichkeit.

Mitarbeiter Corporate Behaviour bezieht sich im Zusammenhang mit Mitarbeitern beispielsweise auf den Führungsstil, auf die Chancen zu Weiterbildung, Lohnzahlungen, den Umgangston, grundsätzliche Kompromissbereitschaft oder Motivation. Der Umgang mit den Mitarbeitern zählt zu dem internen Bereich des Corporate Behaviours, also zu dem, was innerhalb des Unternehmens geschieht. Für eine erfolgreiche Führung ist es wichtig, dass das interne CB mit dem nach außen getragenen CB übereinstimmt. Ein Bruch zwischen innen und außen liegt vor, wenn eine Lücke entsteht zwischen dem, was nach außen kommuniziert wird, und dem tatsächlichen Verhalten. Ein Beispiel: Einer potentiellen Mitarbeiterin wird beim Bewerbungsgespräch vermittelt, dass die Apotheke ein familienfreundliches Unternehmen ist. Tatsächlich wird ihr aber keine Möglichkeit gegeben, in Teilzeit zu arbeiten oder Dienste zu tauschen.

Marktpartner Zu dem Verhalten gegenüber Marktpartnern zählt zum Beispiel, wie Sie sich gegenüber Kunden, Dienstleistern und Kooperationspartnern verhalten, wie Sie Angebote unterbreiten, Preispolitik betreiben, aber auch das Verhalten im persönlichen Kontakt oder am Telefon. Auch hier gilt: Halten Sie, was Sie versprechen. Wollen Sie als serviceorientiert gelten, dann müssen Sie sich besonders hilfsbereit verhalten, zum Beispiel mit Botengängen, wenn ein Medikament nicht vorrätig war.

Kapitalgeber Hier ist der Umgang mit Kapitalgebern gemeint, beispielsweise Banken oder wenn Sie zu einer Apothekenkette gehören, den Haupteigentümer dieser.

Öffentlichkeit Hierzu gehört das Verhalten gegenüber Medien. Seien Sie auskunftsfreudig, offen und kooperativ, und halten Sie auch hier, was Sie versprechen. (Tipps zum Umgang mit Journalisten finden Sie in ▶ Kap. 2.)

1.3.6 Corporate Communication

Corporate Communication (CC) umfasst sämtliche kommunikativen Maßnahmen und Instrumente, die die Apotheke und das Leitbild nach außen präsentieren. Das bezieht sich sowohl auf den schriftlichen Verkehr als auch auf den persönlichen Kontakt. Ein wesentlicher Faktor bei der CC ist die Corporate Language, die Unternehmenssprache. Sie bietet der Apotheke eine Möglichkeit, sich gezielt von anderen abzuheben und die persönliche Note zu unterstreichen. Ihre Corporate Language sollte in erster Linie klar und verständlich sein und möglichst wenige Fachwörter verwenden, damit Sie den Kunden auf Augenhöhe begegnen können. Außerdem braucht die Unternehmenssprache einen einheitlichen, individuellen Ton. Auch hier richten Sie sich nach den Bedürfnissen der Zielgruppe: Was erwarten die Kunden von Ihnen? Überlegen Sie, ob Ihre Sprache eher sachlich, nüchtern oder emotional sein sollte. Bedenken Sie: Die meisten Menschen gehen in eine Apotheke zum Wohle ihrer Gesundheit. Umso wichtiger ist es, dass Sie eine Umgebung schaffen, in der sich die Kunden wohlfühlen. Eine warme, verständnisvolle Sprache ist daher zu empfehlen.

Halten Sie außerdem in einer Liste »gute Wörter« und »schlechte Wörter« fest. Ein Beispiel: Denken Sie jetzt auf keinen Fall an einen rosa Elefanten. Welches Bild hatten Sie gerade im Kopf? Sicher das eines rosa Elefanten. Das menschliche Gehirn neigt dazu, Sprache in Bilder umzuwandeln – auch wenn dieses Bild negiert wird. Wenn Sie also eine Behandlung als schmerzarm deklarieren, dann hören die Kunden trotzdem das unangenehme Wort

Schmerz. Eine Behandlung, die sanft ist, bezeichnet inhaltlich das Gleiche, klingt aber eben sanfter.

Je einheitlicher Sie kommunizieren, desto besser können Sie das Unternehmensleitbild transportieren. Legen Sie fest, wie Kunden in Ihrer Apotheke angesprochen werden sollen, zum Beispiel, wie sich Mitarbeiter beim ersten Kundenkontakt vorstellen sollen. Halten Sie das in einem Gesprächsleitfaden mit Textbausteinen fest. Der sollte allerdings nicht statisch eingehalten werden, weil die Gespräche sonst künstlich wirken.

Behalten Sie auch in der schriftlichen Korrespondenz Ihren Kommunikationsstil bei: in Werbematerialien, Broschüren sowie bei der weiteren Öffentlichkeitsarbeit. Das Apotheken-Leitbild transportieren Sie nur authentisch, wenn es einheitlich kommuniziert wird. Wenn Sie also eine warme, lockere Sprache gewählt haben, dann formulieren Sie auch Kundenbriefe nicht kühl und distanziert. Für Ihr Online-Marketing befolgen Sie die Richtlinien Ihrer Corporate Communication auch im Internet: Sprechen Sie online mit Ihren Kunden genau so, als würden Sie Ihnen persönlich gegenüberstehen. Beachten Sie aber, dass die Sprache in sozialen Netzwerken, wie Facebook, grundsätzlich lockerer ist als in formalen Briefen.

Sowohl bei der CC als auch bei allen anderen Faktoren der Corporate Identity gilt: Das Wichtigste ist die Einheitlichkeit. Nur wenn alle Faktoren stimmig sind und zueinander passen, kann ein überzeugendes, harmonisches Apotheken-Bild entstehen, dem die Kunden vertrauen.

1.4   Das Marketing-Konzept

Marketing bedeutet, Produkte oder Dienstleistungen auf dem Markt zu platzieren, sodass sie relevant und attraktiv für die jeweiligen Zielgruppen sind. Dies ist der Ausgangspunkt. Die Werbung ist dabei das Mittel, um dies zu erreichen. Sie ist insofern nur zweitrangig, denn am Anfang muss immer eine perfekt ausgerichtete Leistung stehen. Nur so ist Marketing erfolgreich. Um Zeit, Geld und Ressourcen nicht in ziellose Werbemaßnahmen zu investieren, ist es wichtig, das Projekt Online-Marketing strukturiert zu verfolgen. Das Marketing-Konzept ist dabei das Grundgerüst.

In diesem Kapitelabschnitt wird erläutert, was Sie beim Erstellen eines Marketing-Konzepts beachten müssen. Folgende Fragen führen Sie durch die einzelnen Abschnitte dieses Kapitels hin zu Ihrem individuellen Marketing-Konzept.

> **Grundfragen für die Erstellung eines Marketing-Konzepts**
> - Wo steht unsere Apotheke jetzt? → Die Ist-Analyse
> - Wo möchten wir hin? → Zielbestimmung
> - Wie kommen wir zu diesem Ziel? → Marketing-Strategie
> - Mit welchen Mitteln erreichen wir dieses Ziel? → Marketing-Maßnahmen
> - Haben wir unser Ziel erreicht? → Marketing-Controlling

1.4.1   Die Ist-Analyse

Der Ausgangspunkt und damit der erste Schritt bei der Erstellung eines Marketing-Konzepts ist eine Bestandsaufnahme der aktuellen Situation. Die Ist-Analyse der Apotheke-Situation verrät den Marketing-Zuständigen, wie die Apotheke auf dem Markt positioniert ist, welche Probleme vorliegen und wo noch Potential für Verbesserungen besteht. Listen Sie die einzelnen Punkte auf, um einen umfassenden Überblick zu erhalten. Eine systematische Bestandsaufnahme berücksichtigt sowohl externe als auch interne Faktoren.

Externe Faktoren

Die Aufnahme der externen Faktoren wird als Chancen-Risiken-Analyse bezeichnet. Die Bezeichnung impliziert bereits, dass es sich hierbei um Faktoren handelt, die generell von Unternehmern nicht zu steuern sind.

Hierzu gehören zum einen rechtliche Rahmenbedingungen. Gesetze, wie beispielsweise das Heilmittelwerbegesetz (HWG), aber auch andere Regelungen zum Wettbewerbsrecht, geben den Handlungsrahmen für die Tätigkeit im Gesundheitswesen und damit auch Marketing-Bestrebungen vor (▶ Kap. 7). Ebenso beeinflussen politische Entscheidungen, Reformen und Gesetze die Situation, wie zum Beispiel das Apotheken- oder Arzneimittelgesetz. Auch gesellschaftliche Normen regulieren den Handlungsspielraum: Etwas, das zwar rechtlich in Ordnung ist, aber dem guten Geschmack widerspricht, wird nicht in die Tat umsetzbar sein. Solche Dinge können kulturell und regional bedingt sehr unterschiedlich sein. Ein Beispiel hierfür ist, dass es in Deutschland als normal empfunden wird, wenn ein Mann eine Frau untersuch. In einigen arabischen Ländern wäre das anstößig und daher unvorstellbar.

Neben dem gesetzlichen Rahmen ist auch die Marktsituation ein Faktor, der die aktuelle Lage beeinflusst. Hierzu zählen Dinge wie die gesamtwirtschaftliche Situation, die Konjunktur und Kaufkraft, aber auch die Arbeitslosenquote. Fragen zu diesem Punkt richten sich etwa danach, inwieweit marktwirtschaftliche Faktoren es begünstigen, dass Kunden oder Krankenkassen Geld für Apothekenleistungen ausgeben können.

Ein Blick auf die Konkurrenz in Ihrem Einzugsgebiet gehört ebenfalls zur Bestandsaufnahme der externen Faktoren. Apotheken sollten herausfinden, wie sich der Markt verteilt. Analysieren Sie, welche Leistungen bereits im Überschuss angeboten werden und wo vielleicht sogar Defizite im Angebot bestimmter Leistungen bestehen. Wie intensiv wird Wettbewerb bestritten, und welche Machtverhältnisse bestehen? Schauen Sie, welche Konkurrenz für Ihre Apotheke besteht und was diese den Kunden bietet. Berücksichtigen Sie Schwerpunkte, Vorzüge und Schwachstellen des Konkurrenzangebots. Manchmal können auch Gespräche sinnvoll sein, denn eventuell gibt es Anknüpfungspunkte für eine Kooperation.

Da es hier um Online-Marketing geht, sollten Sie auf Folgendes besonders schauen:

Konkurrenzanalyse der Online-Marketing-Maßnahmen

- Welche Online-Marketing-Maßnahmen betreibt die Konkurrenz? (► Kap. 2 und 5)
- Wie professionell finden Sie den Internetauftritt der konkurrierenden Apotheke? (► Kap. 3)

- Wie weit sind Sie und die Konkurrenz im Internet vertreten? (In Apotheken-Suchverzeichnissen, Bewertungsportalen etc.) (► Kap. 5)
- Wie weit oben sind Sie und der Mitbewerber mit verschiedenen Suchbegriffen zu Ihren Leistungen bei Google zu finden? (► Kap. 4)

Interne Faktoren

Handelt es sich bei den externen Faktoren um Variablen, die Sie in der Regel kaum beeinflussen können, so sind die internen Faktoren grundsätzlich veränderbar. Deswegen nennt man die Aufnahme der internen Faktoren auch die Stärken-Schwächen-Analyse. Dieser Teil ist der wichtigste der Ist-Analyse. Denn hier geht es darum, die eigenen Stärken und Schwächen auszumachen und sie später effektiv zu nutzen bzw. zu eliminieren.

Das besondere Apotheken-Angebot

Um sich über Ihr eigenes Leistungsspektrum bewusst zu werden und Ihren USP (Unique Selling Proposition = Verkaufsargument, das Sie einzigartig macht) zu ermitteln, schreiben Sie auf, was Sie Ihren Kunden zurzeit in der Apotheke bieten. Über welche besondere Ausstattung verfügen Sie? Listen Sie die Beratungs- und Serviceangebote auf, die nur Sie und nicht Ihr Mitbewerber bereit hält. Bieten Sie darüber hinaus sonstige Spezialisierungen, wie die komplette Ausstattung für Diabetiker oder werdende Mütter an? Notieren Sie alles, was Ihnen einfällt, um Ihren USP herauszufinden.

Einrichtung und Atmosphäre Denken Sie an alle möglichen Zielgruppen. Sind der Eingang, der Offizinbereich und der Beratungsraum barrierefrei für Rollstuhlfahrer, aber auch für Menschen mit Sehbehinderungen? Wie sieht es mit der Apotheken-Einrichtung aus? Haben Sie es geschafft, trotz medizinischer Institution eine warme Atmosphäre zu schaffen? Haben Sie etwas Farbe an den Wänden und ein ansprechendes Design? Haben Sie Sitzgelegenheiten für ältere Menschen, falls es zu Wartezeiten kommen sollte? Liegt stets eine gute und aktuelle Auswahl an Zeitschriften und Informationsmaterialien bereit sowie ein Wasserspender? Beachten Sie auch Dinge, die den Apotheken-Besuch eher unangenehm machen könnten, wie zum Beispiel Lärm oder schlechte Gerüche sowie zu grelles oder dunkles Licht. Ändern Sie dies umgehend. Schauen Sie bei all Ihren Überlegungen auch immer auf die Konkurrenz: Was bieten andere Apotheken, was Sie nicht haben? Wo haben Sie vielleicht anderen etwas voraus?

Zielgruppenanalyse

Mittelpunkt aller Marketing-Maßnahmen sind die Kunden. Deswegen sollten Sie ihnen auch einen bedeutsamen Platz in der Bestandsaufnahme reservieren. Wer sind eigentlich Ihre Kunden? Hier gilt es zunächst zu unterscheiden zwischen den Kunden, die bereits in Ihre Apotheke kommen, und denen, die den Weg zu Ihnen noch nicht gefunden haben.

Beginnen Sie mit den bestehenden Kunden. Listen Sie auf, wie sich Ihre Kundenschaft zusammensetzt, und erstellen Sie eine Statistik. Folgende Punkte sollten Sie aufnehmen:

Wie sieht Ihre Kundenschaft aus?

- Ermitteln Sie, welche Altersgruppen Ihre Apotheke besuchen. Achten Sie hierbei auch auf ungewöhnliche Verteilungen: Für welche Zielgruppe sind Sie besonders attraktiv? Vielleicht haben Sie ein Seniorenheim in der Nähe?
- Schauen Sie auch, wie sich Ihre Kundenschaft nach Geschlechtern aufteilt. Grundsätzlich sind Frauen und Männer in beinahe gleichen Teilen in der Gesellschaft vertreten und müssten daher ebenso in Ihrer Kundenklientel verteilt sein. Bedenken Sie jedoch, dass – wenn Sie besonders viele Hochbetagte unter Ihren Kunden haben – ein Frauenüberschuss auch daher kommen könnte, dass Frauen eine höhere Lebenserwartung haben als Männer. Und falls Sie eine gynäkologische Praxis im Haus haben sollten, würde sich damit ebenfalls der erhöhte Frauenanteil erklären lassen. Wie sieht die soziale, berufliche und familiäre Situation der Kunden aus? Anhand ihrer Lebensumstände lassen sich oftmals auch ihre Bedürfnisse ablesen.

- Finden Sie heraus, wie die Kunden auf Ihre Apotheke aufmerksam geworden sind und warum sie gerade zu Ihnen kommen. Was ist Ihr Alleinstellungsmerkmal? Ihre bestehenden Vorzüge können Sie ausbauen und entsprechend nach außen kommunizieren.

Viele dieser Informationen können Sie einer Kundenbefragung entnehmen oder wenn Sie Kundenkarten anbieten, wofür Sie eine Art Aufnahmebogen ausfüllen lassen. Themen wie Einkommen oder Zufriedenheit bringen Sie am besten im Rahmen einer anonymisierten Kundenbefragung in Erfahrung. Einen Musterfragebogen finden Sie in ◨ Abb. 1.1.

Wenn Sie wissen, wer in Ihre Apotheke kommt, können Sie auch Rückschlüsse darauf ziehen, wer nicht zu Ihnen kommt. Prüfen Sie kritisch, ob die demographische Verteilung Ihrer Kunden typisch für den Einzugsbereich und Spezialisierung Ihrer Apotheke ist. Stellen Sie heraus, welche Gruppen besonders häufig in Ihre Apotheke kommen und welche nicht. Woran könnte das liegen? Diese Überlegungen sind der Ausgangspunkt für Ihre Absichten, neue Kunden oder sogar ganze Kundengruppen für die Apotheke zu gewinnen.

Online-Kundenbefragung

Um möglichst genaue und umfangreiche Informationen zu Ihren Kunden, deren Wünschen, Bedürfnissen und der Zufriedenheit mit Ihrem Angebot zu bekommen, können Sie eine Online-Kundenbefragung durchführen. Bei einer Online-Befragung erhalten Kunden meist per E-Mail einen individualisierten Link zu einem Fragebogen, der auf einem Server bereit steht. Es ist zu empfehlen, dass der Fragebogen dabei ein SSL-Zertifikat trägt, was bedeutet, dass die Seite besonders abgesichert ist. So sind Sicherheit und Anonymität gewährleistet. Jeder E-Mail-Empfänger bekommt einen anderen Link, den er auch nur einmal benutzen kann. So wird verhindert, dass ein Patient den Fragebogen mehrmals ausfüllt.

Inhaltlich können Sie den Fragebogen nach Ihren Wünschen gestalten: Neben demographischen Angaben (Alter, Beruf, Einkommen, Ge-

Kundenbefragung: Wie zufrieden sind Sie mit uns?

Wir wollen unseren Service verbessern, deswegen führen wir eine Umfrage unter unseren Kunden durch. Bitte geben Sie den ausgefüllten Bogen bis zum 24.10.2013 in unserer Filiale ab. Bei Fragen wenden Sie sich an: beispiel@beispiel-apotheke.de

Wie häufig kommen Sie in die Beispiel-Apotheke?

☐ täglich   ☐ mehrmals pro woche
☐ mehrmals im Monat   ☐ alle 3-6 Monate
☐ einmal pro Jahr   ☐ weniger als einmal pro Jahr

Warum kommen Sie in unsere Apotheke? Mehrfachnennungen möglich.

☐ gute Beratung   ☐ gute Informationen
☐ schnelle Ausgabe des Medikaments   ☐ nah am Arzt/ am Wohnort
☐ sonstiges, und zwar _____

Bitte bewerten Sie nach dem Schulnoten-System (1 = sehr gut, 2 = gut, 3 = befriedigend, 4 = ausreichend, 5 = mangelhaft, 6 = ungenügend):

Wie beurteilen Sie das Beratungsangebot in unserer Apotheke?

☐ 1   ☐ 2   ☐ 3   ☐ 4   ☐ 5   ☐ 6

Zu welchen Themen wünschen Sie sich noch mehr Informationen und Beratung von uns?

_____

_____

_____

_____

Abb. 1.1 Musterfragebogen für eine Kundenbefragung in Apotheken

schlecht) sollte er auch Fragen zur Zufriedenheit der Kunden mit der Apotheke abdecken. Mögliche Fragen, um die Kundenzufriedenheit zu messen, sind zum Beispiel: »Wie zufrieden sind Sie mit …«:

— der Freundlichkeit der Mitarbeiter,
— der Kompetenz der Apotheker oder PTA,
— der Ausstattung der Räumlichkeiten,
— dem Sortimentsangebot,
— dem Serviceangebot,
— den Wartezeiten?

Antworten können die Kunden dem Schulnotenprinzip entsprechend (1–6, wobei 1 die beste Note und 6 die schlechteste ist), oder sie bewerten die Aussagen auf einer Skala. Es könnte eine Skala mit folgenden Auswahlmöglichkeiten sein: »voll und ganz zufrieden«, »sehr zufrieden«, »zufrieden«, »nicht zufrieden«. Bei der Auswahl in Form einer Skala von »gut« bis »schlecht« empfiehlt es sich, immer eine gerade Anzahl an Antwortmöglichkeiten vorzugeben. Denn Menschen neigen dazu, immer den Mittelwert (»weder noch«) anzuwählen, und damit bekämen Sie keine brauchbare Aussage. Der Vorteil von Online-Kundenbefragungen ist, dass die Kunden offen und ehrlich antworten können, da die Fragebögen anonymisiert sind.

Es gibt verschiedene Dienstleister, die Online-Kundenbefragungen anbieten. Häufig halten sie auch vorgefertigte Fragebögen bereit. Standard-Fragebögen können eine gute Grundlage sein. Sie sollten diese jedoch nicht eins zu eins zu übernehmen und besser Fragen zu stellen, die für Ihre

Wie beurteilen Sie die Wartezeiten in unserer Apotheke?

☐ 1   ☐ 2   ☐ 3   ☐ 4   ☐ 5   ☐ 6

Wie beurteilen Sie die Freundlichkeit des Apothekenpersonals?

☐ 1   ☐ 2   ☐ 3   ☐ 4   ☐ 5   ☐ 6

Wie gefällt Ihnen das Erscheinungsbild unserer Apotheke?

☐ 1   ☐ 2   ☐ 3   ☐ 4   ☐ 5   ☐ 6

Wie zufrieden sind Sie mit unserem Botenservice?

☐ 1   ☐ 2   ☐ 3   ☐ 4   ☐ 5   ☐ 6

Haben Sie schon einmal eine Beschwerde an uns gerichtet?

☐ ja   ☐ nein

Wenn ja, wie zufrieden waren Sie mit der Bearbeitung Ihrer Beschwerde?

☐ 1   ☐ 2   ☐ 3   ☐ 4   ☐ 5   ☐ 6

Welche Verbesserungsvorschlage und Anregungen haben Sie für uns?

_____

_____

_____

_____

... und zum Schluss noch ein paar kurze Fragen zu Ihrer Person:
Geschlecht

☐ männlich   ☐ weiblich

Alter

☐ bis 30 Jahre   ☐ 31 bis 50 Jahre   ☐ 51 bis 60 Jahre   ☐ > 60 Jahre

Was machen Sie beruflich?

_____

Vielen Dank für Ihre Mithilfe!

▣ Abb. 1.1   Forsetzung

Apotheke relevant sind: Nur so bekommen Sie ein verwertbares Ergebnis.

Ressourcen und Mitarbeiterqualifikationen

Erheben Sie ebenfalls die Bedingungen, unter denen Ihr Marketing-Projekt startet. Entscheidend für Volumen und Schnelligkeit der Ausführung von Marketing, PR und Projekten ist auch die Manpower, die Ihnen zur Verfügung steht. Das beschränkt sich in Apotheken in der Regel auf 1–2 Personen.

Wie sind die Zuständigkeiten verteilt? An welchen Stellen funktionieren die Abläufe gut, und wo sind eventuell Schwachstellen.

Ein weiterer wichtiger Aspekt ist, wie lange die Mitarbeiter bei Ihnen verweilen. Eine hohe Fluktuation kompliziert bekanntlich die Arbeit. Wenn immer wieder neue Mitarbeiter eingearbeitet werden müssen, schluckt dies in erheblichem Maße Arbeitszeit und kann die Abläufe stören. Außerdem lassen sich umfangreiche und auf einen längeren Zeitraum angelegte Marketing-Projekte besser umsetzen, wenn der Mitarbeiterstamm konstant bleibt.

Schauen Sie nun noch die Qualifikationen an. Über welche besonderen Kenntnisse sollten die Zuständigen für Marketing- und Presse-Arbeit verfügen? Gibt es hier Nachholbedarf? Eine Lösung können Inhouse-Schulungen für alle sein oder externe Seminare für Einzelne. Welche Fortbildungen oder Seminare haben Sie und Ihr Team bereits absolviert, und wo liegen besondere Interessen und Fähigkeiten? Dies kann Ihnen Aufschluss darüber geben, wo vielleicht ungenutzte Ressourcen liegen, die für Ihr Marketing-Projekt genutzt werden können, oder wo noch Nachholbedarf besteht. Auch die Zusammenarbeit mit externen Dienstleistern, wie zum Beispiel Freien Journalisten und Grafikern, Agenturen, Schulungsleitern oder Computerfachmännern, sollten Sie evaluieren und Arbeiten outsourcen. Welche Geschäftsbeziehungen pflegen Sie darüber hinaus? Überlegen Sie, wie Sie bestehende Kontakte noch für andere Projekte nutzen können.

Kommunikation und Marketing

Nehmen Sie auch Ihre Kommunikationskanäle unter die Lupe: Welche Möglichkeiten haben Kunden, sich über die Leistungen Ihrer Apotheke zu informieren? Es ist grundsätzlich besser, wenn sich interessierte Kunden die Informationen nicht erst beschaffen müssen, sondern wenn die Apotheke sie unaufgefordert liefert. Prüfen Sie, welche Flyer und Broschüren bei Ihnen gut sichtbar auslieegen, welche Informationen diese – und die auf Ihrer Website – beinhalten.

Listen Sie alle Marketing-Maßnahmen auf, die Sie bisher umgesetzt haben, und bewerten Sie diese:

> **Überprüfung der eigenen Marketing-Maßnahmen**
> - Haben Sie ein gut lesbares Apotheken-Schild?
> - Betreiben Sie Öffentlichkeitsarbeit?
> - Verschicken Sie Presse-Informationen oder Newsletter?
> - Informieren Sie über Kunden-Veranstaltungen, wie Vorträge oder einen Tag der offenen Tür?

> - Schalten Sie Anzeigen in lokalen Medien, zum Beispiel für besondere Aktionen?
> - Haben Sie eine starke Präsenz im Internet?
> - Welche Online-Marketing-Maßnahmen haben Sie bereits realisiert?
> - Erörtern Sie, welche Stärken und Schwachstellen Ihre Internetpräsenz aufweist. Auch hier lohnt sich ein Blick auf die Konkurrenz in Ihrer Nähe.

Durchforsten Sie noch einmal gedanklich alle Wege, auf denen Sie mit Ihren Kunden kommunizieren. Bedenken Sie, dass vor allem persönliche Gespräche für Sie der wichtigste Kommunikationsfaktor sind.

Marketing-Budget

Nachdem Sie Ihre Zielgruppen und Ihr besonderes Angebot samt Ihren Stärken und Schwächen und der Chancen und Risiken, die der Markt für Ihr Haus bereithält, analysiert sowie Faktoren der Organisation, Kommunikation und die Qualifikationen Ihrer Mitarbeiter näher beleuchtet haben, müssen Sie nun schauen, welches Marketing-Budget Ihnen zur Verfügung steht, damit Sie entsprechende Maßnahmen planen können. In der Regel verfügen Apotheken über ein überschaubares Budget, sodass Sie sich für ausgewählte Maßnahmen entscheiden müssen.

Sowohl die klassischen als auch die Online-Marketing-Maßnahmen müssen von dem Budget bezahlt werden. Um nicht in einer Kostenspirale zu versinken, kalkulieren Sie die Aufwendungen verschiedener Maßnahmen. Holen Sie sich zum Vergleich Angebote von extern ein – vor allem, wenn Outsourcen einzelner Dienstleitungen, wie etwa Textunterstützung oder SEO-Optimierung, eine Option für Sie darstellt. Für Ihre Maßnahmen müssen Sie zudem eine Prioritätenliste aufstellen, denn bekanntlich reicht das Budget nicht für alles.

1.4.2 Zielbestimmung

Wenn Sie das IST ermittelt haben, legen Sie als Nächstes das SOLL fest. Auf Basis der Zustands-Analyse können Sie die Ziele ableiten, auf die

Ihre Marketing-Maßnahmen hinauslaufen sollen. Grundsätzlich lassen sich zwei Formen von Marketing-Zielen unterscheiden (Bruhn 2011):

— ökonomische Marketing-Ziele,
— psychologische Marketing-Ziele.

Ökonomische Marketing-Ziele

Ökonomische Marketing-Ziele sind solche, die sich in betriebswirtschaftlichen Kategorien ausdrücken lassen, wie Umsatz, Marktanteil, Gewinn oder Rendite (Gewinn in Relation zum eingesetzten Kapital oder Umsatz). Ein ökonomisches Marketing-Ziel wäre zum Beispiel, den Apotheken-Umsatz zu erhöhen. Es könnte ebenso sein, dass Sie den Absatz an Kosmetikprodukten oder sonstige Service- und Zusatzleistungen steigern wollen. Die ökonomischen Marketing-Ziele sind durch betriebswirtschaftliche Analysen, einen Blick in die Buchführung, Benchmarking, Vorher-Nachher-Vergleiche gut und je nach Untersuchungszeitraum auch schnell messbar.

Psychologische Marketing-Ziele

Schwieriger zu erfassen sind die psychologischen Marketing-Ziele. Sie orientieren sich an dem Bewusstsein der Kunden und sind nicht direkt zu beobachten. Für den langfristigen Erfolg des Unternehmens sind sie ebenso wichtig wie die ökonomischen Ziele. Ein psychologisches Marketing-Ziel ist es zum Beispiel, den Bekanntheitsgrad der Apotheke und der angebotenen Dienstleistungen zu steigern. Sie können auch einen Imagewandel mit Ihren Marketing-Maßnahmen fokussieren: Wenn Sie eine jüngere Zielgruppe ansprechen wollen, dann können Sie zum Beispiel die subjektiven Meinungen der Kunden prägen, dass Sie eine moderne, kompetente Apotheke haben und zeigen dies auch mit entsprechenden Marketing-Maßnahmen. Auch die Optimierung von Kundenfaktoren gehört in diese Kategorie. Die Kundenzufriedenheit zu verbessern bedeutet, die Differenz zwischen erwarteter und tatsächlicher Leistung zu verringern, sodass die Kunden möglichst genau das bekommen, was sie erwarten – und die Leistungen sollten natürlich positiv sein. Auch die Kaufpräferenzen zu steuern kann ein psychologisches Marketing-Ziel darstellen. Hierbei sollen die Kunden bestimmte Dienstleistungen besonders gerne annehmen. Die Bindung der bestehenden Kunden ist ebenfalls ein sehr wichtiges Marketing-Ziel. Dadurch will man erreichen, dass sie erneut die Leistungen Ihrer Apotheke in Anspruch nehmen.

Ganz so hart trennen kann man psychologische und ökonomische Marketing-Ziele sicher nicht. Denn auch psychologische Faktoren, wie Steigerung des Bekanntheitsgrads der Apotheke, sollen sich natürlich mittel- oder langfristig auf die betriebswirtschaftlichen Faktoren, wie Gewinn und Umsatz, niederschlagen.

Marketing-Ziele umsetzen

Welche Marketing-Ziele Priorität haben, dass müssen die Inhaber auf Basis der Ist-Analyse individuell entscheiden. Um das Erreichen der Marketing-Ziele so gut wie möglich messbar zu machen, sollten Sie sie schriftlich festhalten:

> **Fragen zur Ermittlung der Marketing-Ziele**
> — Was soll erreicht werden? (z.B. höherer Umsatz, neue Kundengruppen)
> — Welche Zielgruppe soll angesprochen werden? (z.B. junge Mütter und Familien, wohlhabende Klientel)
> — Wie soll die Zielgruppe reagieren? (z.B. mehr Selbstzahlerleistungen in Anspruch nehmen, einen modernen Eindruck von der Apotheke haben)
> — In welchem Zeitraum sollen die Ziele erreicht werden? (z.B. innerhalb eines Jahres oder bis zu den Sommerferien)

Je präziser die Marketing-Ziele formuliert sind, desto besser sind die Ergebnisse später messbar.

> **Praxistipp**
>
> Wenden Sie bei Ihren Zielformulierungen die SMART-Regel an:
> Spezifisch – Messbar – Akzeptiert – Realistisch – Terminierbar

Legen Sie möglichst konkret fest, um wie viel Prozent etwa der Umsatz steigen soll oder wie viele neue Kunden bis zum Monat xy in die Apotheke kommen sollen. Wenn Sie eine Imageveränderung in Ihr Marketing-Konzept einbeziehen, dann legen Sie auch die Attribute fest, mit denen die Kunden Ihre Apotheke verbinden sollen: beispielsweise »modern«, »professionell« oder »gediegen«.

Wichtig ist, dass Sie realistische Ziele setzen. Besonders bei der Zeitplanung sollten Sie großzügig sein, denn Marketing ist Arbeit, die Ihre Zeit beansprucht. Es wird dauern, die Marketing-Strategie umzusetzen, und noch eine Weile – bis zu einem Jahr –, bis sich der gewünschte Effekt schließlich bei den Kunden und in den Zahlen einstellt. Setzen Sie also die Ziele zwar ehrgeizig, aber realisierbar. So schützen Sie sich und Ihr Team vor Frustrationen.

1.4.3 Die Marketing-Strategie

Wenn die Ziele definiert sind, ist es an der Zeit, die Marketing-Strategie festzusetzen. Planen Sie, wie die Ziele erreicht werden sollen. Die Marketing-Strategie ist ein langfristiger Gesamtplan, nach dem alle konkreten Marketing-Maßnahmen ausgerichtet werden. Sie beinhaltet alle Entscheidungen zur Marktwahl und Marktbearbeitung sowie Entwicklungspläne für strategische Geschäftseinheiten. Damit stellt die Marketing-Strategie gewissermaßen das Bindeglied zwischen den Marketing-Zielen und den Marketing-Maßnahmen dar.

Die Strategie spezifiziert noch einmal die festgelegten Ziele. Sie beschreibt zum Beispiel, inwieweit Wachstum erreicht werden soll: Möchten Sie expandieren oder sich auf Ihr Kerngeschäft konzentrieren? Hieraus ergeben sich auch Prioritäten. Legen Sie fest, wofür die zur Verfügung stehenden Ressourcen genutzt werden sollen. Prüfen Sie, in welche Bereiche investiert werden soll und aus welchen Segmenten vielleicht Mittel abgezogen werden können. Marketing-Strategien können auch auf den Wettbewerb ausgerichtet sein. Legen Sie fest, inwieweit Sie sich von der Konkurrenz abgrenzen wollen und wie Sie das erreichen können.

Auch das Apotheken-Leitbild wird im hohen Maße in der Marketing-Strategie definiert. Überlegen Sie, wie die Kunden Sie wahrnehmen und welche Besonderheiten und spezielle Kompetenzen sie mit Ihrer Apotheke verbinden sollten. In allen Unternehmungen sollte sich dieses (neue) Selbst-verständnis der Apotheke widerspiegeln. Dieses Leitbild prägt das Unternehmensimage der Apotheke und hilft, sich auf dem Markt zu positionieren und von der Konkurrenz abzugrenzen. (Mehr zum Leitbild erfahren Sie in ▶ Abschn. 1.4.)

Damit grenzen Sie im Rahmen der Marketing-Strategie auch Ihre Zielgruppe noch enger ein. Inwieweit bedeutet die Fokussierung einer Zielgruppe eine Veränderung einzelner Bereiche? Kein Unternehmen kann jeden Markt bedienen, daher müssen Sie Grenzen ziehen. Bei Apotheken ist dies eine besondere Situation, da sie in der Regel einen sehr gemischten Kundenstamm haben. Es ist eine hohe Kunst, eine Zielgruppe verstärkt anzusprechen, ohne die andere vollkommen zu vernachlässigen. Online-Marketing-Maßnahmen richten sich tendenziell an eine jüngere Zielgruppe, doch auch diese wird irgendwann einmal alt sein. Zudem steigen die Nutzerzahlen der älteren Generation stetig an.

1.4.4 Marketing-Maßnahmen

Nachdem die Ziele und die Marketing-Strategie festgelegt sind, ist der nächste Schritt, die konkreten Marketing-Maßnahmen anzuvisieren. Die Maßnahmen oder auch Marketing-Instrumente sind die eigentlichen Werkzeuge, mit denen Sie auf den Markt einwirken. Diese Instrumente stammen aus dem Marketing klassischer Konsumgüter und können modifiziert auf dem Medizinmarkt angewendet werden. Die »Vier Ps des operativen Marketings« sind:

- Product (Produkt),
- Price (Preis),
- Placement (Vertrieb/Distribution),
- Promotion (Kommunikation).

Product Der Bereich »Product« (Produkt) umfasst alle Entscheidungen über das Leistungsprogramm. Hier muss der klassische Produktbegriff auch auf den Bereich der Dienstleistungen ausgeweitet werden. Konkrete Marketing-Maßnahmen sind in diesem Sinne Innovationen, Verbesserungen und Veränderungen des Beratungsangebots, die auf die Bedürfnisse der Zielgruppe zugeschnitten sind. Bestehende Lücken im Angebot zu füllen und die

1

Apotheke damit attraktiver für neue Kunden zu machen gehört ebenso dazu. Das Sortimentsportfolio zu verändern bzw. zu erweitern ist ein Ziel; zu den Marketing-Instrumenten im Bereich »Product« gehören, aber auch die nicht-medizinischen Angebote: Die Kundeninformationen, Seelsorge und andere Serviceleistungen tragen entschieden zur Aufwertung Ihres Produkts »Apotheken-Leistungen« bei und müssen in dieser Kategorie bedacht werden.

Price Die Kategorie »Price« (Preis) zielt auf die Preispolitik eines Unternehmens ab, also auf die Konditionen, zu denen die Produkte bzw. Dienstleistungen den Kunden angeboten werden. Der ambulante Gesundheitsmarkt ist diesbezüglich gewissermaßen ein Sonderfall, da einerseits die Preise für verschreibungspflichtige (»Rx«-)Arzneimittel gesetzlich festgelegt werden, aber andererseits die Preise für alle anderen (»Non-Rx«-)Produkte von der Apotheke frei kalkuliert werden können.

Placement Dieser Bereich fokussiert auf die Vertriebs- und Distributionskanäle eines Unternehmens. Es geht also um alle Maßnahmen, die nötig sind, um die Auslieferung der Leistung an die Kunden zu gewährleisten. In Apotheken ist das in der Regel kein besonders kompliziertes Schema: Die Kunden kommen in die Apotheke, und dort wird die Leistung erbracht.

Promotion Die Kategorie »Promotion« beinhaltet die gesamte Kommunikation zwischen der Apotheke und bestehenden sowie potentiellen Kunden. Es ist die Aufgabe der Kommunikation, Kunden über die Leistungen zu informieren und sie dazu zu bewegen, sie in Anspruch zu nehmen. »Promotion« umfasst eine Reihe von Maßnahmen und Kommunikationsmittel, die Sie sorgfältig danach auswählen sollten, wie Sie welche Zielgruppe ansprechen möchten.

Eine Möglichkeit ist die klassische Schaltung von Anzeigen in Medien. Der Vorteil bei dieser Kommunikationsform ist, dass Sie viele Menschen auf einmal erreichen. Bei lokalen Medien vermeiden Sie Streuverluste, da nur diejenigen das Medium konsumieren, die in Ihrem Einzugsgebiet leben und daher auch potentielle Kunden sind.

Der Nachteil hierbei ist, dass Sie sich an eine große, anonyme Masse richten, wobei sich die Kunden nicht persönlich angesprochen fühlen. Anders ist das zum Beispiel beim Direktmarketing. Hierbei können Sie in Form von Briefen oder E-Mails Ihre Kunden personalisiert ansprechen – erreichen aber nur bestehende Kunden, die bereits in Ihre Apotheke kommen bzw. von denen Sie eine E-Mail-Adresse haben (▶ Kap. 2). Eine Steigerung hiervon ist die direkte Kommunikation im persönlichen Gespräch, etwa bei einem Tag der offenen Tür zur Neukundengewinnung oder zur Bindung, wenn der Patient bereits Kunde in Ihrer Apotheke ist. Durch die vertrauliche Atmosphäre wirken Image-Botschaften noch authentischer und verfestigen sich durch die Interaktionsmöglichkeit im Bewusstsein der Kunden.

Um breite Aufmerksamkeit zu erhalten, ist Öffentlichkeitsarbeit (PR) ein wirksames Mittel. Suchen Sie den Weg über Multiplikatoren, zum Beispiel Journalisten, die Ihre Werbebotschaft verbreiten. Mit Presse-Mitteilungen zu interessanten Themen oder Einladungen zu eigenen Veranstaltungen (▶ Kap. 2). Auch Sponsoring, beispielsweise von lokalen Sportveranstaltung oder Gesundheitstagen, ist eine Möglichkeit, um sich bekannt zu machen.

❯ Auch der Umgang und die Kommunikation mit Mitarbeitern, Lieferanten, externen Dienstleistern etc. zählen zu Marketing-Instrumenten. Sie bzw. ihre Angehörigen sind potentielle Kunden. Nutzen Sie also auch hier die Möglichkeit, das Apotheken-Image und Ihre Besonderheiten zu transportieren (Empfehlungsmarketing im ▶ Kap. 5).

Die Auswahl der Marketing-Instrumente richtet sich vor allem nach den Ergebnissen der Ist-Analyse sowie der Marketing-Strategie: Was müssen Sie verbessern, um für die Zielgruppe attraktiv zu sein? Welche Werte möchten Sie bevorzugt kommunizieren? Besonders im Bereich der Kommunikation entscheidet die präferierte Zielgruppe über die Auswahl der Werbemittel. Wenn Sie Werbung in Online-Medien betreiben, erreichen Sie derzeit noch vermehrt eine jüngere Kundengruppe – wobei es durchaus auch spezielle Portale für Senioren gibt.

Planen Sie, wie das Budget auf die unterschiedlichen Instrumente aufgeteilt werden soll. Auch hier arbeiten Sie wieder mit Prioritäten: Sondieren Sie, welche Maßnahmen für Ihre Ziele am erfolgversprechendsten sind, und wägen Sie dann Kosten und Nutzen ab.

1.4.5 Marketing-Controlling

Ein wichtiger Schritt bei allen Marketing-Projekten ist das Marketing-Controlling. Hier geht es darum, die festgesetzten Maßnahmen zu steuern und letztlich zu prüfen, ob sie den gewünschten Erfolg gebracht haben. Schauen Sie am Ende des eingeplanten Zeitraums, ob sich Ihre Ziele verwirklicht haben: Ist der Umsatz gestiegen? Sofern es möglich ist, versuchen Sie zu erfahren, wie sich die Situation in Bezug auf Ihre Mittbewerber verändert hat. Überprüfen Sie zudem Imagefaktoren: Hat sich das neue Apotheken-Leitbild in den Köpfen der Mitarbeiter und Kunden festgesetzt? Einstellungen und Eindrücke der Mitarbeiter und Kunden können Sie durch eine Umfrage am Ende Ihres Kontrollzeitraums erheben. Wenn Sie vor der Umsetzung der Marketing-Maßnahmen eine Befragung durchgeführt haben, können Sie die gleichen Fragen am Ende noch einmal stellen: Hat sich das Image Ihrer Apotheke im Bewusstsein Ihrer Mitarbeiter und Kunden verändert? Sind sie zufriedener? Auf diese Weise finden Sie nicht nur heraus, inwieweit sich Ihre Marketing-Ziele erfüllt haben, sondern gewinnen unter Umständen gleich ein paar Ansatzpunkte für zukünftige Projekte.

> ❯ Ein Freitextfeld im Fragebogen lohnt sich. Hier erfahren Sie Dinge, die Sie bei der Erstellung des Konzepts vielleicht gar nicht bedacht hatten. Auch können Sie Lob, positive Bestätigung sowie berechtigte Kritik einfangen und an alle Beteiligten weitergeben.

Das Controlling ist jedoch mehr als eine Vorher-Nachher-Analyse der betriebswirtschaftlichen Zahlen: Es ist ein kontinuierlicher Prozess, der alle Marketing-Maßnahmen des Unternehmens begleitet. Wenn Sie also beispielsweise eine Zeitplanung von einem Jahr für Ihr Marketing-Projekt angelegt haben, dann beginnen Sie frühzeitig mit dem Controlling und schauen Sie etwa einmal im Quartal auf den Zwischenstand. Überwachen Sie, ob alle Maßnahmen termingerecht umgesetzt werden, und haben Sie auch ein Auge darauf, ob sie den gewünschten Effekt erzielen. Falls Projekte nicht so laufen wie geplant, können Sie durch frühzeitiges Umdenken und -lenken Zeit und Kosten sparen. Denn auch die sollten Sie stets im Blick behalten. Nicht selten kommt es vor, dass Projekte mehr kosten als anfangs geplant und auf einmal das Budget sprengen.

Grundsätzlich haben Sie als Verantwortlicher das Marketing-Konzept mit Bedacht angefertigt und sollten es nach Möglichkeit auch so einhalten. Dennoch gilt es, das Konzept zwischenzeitlich immer mal wieder zu überprüfen. Es könnten nicht nur unvorhergesehene Kosten auftreten, die es zu überdenken gibt, sondern auch andere Dinge, die vorher nicht abzuschätzen waren. Vielleicht lassen sich einige Maßnahmen nicht realisieren, oder es stellt sich heraus, dass der Zeitrahmen nicht realistisch eingeschätzt wurde. Außerdem können sich die politischen und rechtlichen Rahmenbedingungen ändern, die starken Einfluss auf die Marktsituation und Ihren Handlungsspielraum ausüben. Auch innerbetriebliche Veränderungen können Einfluss auf Ihren Marketing-Plan nehmen: Wenn Personalressourcen wegbrechen, können gleichzeitig benötigte Zeit und Know-how verloren gehen. Sollten solche Dinge eintreten, modifizieren Sie Ihr Konzept und passen Sie es den veränderten Gegebenheiten an. Halten Sie jedoch schriftlich fest, dass und vor allem aus welchen Gründen Sie das Konzept verändert haben, damit Sie aus Fehleinschätzungen lernen können.

Verfolgen Sie das abgestimmte Ziel, aber bleiben Sie flexibel. Zielvorstellungen und Konzept festzusetzen ist wichtig, das Marketing-Konzept sollte nicht als starres Korsett begriffen werden. Wenn Maßnahmen nicht funktionieren, sie nicht den gewünschten Effekt erzielen oder Ihnen neue, gute Möglichkeiten begegnen, dann planen Sie um. Es wäre schade um nicht genutzte Ressourcen oder fehlinvestiertes Geld. Behalten Sie aber auch im Hinterkopf, dass sich Änderungen nicht von heute auf morgen einstellen und es einige Zeit dauern kann, bis Ihr Konzept Früchte trägt.

Obwohl Controlling so ein wichtiger Bestandteil des Marketings ist, sieht die Realität meist anders aus. Viele Apotheken haben kein fest etabliertes Marketing-Controlling – was vermutlich auf knappe Personalressourcen und die Kosten dafür zurückzuführen ist. Versuchen Sie, zumindest einige der aufgeführten Formen gezielt für Maßnahmen einzusetzen:

- Budgetplanung, Budgetkontrolle, Statistik und Jahresbericht
- kennzahlengestützte Auswertung durch den Apothekeninhaber
- Kostenkontrolle, zum Beispiel durch Kosten- und Leistungsrechnung
- Kontrolle der Zielvorgaben des Marketing-Konzepts
- Controlling nach Veranstaltungen, zum Beispiel Tag der offenen Tür oder Aktionen, Anzeigenschaltungen
- Presseauswertung
- Befragungen der unterschiedlichen Bereiche, zum Beispiel über Feedbackbögen

- Webcontrolling mit Google Analytics

Apotheken-Mitarbeiter in die Umsetzung einbeziehen

Beziehen Sie das gesamte Team in Ihr Apotheke-Marketing ein. Denn sie stehen tagtäglich mit den Kunden in Kontakt und transportieren das Leitbild und damit die Marketing-Botschaft. Es genügt daher nicht, Ihre Mitarbeiter nur nebenbei zu informieren, welche Aktion übermorgen startet oder welche Anzeigen gerade geschaltet sind. Mitarbeiter müssen das Leitbild verinnerlichen und richtig weitervermitteln. Mit einer eigenen positiven Einstellung zum Marketing prägen Sie das gesamte Betriebsklima. Dies ist wichtig, denn je freundlicher und positiver der Umgang unter den Mitarbeitern ist, desto größer wird auch der persönliche Einsatz sein, wenn es um die Umsetzung der Marketing-Maßnahmen geht. Und: Wenn die Atmosphäre zwischen den Mitarbeitern stimmt, dann färbt sich das auch auf die Kunden ab.

Experten-Interview mit Fritz Becker, Vorsitzender des Deutschen Apothekerverbandes e.V. (DAV) und Mitglied des Geschäftsführenden Vorstandes der ABDA

Wie hat sich die Marktsituation für Apotheken verändert?

»Die inhabergeführten Apotheken in Deutschland müssen sich fast im Jahresrhythmus an immer neue gesundheitspolitische Rahmenbedingungen anpassen. Manche Gesundheitsreformen verlangen ‚Sonderopfer‘, definieren die Bedingungen für Verhandlungen mit den Krankenkassen oder erhöhen Qualitätsanforderungen. Auch die Rechtsprechung wirkt regelmäßig auf die Wettbewerbssituation im Apothekenwesen ein. Viele Apotheker haben das Gefühl, dass ihre Arbeitsanforderungen immer komplexer werden und dass die sich ergebenden Veränderungen immer rasanter ablaufen. Die für Freiberufler so wichtige Verlässlichkeit

der Rahmenbedingungen ist nicht ausreichend gegeben.«

Wie sieht die Konkurrenzsituation derzeit aus, und welche Rolle spielen Versandapotheken dabei?

»Die vor Jahrzehnten höchstrichterlich erstrittene Niederlassungsfreiheit bedeutet einen hohen Wettbewerbsdruck, da sich ein anderer Apotheker direkt nebenan niederlassen könnte. Der größte Konkurrent jedes selbstständig tätigen Apothekers ist und bleibt der ebenso freiberuflich arbeitende Pharmazeut an der nächsten Straßenecke oder im Nachbarort. Der weitaus größte Umsatzanteil in jeder Apotheke ergibt sich durch die rezeptpflichtigen Arzneimittel, die gesetzlich preisreguliert sind, sodass sich der Wettbewerb um

die Patienten anhand von Service, Qualität und Leistung definiert. Bei den rezeptfreien Arzneimitteln und im Nebensortiment spielt dagegen der Preiswettbewerb eine nicht zu unterschätzende Rolle.

Versandapotheken sind seit 2004 in Deutschland zugelassen. Jede Versandapotheke ist nach deutschem Recht eine ganz normale Apotheke mit zusätzlicher Versandhandelserlaubnis. Der Umsatzanteil der Versandapotheken liegt bei Arzneimitteln nach verschiedenen Angaben im kleinen einstelligen Prozentbereich. In den vergangenen Jahren haben vor allem ausländische Versandapotheken für Schlagzeilen gesorgt, nämlich wenn sie den Verbrauchern vortäuschen, dass auch Drogeriemärkte ‚eine Art Apotheke‘

sind. Diese Pick-up-Stellen will und braucht eigentlich niemand, aber leider hat die Gesundheitspolitik sie noch nicht wieder abgeschafft.«

Müssen Apotheken verstärkt Marketing betreiben, und welche Möglichkeiten bietet das Internet als Marketing-Instrument für Apotheken?

»Als Freiberufler unterliegen die Apotheker nicht nur normalen gesetzlichen, sondern darüber hinaus auch hohen standesrechtlichen Ansprüchen. Das Heilmittelwerbegesetz ist eines von vielen Stichworten, die jedem Apotheker sofort dazu einfallen. Die heilberufliche Unabhängigkeit ist sehr wichtig für die Apotheker. Ob nun Schaufensterdekoration oder Kundenzeitschriften – alle Marketing-Maßnahmen müssen an das lokale Wettbewerbsumfeld der jeweiligen Apotheke angepasst sein. Daneben kann man vielleicht noch dazu raten, immer den Patientennutzen zu optimieren, zum Beispiel mit einer Kundenkarte für die Erkennung von Wechselwirkungen.

Viele Apotheken haben inzwischen ihre eigenen Websites, wo das Team vorgestellt, das Leistungsspektrum beschrieben und die Öffnungszeiten angegeben werden. Denn auch für ihre Gesundheit informieren sich viele Bürger inzwischen im World Wide Web. Aber wann reichen allgemeine Gesundheitstipps nicht mehr aus, wodurch man dann doch persönlich einen Arzt für eine individuelle Beratung aufsuchen muss? Diese Fragen kann der Apotheker im persönlichen Gespräch beantworten. Ganz besondere Vorsicht ist beim Medikamentenkauf im Internet geboten – im schlimmsten Fall droht sogar Lebensgefahr durch Arzneimittelfälschungen. Zwischen Qualität und Betrug liegen leider oft nur wenige Klicks.«

Welche Erwartungen stellen Patienten derzeit und in Zukunft an Apotheken und an das Marketing?

»Die Patienten dürfen von ihrer Apotheke eine hohe fachliche Kompetenz, eine vertrauensvolle Atmosphäre und einen guten Service erwarten. Das ist heute so, und das wird auch so bleiben. In Zeiten, in denen die gesundheitspolitischen Entscheidungen und wissenschaftlichen Entwicklungen immer unüberschaubarer werden, kann die Apotheke einen ‚Anker‘ darstellen, wo die Kunden ihre persönlichen Fragen stellen können und ebenso individuelle Antworten bekommen. Weil der Apotheker unabhängig ist, kann er einem Patienten von einem unnötigen oder gar gefährlichen Selbstmedikationskauf abraten – entgegen seinen eigenen wirtschaftlichen Interessen als Kaufmann.«

Wie wichtig ist der Aufbau einer Marke?

»Das rote Apotheken-A ist das Erkennungszeichen schlechthin für Apotheken in Deutschland. In Kombination mit dem spezifischen, ortsbekannten Namen einer jeden Apotheke (Adler-Apotheke, Ratsapotheke usw.) dient das rote A dabei auch für Ortsfremde als Orientierungspunkt. Seit 1972 ist das A als Marke des Deutschen Apothekerverbandes (DAV) eingetragen und deshalb – inzwischen auch europaweit – juristisch besonders geschützt. Wie bekannt und stark die Marke ist, zeigt sich nicht zuletzt daran, dass immer wieder unseriöse Geschäftemacher versuchen, sie für ihre Zwecke zu kopieren und zu missbrauchen, wie zum Beispiel bei manchen so genannten Kaffeefahrten.«

Welchen Herausforderungen müssen sich Apotheken im Gesundheitsmarkt der Zukunft stellen?

»Das zentrale Thema der nächsten Jahre wird die Bewältigung des demographischen Wandels sein. Die Herausforderungen an das Gesundheitswesen werden bislang deutlich unterschätzt. Die Apotheker können gerade in Regionen mit alternder und schrumpfender Bevölkerung sowie einem ausgedünnten medizinischen Versorgungsangebot eine deutlich größere Rolle spielen als bislang.«

Klassisches Marketing mit dem Internet verknüpfen

Es gibt verschiedene Kommunikationsmittel, um auf seine Apotheke und die entsprechenden Schwerpunkte und Leistungen aufmerksam zu machen. Das gängigste ist bisweilen die Apotheken-Website. Was eine gute Website an Inhalt, Gestaltung und Usability mitbringen muss und wie man Suchmaschinenoptimierung erfolgreich nutzt, um von neuen potentiellen Kunden weit oben in der Trefferliste von Suchmaschinen gefunden zu werden, erfahren Sie in den nachfolgenden Kapiteln. Nun geht es erst einmal um klassische Marketing-Instrumente: um die Basics, und wie diese sich ebenfalls ins Internet integrieren und mit den neuen Social-Media-Marketing-Maßnahmen kombinieren lassen – vom Online-Eintrag in Suchverzeichnissen und Bewertungsportalen, über Presse-Informationen, die per E-Mail, Twitter und Facebook verbreitet werden, bis hin zu Veranstaltungen wie einen Tag der offenen Tür, die Sie multimedial begleiten können – als Krönung filmen Sie das Event und stellen den Beitrag bei YouTube ein. Abgerundet wird das Kapitel mit den Möglichkeiten, die Apps und mobile Endgeräte Kunden wie auch Apothekern selbst bieten.

2.1 Eintrag in Apotheken-Suchverzeichnisse

Wenn Patienten, zum Beispiel nach einem Umzug in eine andere Stadt, auf der Suche nach einer neuen Stammapotheke in der Nähe sind, schauen sie – abhängig vom Alter – in das örtliche Telefonbuch, ein Branchenbuch, wie etwa die Gelben Seiten, rufen bei der Telefonauskunft an oder suchen durch Eingabe ihrer Postleitzahl oder ihres Orts über Suchmaschinen oder spezielle Online-Verzeichnisse. Zwar stellte das Marktforschungsunternehmen GfK bereits im Jahr 2008 das schleichende Versinken des klassischen Telefonbuchs in die Bedeutungslosigkeit fest, denn zwei Drittel der Befragten bevorzugen das Internet für die Gesundheitsdienstleistersuche. Um jedoch möglichst alle Altersklassen zu erreichen, sollten Sie sowohl die Print- als auch Onlineangebote nutzen. Lassen Sie sich mit Ihrem Namen, Ihren Kontaktdaten, Öffnungszeiten und Spezialisierungen verzeichnen und überprüfen Sie regelmäßig, ob die gelisteten Angaben korrekt und aktuell sind. Für detailliertere

Angaben müssen Sie – abhängig vom Umfang Ihres Eintrags – mit einer monatlichen oder jährlichen Gebühr rechnen.

Die Fülle an Angeboten erschwert zunächst einmal die Entscheidung, in welches Suchverzeichnis man sich überhaupt eintragen soll. Nicht jeder Anbieter hält, was er verspricht – entweder stimmt die Qualität und Aktualität der Einträge nicht, oftmals auch nicht die Angabe der Anzahl der aufgelisteten Einrichtungen. Ein Gütekriterium für das Verzeichnis ist der Grad der Verbreitung: Finden Sie das Verzeichnis beispielsweise mehrfach im Internet, etwa eingebunden in Gesundheitsportalen (▶ Kap. 5), oder nutzen es Krankenkassen auf ihrer Website ist das ein positiver Indikator. Entscheiden Sie sich für zwei, drei Verzeichnisse, in die Sie sich mit den gewünschten Kriterien eintragen lassen können und die Ihren Vorstellungen von Güte und Usability entsprechen. Lesen Sie die Angebote ganz genau durch, denn oftmals wird erst im Kleingedruckten über die Kosten aufgeklärt. Wer steckt hinter dem Angebot? Was ist gratis, und welche Leistung kostet wie viel? Wird Ihnen bei einem Verzeichniseintrag über den Grundeintrag hinaus ein deutlicher Mehrwert geboten, ist eine Gebühr vertretbar. Ansonsten nehmen Sie lieber Abstand vom Angebot (▶ »Checkliste: Wie seriös ist das Angebot?«).

Übersicht Apotheken-Suchverzeichnisse
- www.apotheken.de
- www.apotheken-umschau.de
- www.apotheke.com
- www.aponet.de
- www.aok-gesundheitsnavi.de
- www.apoindex.de
- www.apotheken-in-deutschland.de
- www.apolista.de
- www.apotheken.lokal.ws
- www.barmer-gek.de
- www.deutsche-medizinerauskunft.de
- www.jameda.de
- www.med-kolleg.de
- www.online-apotheken-verzeichnis.de
- Websites der einzelnen Landes-Apothekerkammern
- Websites der einzelnen Apothekenkooperationen, z.B. www.gesundleben-apotheken.de oder www.vivesco.de

Checkliste: Wie seriös ist das Angebot?

- Ist das Verzeichnis tatsächlich verfügbar?
- Wenn der Firmensitz im Ausland liegt, beispielsweise auf den Seychellen oder in Rumänien, sollten Sie hellhörig werden!
- Ist ein korrektes Impressum vorhanden? (▶ Kap. 3)
- Hat es ausreichend viele Inhalte bzw. stimmt die Anzahl mit der Angabe der Betreiber grob überein?
- Wie weit ist das Verzeichnis verbreitet?

- Hat das Angebot seriöse Partner?
- Spricht das Verzeichnis die gewünschte Kundenschaft an?
- Sind Artikel und Werbung im Umfeld des Verzeichnisses seriös oder boulevardesk?
- Führt das Angebot im Internet womöglich in wenigen Klicks zu zweifelhaften Angeboten?
- Sind Kunden dienliche Informationen enthalten (Schwerpunkte, Fallzahlen, Telefon, Anfahrt)?
- Datenschutz: Sind die Adressdaten im Netz gegen automa-

tisiertes Abgreifen von Spammern usw. geschützt?
- Wirbt der Verzeichnisbetreiber womöglich sogar eine Seite weiter mit dem Verkauf Ihrer Adresse (Adress-Broking)?
- Sind kostenlose und kostenpflichtige Bestandteile klar gekennzeichnet?
- Bei kostenpflichtigem Angebot: Ist das Preis-Leistungs-Verhältnis plausibel?
- Wie lang ist die Vertragsbindung bzw. Kündigungsfrist?

Für Kunden ist es neben den vielfältigen Informationen zum Gesundheitsdienstleister wichtig, dass sie sich schnell und einfach auf der Portalseite zurechtfinden. Dabei sollte die graphische Gestaltung ansprechend und übersichtlich sein, die inhaltliche Substanz klar strukturiert und laiengerecht sowie bundesweit verfügbar. Positiv ist es auch, wenn das Portal unabhängig von Interessen einzelner Firmen oder Verbänden ist.

2.1.1 Dubiose Eintragsofferten

Falls auf Ihrem Tisch ungerechtfertigte Rechnungen für nicht-zuordenbare Verzeichniseinträge landen, sollten Sie auf keinen Fall bezahlen. Machen Sie darauf auch alle zuständigen Mitarbeiter aufmerksam. Über Rechnungen hinaus werden hin und wieder – manchmal auch als richtige Welle – dubiose Angebote per Brief, Fax oder E-Mail an Ärzte, Krankenhäuser und auch Apotheken verschickt, sich in Adress-Verzeichnisse einzutragen – bei E-Mails etwa mit einem dubiosen Angebot und der falschen Behauptung, der Empfänger hätte bereits per Opt-In zugestimmt, das heißt, er hätte zuvor den E-Mail-Versand gestattet.

Manchmal lehnen sich offenbar unseriöse Anbieter in der Aufmachung an etablierte Marken an, etwa durch die Kombination bestehender Inter-

net-Adressen mit der Endung ».net« oder Zusätze wie »-online«, »-Deutsche-« usw. Vorliegende Angebote enthalten manchmal auch keine sinnhafte Leistung, und die oft hohen Entgelte stecken im Kleingedruckten.

Bei einer neueren Masche machen Unternehmen mit Sitz im Ausland Apotheken unseriöse Offerten mit Einträgen in vermeintlichen Suchportalen. Die Anschreiben erwecken den Eindruck, es bestünde bereits eine Geschäftsbeziehung. In den Vereinbarungen ist festgeschrieben, dass ausländisches Recht gelte. Damit werden die Betrugsopfer in Unsicherheit versetzt, ob ein eventueller Zahlungsanspruch nach diesem fremden Recht in Deutschland durchzusetzen ist. Vorsicht ist besser als Nachsicht: Prüfen Sie Angebote genau und unterschreiben Sie nicht leichtfertig. Sollte das dennoch passiert sein, empfiehlt der Verein »Medizinrechtsanwälte e.V.« auch bei »Auslandsbeteiligung« nicht zu bezahlen und gegebenenfalls Anzeige zu erstatten. Gerade im EU-Ausland gelten ähnliche Rechtsgrundsätze wie in Deutschland. Hier gebe es klare Kriterien, wann ein Angebot als betrügerisch gilt. Steht der Preis erst im Kleingedruckten und vermittelt das Angebot den falschen Eindruck, es bestünde bereits eine Geschäftsbeziehung, kommt kein Vertrag zustande. Das Geld zurückzuerhalten ist eher beschwerlich.

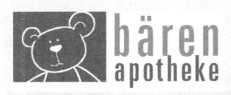

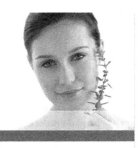

Startseite | Die Apotheke | Leistungen | Produkte | Aktuelles |
Notdienst | Kontakt | Anfahrt | Impressum |

Bären-Apotheke Karlsruhe: Ihre Gesundheit liegt uns am Herzen

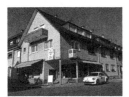

Die Bären-Apotheke

Wir sind für Ihre Gesundheit da:
Als serviceorientierte Apotheke im Herzen von
Karlsruhe-Hagsfeld beraten wir Sie in allen Fragen der
Gesundheit kompetent, persönlich und nach aktuellem
wissenschaftlichen Stand.

Dabei bieten wir selbstverständlich nicht nur das
klassische Apothekensortiment, sondern auch
kosmetische Produkte und Gesundheitsservices, mit
denen Sie sich wohlfühlen und gesund bleiben.

Die Pluspunkte der Bären-Apotheke Karlsruhe im Überblick

- gut geschultes Beratungspersonal
- Spezialisierung durch regelmäßige Fortbildungen
- mehrsprachige Betreuung

Sie möchten uns und unsere Dienstleistungen noch besser kennenlernen?
Nutzen Sie auch die weiteren Informationen in diesem Bereich und schauen Sie bei
unseren Dienstleistungen vorbei.

Bildergalerie

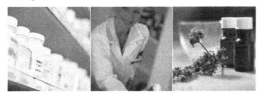

Team
Öffnungszeiten
Zuzahlung
Tipps und Hinweise

Kontakt

Bei Fragen oder
Rezeptvorbestellungen rufen
Sie uns gerne an:

Anschrift
Bären-Apotheke
Karlsruher Str. 26
76139 Karlsruhe - Hagsfeld

Telefon
0721 / 68 46 15
Telefax
0721 / 68 11 49

E-Mail
Nutzen Sie bitte unser
Kontaktformular.

Öffnungszeiten
Montag bis Freitag:
08:30-13:00
und 15:00-18:30 Uhr
Samstag: 08:30 - 12:30 Uhr

 XING

◘ **Abb. 2.1**   Screenshot: Bilder-Galerie auf Website einbinden. (Bildrechte: Bären-Apotheke Karlsruhe)

2.2   Visuelle Marketing-Maßnahmen

Der Mensch ist ein visuelles Wesen. Sobald wir
Bilder sehen, bilden wir uns eine Meinung und
verbinden meistens Gefühle mit dem Gesehenen.
Schauen wir uns beispielsweise ein Foto vom Meer
an, verknüpfen das Viele mit Erholung, Strand und
Urlaub – außer wenn man wasserscheu ist. Auch et-
liche Entscheidungen werden über das Auge getroffen: beim Einkaufen von Kleidung, bei der Auswahl
von Essen oder bei der Suche nach einem Urlaubs-
hotel. Sprechen die Bilder uns an, entscheiden wir
uns dafür, im umgekehrten Fall dagegen.

2.2.1   Ansprechende Apotheken-Bilder produzieren

Ähnlich funktioniert das bei Kunden, die auf der
Suche nach einer passenden Apotheke sind. Wenn
Kunden die Möglichkeit haben, sich vorher ein
Bild von Ihrer Apotheke über die Website oder
einen Flyer anzusehen, tun sie es mit Sicherheit
(◘ Abb. 2.1). Nutzen Sie also die Chance, mit guten
Fotos Ihre Apotheke und das Team ins rechte Licht
zu rücken und damit einen positiven Eindruck zu
vermitteln und Vertrauen zu schaffen. Investieren
Sie daher in professionelle Fotos (▶ »Checkliste: Wie
sehen gute Fotos aus?«).

Checkliste: Wie sehen gute Fotos aus?

- Verwenden Sie keine privaten Urlaubsbilder der Mitarbeiter.
- Das Bild braucht eine gute Qualität. Investieren Sie lieber in einen Fotografen, bevor Sie selbst die Bilder knipsen. Zudem sind eine professionelle Kamera sowie eine gute Belichtung notwendig.
- Das Bild sollte möglichst klare Konturen und wenig Motivelemente aufweisen – weniger ist oftmals mehr.

- Lassen Sie Einzelbilder der Teammitglieder machen und benennen Sie die abgebildeten Personen mit vollem Namen und Funktion. Darüber hinaus ist noch ein Gruppenfoto empfehlenswert.
- Lassen Sie die Apotheke von außen und innen fotografieren, den Eingangsbereich, HV-Tresen sowie den Beratungsraum, wenn Sie einen haben.

- Unbedingt müssen die Bildrechte geklärt sein, damit es im Nachhinein nicht zu teuren Geldforderungen kommt: Hat der Fotograf der Veröffentlichung zugestimmt? Und sind die Personen auf den Fotos, also alle abgebildeten Apotheken-Mitarbeiter oder Kunden, die sich als Statisten haben fotografieren lassen, mit der Publikation einverstanden?

Im Internet gibt es einige Adressen, auf denen Sie Bilder-Galerien Ihrer Apotheke einrichten können.

Internettipps für Bilder-Galerien
- Photobucket.com
- Flickr.com
- Webshots.com
- Imageshack.us
- Multiply.com
- Picasa.google.com
- Fotolog.com
- Fotolia.de

2.2.2 Apotheke mit einem Imagefilm vorstellen

Noch mehr als ein Foto wirkt das bewegte Bild auf den Betrachter. Vor allem, wenn dabei Menschen im Blickpunkt stehen und lebendig und authentisch eine Botschaft vermitteln: »Bei uns sind Sie in guten Händen! Wir kümmern uns um Sie!« Hinzu kommt beim Film noch der Ton: das gesprochene Wort, beim Imagefilm ein Kommentator, Statements des Inhabers oder Kurzinterviews mit Mitarbeitern und Kunden sowie passend unterlegte Musik. Präsentieren Sie mittels eines Imagefilms das gesamte Leistungsspektrum. Schauen Sie sich andere Imagefilme als Beispiel an. Geben Sie bei YouTube das Stichwort »Imagefilm Apotheke« ein, dann finden Sie gleich mehrere Beispiele.

Das Bewegtbild wird für das digitale Marketing in den nächsten zwei Jahren nahezu unverzichtbar sein, so das Ergebnis einer Befragung unter 100 deutschen Agenturen des Bundesverbands Digitale Wirtschaft (BVDW). Ein Grund für den Einsatz von Bewegtbildwerbung ist die positive Steigerung der Markenbekanntheit. 70 Prozent der befragten Agenturen gehen davon aus, dass Bewegtbildformate für das digitale Marketing eine hohe bis sehr hohe Bedeutung besitzen.

Entsprechend bedeutsam ist das Bewegtbild auch auf der Nutzerseite. Bereits jeder zweite Internetnutzer von rund 51 Millionen Usern in Deutschland schaut ab und zu kurze Videoclips im Web, so ein Ergebnis des Bundesverbands Informationswirtschaft, Telekommunikation und neue Medien e.V. (BITKOM). Männer sehen sich Kurzfilme dabei öfter (58 Prozent) als Frauen (46 Prozent) an, jüngere User häufiger als ältere: Mehr als drei Viertel der unter 30-Jährigen sehen sich Clips an, nur jeder sechste über 65 Jahre.

Die Nachfrage ist also vorhanden. Wie schon bei den Fotos sollten Apotheken sich auch hier professionelle Hilfe hinzuziehen, damit sie ein überzeugendes Ergebnis bekommen. Investieren Sie daher auch lieber einmalig etwas mehr Geld, anstatt ein zweitklassiges Resultat in Kauf zu nehmen. Die Kosten für die Skripterstellung, den Drehtag sowie anschließend eine ordentliche technische Aufbereitung in HD mit guter Schnitttechnik und

Tonqualität liegen bei etwa 3.500 Euro – oftmals sind die Preise verhandelbar. Bevor jedoch ein Auftrag erteilt wird, sollte ein Brainstorming mit dem Apotheken-Team stattfinden und anschließend ein ausführliches Beratungsgespräch mit der Produktionsfirma.

Folgende Punkte sollten Sie für eine Produktion beachten:

- Bevor das Dreh-Skript geschrieben wird, müssen das Ziel und die Botschaft des Films feststehen. Das Resultat muss ein stimmiges Bild ergeben.
- Imagefilme haben unterschiedliche Längen – von einer bis fünf Minuten. Eine Studie hat ergeben, dass gut 10 Prozent der Betrachter von Online-Filmen nach 10 Sekunden bereits das Video wegklicken, wenn es sie nicht interessiert. Rund 34 Prozent steigen innerhalb von 30 Sekunden aus. Doch knapp 50 Prozent sind immer noch nach einer Minute dabei.
- Halten Sie das HWG ein! Sie dürfen etwa nicht von Krankengeschichten berichten, bei denen die Behandlung mit Medikamenten xy erfolgreich war.
- Planen Sie mindestens einen bis zwei Drehtage ein. Instruieren Sie dafür alle Mitarbeiter, damit es nicht zu Unterbrechungen kommt.
- Holen Sie bereits vorher schriftliche Genehmigungen für die Bildrechte von Kunden und Mitarbeitern ein, sofern diese gefilmt werden.
- Sichern Sie sich von der Filmagentur die Rechte und den Quellcode zur Weiterverwendung. Weisen Sie die Filmagentur darauf hin, dass sie GEMA-freie Musik für die musikalische Unterlegung verwenden soll. Ansonsten müssen Sie an die Gesellschaft für musikalische Aufführungs- und mechanische Vervielfältigungsrechte Gebühren zahlen.
- Die Videos sollten in HD-Qualität produziert werden. Sie müssen zudem auch auf kleinen Monitoren wirken, etwa von Smartphones.

(Weitere Tipps zum Verhalten vor der Kamera finden Sie im ▶ Abschn. 2.3.)

Praxistipp

Stellen Sie Ihr Video auf Ihre Website – das ist auch für das Ranking in Suchmaschinen dienlich –, aber auch bei entsprechenden Portalen ein, wie YouTube, myvideo, dailymotion oder sevenload.

Die Plattformen funktionieren dabei wie eine Suchmaschine: Gibt ein User Stichworte bei Google oder direkt auf den Plattformen ein, wird er automatisch zu entsprechenden Videos weitergeleitet. Das Gute: Hier fallen keine weiteren Kosten für die uneingeschränkte Verbreitung an, anders als zum Beispiel für Fernsehwerbung. Der Verbreitungsgrad ist beachtlich und der Nutzwert für User hoch, dadurch steigen der Bekanntheitsgrad der Apotheke sowie der Kompetenzeindruck bei den Kunden. Ein gut gemachter Imagefilm gehört heutzutage zu den Online-Marketing-Maßnahmen dazu.

Internettipps für Video-Seiten
- Youtube.com
- Myvideo.de
- Clipfish.de
- Dailymotion.com
- Metacafe.com
- Vimeo.com
- Video.yahoo.com
- Bing.com/videos
- Video.aol.com

2.2.3 Klassische Printanzeigen

Eine weitere klassische Werbemöglichkeit ist, Anzeigen zu schalten. Große einseitige Anzeigen in Hochglanzmagazinen sind sehr kostenintensiv – selbst Anzeigen in überregionalen Tageszeitungen sind teuer, und zudem bringt Ihnen eine bundesweite Schaltung auch keinen großen Nutzen, sondern nur Streuverluste. Das heißt, Sie sprechen viele Menschen an, die niemals Ihre Kunden werden würden. Werben Sie in Ihrem direkten Umfeld: Dafür eignen sich regionale Tageszeitungen sowie die für Leser kostenfreien Wochen- und Anzeigenblätter für je einen bestimmten Stadtteil. Beide richten sich meistens an die gleiche Zielgruppe. Tageszeitungen haben eine höhere Auflage – Anzeigen sind dafür aber kostspieliger. Effektiv können auch Anzeigen in Beilagen oder Sonderausgaben sein, zum Beispiel zum Thema »Gesundheit« oder spezielleren Indikationen, wie »Rückenschmerzen« oder »Diabetes«. Lassen Sie sich vom Verlag die Jahresthemenliste geben, um entsprechend planen zu können.

Darüber hinaus fordern Sie von den in Frage kommenden Verlagen die Mediadaten an, damit Sie eine Übersicht über die Werbemöglichkeiten bekommen, und lassen Sie sich diese von einem Anzeigenberater erklären. Als Grundsatz können Sie sich merken: Kleiner als 60 Millimeter breit und 80 Millimeter hoch sollte Ihre Anzeige nicht sein. Mit einer Größe von 140 × 160 Millimetern fällt Ihre Anzeige gut auf. Breitere Anzeigenformate wirken besser als höhere. Dies liegt daran, dass dieses Format leserfreundlich ist. Leser können den Text auf einen Blick erfassen, ohne die Zeile verlassen und nach wenigen Wörtern zum linken Rand zurückkehren zu müssen. Gestalten Sie wiederum Ihre Anzeige nur mit wenigen Schlagwörtern und einer Graphik, eignet sich auch gut das Hochformat. Wichtig ist natürlich auch die Platzierung: Oben rechts schaut der Leser eher hin als unten links.

Zu einem angemessenen Format und einer guten Platzierung sollte sich Ihre Anzeige gestalterisch vom Fließtext und anderen Anzeigen abheben, um in der Zeitung aufzufallen. Aber bedenken Sie auch hierbei: Weniger ist oftmals mehr. In einer Bleiwüste fällt natürlich eine Schwarz-weiß-Anzeige kaum auf – daher ist diese auch die kostengünstigste. Mit einer farbigen Anzeige heben Sie sich viel besser ab.

Wenn Sie es geschafft haben, die Aufmerksamkeit des potentiellen neuen Patienten zu erlangen, vergraulen Sie den Leser nicht mit langweiligen oder komplizierten Inhalten. In der Kürze liegt die Würze – doch genau damit haben Laien oft Schwierigkeiten, wenn Sie Anzeigen selbst texten und keine Werbeagentur beauftragt haben.

Diese Elemente sollten in keiner Anzeige fehlen:
- Blickfang (Eyecatcher),
- Schlagzeile (Headline),
- Fließtext (Body Copy),
- Kontaktmöglichkeit.

In der Regel sollten Sie schon 4- bis 6-mal eine Anzeige schalten, um von den Lesern registriert zu werden. Das müssen Sie natürlich bei der Kostenplanung berücksichtigen. Die meisten Verlage bieten Rabatte für Mehrfachschaltungen. Im Fachjargon wird das Mengenstaffel genannt. Zuzüglich ist es immer ratsam, parallel noch über ein anderes Medium zu werben. Dafür eignet sich beispielsweise ein Hinweis auf Ihre Website sowie die Auslage oder Verteilung von Flyern in Ihrer Apotheke und in der Umgebung.

Printmedien für Anzeigenschaltung
- Regionale und überregionale Tageszeitungen
- Sonderbeilagen von Tageszeitungen
- Wochen- und Anzeigenblätter
- Stadtmagazine
- Illustrierte
- Kundenzeitschriften und Mitgliedermagazine, z. B. von Krankenkassen
- Verbandszeitschriften
- Vereinsnachrichten
- Gemeindeblätter
- Schülerzeitungen
- Veranstaltungshinweise
- Kalender
- Stadtpläne

Natürlich zählen zu den Werbemitteln auch TV- oder Kino-Spots – für Produktion und Ausstrahlung müssten Sie jedoch ein Vermögen ausgeben. Eine weitere Möglichkeit ist die Radiowerbung. Hier können Sie sich auch bei einer Mediaagentur beraten lassen, wie sie das Verhältnis von Kosten und Nutzen bei einem Hörfunkspot für Apotheken bewertet. Auch mobile Werbung an öffentlichen Verkehrsmitteln, wie Bussen und Taxen, sind sehr kostenintensiv. In Kleinstädten fällt es schnell auf, in Großstädten geht es jedoch in der Regel unter. In S-Bahnen gibt es Werbeangebote auf Bildschirmen – sich ein konkretes Angebot einzuholen schadet nicht. Alternativ können Sie sich Werbefolien auf Ihren eigenen PKW kleben, bei Einverständnis ebenfalls auf die Ihrer Mitarbeiter, von Verwandten und Freunden – dafür dürfen die Autos jedoch keine Rost- oder Unfallstellen aufzeigen und nicht den ganzen Tag in der Garage stehen.

2.2.4 Banner- und Video-Werbung

Anzeigen gibt es aber nicht nur in klassischer Form, also gedruckt in Printmedien, sondern natürlich auch als Online-Marketing-Maßnahme: als Banner-Werbung. Im Jahr 2010 ist der Online-Werbemarkt in Deutschland um 26 Prozent auf 5,4 Milliarden Euro angewachsen. Dies geht aus der Erhebung der Bruttowerbeinvestitionen durch den Online-Vermarkterkreis im Bundesverband Digitale Wirtschaft e.V. (BVDW) hervor. Damit hat das Internet 2010 zum ersten Mal die Gattung Zeitung knapp überrundet und sich als zweitstärkstes Werbemedium im Mediamix positioniert. Für die kommenden Jahre ist ein weiteres Wachstum der Online-Werbung prognostiziert.

Viele Portale finanzieren sich u. a. über Werbeeinnahmen, wenn nicht ein anderer Geldgeber, etwa ein Pharmaunternehmen, hinter dem Angebot steckt, und bieten Online-Werbeformen in verschiedenen Formaten und Größen, statisch oder animiert an, um mehr Aufmerksamkeit zu erregen (z.B. Full Banner, Skyscraper oder Flash Layer). Als GIF- oder Flash-Datei werden diese dann in die jeweilige Website eingebunden. Klickt der Besucher auf das Banner, führt ihn das automatisch auf die Website des Werbenden. Nach Häufigkeit des Anklickens (Cost-per-Click/CpC-Modell) oder aber des Einblendens (Cost-per-Thousand-Impressions/CPM-Modell) entstehen für den Werbenden Kosten. Apotheken können Banner- oder Videowerbung zum Beispiel bei Gesundheitsportalen buchen, wo Indikationen vorgestellt werden. Es gibt auch eine Kombination aus beidem: das In-Banner-Video. Hier werden im Banner Videoelemente integriert, die vom Nutzer auf Klick abgespielt werden können.

Jedoch hat sich eine Vielzahl der User bereits an klassische Bannerwerbung gewöhnt und ignoriert diese. Selbst aufmerksamkeitserregende, aufploppende Banner werden schnell und eher genervt weggeklickt statt genauer angeschaut. Während also die Bannerwerbung rückläufig ist, boomt die Videowerbung aufgrund der stark im Web 2.0 und in Social Media verankerten Entwicklung von Online-Videos. Dank Smartphones, schneller Verbindungstechnik und Internetflatrates zu stetig sinkenden Tarifen ist das Internet jederzeit verfügbar und in den Alltag integriert (▶ Abschn. 2.7). Mit Videowerbung in Gesundheitsportalen kann eine direkte Zielgruppenansprache im Netz (Online Targeting) erreicht werden, und damit gibt es weniger Streuverluste als beispielsweise bei Fernsehwerbung oder Zeitungsanzeigen. Zudem ist die Akzeptanz seitens der User entsprechend hoch: 66 Prozent der befragten Nutzer einer Studie zum Thema Online-Video-Viewing der Online Publishers Association gaben an, schon einmal Online-Video-Werbung im Internet gesehen zu haben. Jedoch ist auch die Länge eines Spots entscheidend: 46 Prozent akzeptieren eine Videolänge bis 20 Sekunden, optimal ist eine Länge von 10 Sekunden. Immerhin: 17 Prozent finden jeweils auch 46–60 und auch mehr als 60 Sekunden in Ordnung. Falls Sie in diesem Segment Werbepotential für Ihre Apotheke sehen, lassen Sie sich von einer Mediaagentur beraten und holen Sie sich auch zur Umsetzung professionelle Hilfe.

2.2.5 Apotheken-TV

Kommt es ausnahmsweise zu Wartezeiten in der Offizin, etwa während einer Grippewelle, wandern die Blicke der Kunden ziellos durch den Verkaufsraum, auf der Suche nach einem Blickfang. Aufsteller mit bestimmten Produkten, wie Arzneitees oder Hustenbonbons, sowie Werbeposter für OTC-Präparate, wie Schnupfensprays und Kopfschmerztabletten, sind in jeder Apotheke zu finden. Mehr Beachtung als einem Werbeplakat an der Wand schenken die Kunden einem Monitor, auf dem kurze Spots zu sehen sind. So können Apotheker gezielt Kaufanreize im OTC-Segment schaffen.

Die verschiedenen Anbieter des Apotheken-TV haben sich darauf spezialisiert, auf Apotheken ausgerichtete Programme zu entwerfen. Diese gibt es in Form unterschiedlichster Pakete, wobei die meisten auf einen Mix aus neutraler Information, Spots für OTC-Präparate und Werbung für die jeweilige Apotheke setzen. Dabei müssen allerdings die Grundsätze des Heilmittelwerbegesetzes eingehalten werden, das heißt, Sie dürfen zum Beispiel weder Heilversprechen geben noch mit Preisausschreiben oder Verlosungen werben. Zum Programm gehören u. a. Gesundheitsfilme, die sich nach Jahreszeiten richten, zum Beispiel im Winter zur Grippewelle und im Frühjahr zum Pollenflug. Auch Newsticker und Wettervorhersagen sind häufig Teil des Pakets. Besonders wichtig sind jedoch apothekenindividuelle Inhalte: Sie können etwa auf Aktionen in Ihrer Offizin hinweisen, Ihr Team vorstellen und Ihren Apotheken-Schwerpunkt präsentieren. Haben Sie sich beispielsweise auf Sport spezialisiert, können Sie neben Spots zu entsprechenden Produkten, wie Eiweißdrinks oder Magnesiumpulver, auch die Ergebnisse wichtiger Sportereignisse zeigen. Zudem können Sie in der Regel Ihren Apotheke-Imagefilm in die Programmschleife einbinden lassen. Wenn Sie bislang noch keinen Film erstellt haben, lässt sich das mit so einem Angebot häufig kombinieren. Jedoch setzen die Anbieter hier meist auf stumme Videos, um die anderen Kunden nicht unnötig zu beschallen. Über sogenannte Zielgruppentasten können Sie das Programm auf die jeweiligen Kunden abstimmen. Ist ein Kunde etwa Allergiker und möchte ein Antihistaminikum kaufen, drücken Sie unbemerkt die entsprechende Taste, bevor Sie die Theke verlassen, um ein Arzneimittel aus dem Lager zu holen. Auf einem kleinen Bildschirm, der an der Kasse angebracht ist, läuft dann ein Spot für Augentropfen oder Nasensprays und setzt so einen weiteren Kaufanreiz. In der Regel können Sie diese Zielgruppentasten selbst definieren. Ist etwa ein Dermatologe neben der Apotheke ansässig, lohnt sich eine Neurodermitis-Taste oder eine zu anderen Hautthemen.

In ein professionelles Ambiente passen moderne Flachbildschirme. Die meisten Anbieter liefern solche Geräte mit, und Sie können diese dann entweder leasen oder mieten, manchmal auch kaufen. Unter Umständen ist es aber günstiger, wenn Sie die Geräte im Elektrofachhandel erwerben. Vergleichen Sie daher die Gesamtkosten, die auf Sie zukommen. Auch der größte Bildschirm wirkt nur, wenn er so platziert ist, dass wartende Kunden ihn wahrnehmen – etwa über der Sichtwahl, der Freiwahl oder nahe der Kasse. Sie können die Geräte oberhalb der Regale an der Wand anbringen, in Augenhöhe in ein Regal stellen, am Handverkaufstisch befestigen, in den Zahlteller integrieren oder sogar beweglich platzieren. Der Vorteil der letzten Variante: Sie können den Monitor abends ins Schaufenster drehen und per Zeitschaltuhr noch einige Stunden weiterlaufen lassen. Einen besonderen Service bieten Sie Ihren Kunden, wenn Sie dann über den Bildschirm die aktuell dienstbereiten Apotheken mit Stadtplan und Entfernungsangaben anzeigen lassen.

Kosten

Je nach Anbieter und entsprechendem Angebot variieren die Kosten. Die meisten Anbieter geben keine allgemeinen Auskünfte über ihre Preise, sondern erstellen individuelle Angebote. Die Preise sind u. a. davon abhängig, wie viele Bildschirme Sie in Ihrer Apotheke anbringen möchten, ob Sie zusätzliche Funktionen wie Zielgruppentasten wünschen und wie individuell Ihr Programm gestaltet sein soll. Bei dem einem Anbieter wählen Sie selbst aus einer großen Online-Datenbank die Inhalte aus und bestimmen auch die Reihenfolge, in der die Filme über Ihren Bildschirm laufen. Dafür zahlen Sie 99 Euro pro Monat. Bei anderen gibt es verschiedene Pakete: Je niedriger der Preis, desto geringer ist Ihre Programmfreiheit. Für vorgegebene Inhalte zahlen Sie ca. 29 Euro im Monat – möchten Sie das Programm frei gestalten, zahlen Sie mindestens 129 Euro im Monat (▶ »Checkliste zur Auswahl eines Anbieters«).

Falls Ihnen die externe Einbindung für Apotheken-TV zu teuer ist, können Sie auch PCs, Macs oder iPads im Wartebereich für Kunden aufstellen, auf denen Sie dann Apotheken-Präsentationen abspielen und so über Ihr Leistungsspektrum informieren. Einen kleinen digitalen Bilderrahmen oder das iPad können Sie auch auf dem Empfangstresen positionieren und hierüber kurze Hinweise abspielen, beispielsweise die Termine und Themen der nächsten Aktionen.

2.3   Presse-Arbeit in der Apotheke

Ihre Apotheke bietet einen neuen Service an, Sie veranstalten einen Tag der offenen Tür (▶ Abschn. 2.4) oder möchten Ihre Kundenvorträge publik ma-

---

Checkliste zur Auswahl eines Anbieters

- Wie hoch ist der Gesamtpreis inklusive der Monatsraten, der Wartung, der Installations- und Nebenkosten?
- Sind die Geräte gekauft, geleast oder gemietet?
- Welche Auswirkungen auf den Vertrag hat es, wenn der Anbieter pleitegeht?
- Wie viele verschiedene Informationsfilme gibt es, die für die eigene Apotheke in Betracht kommen?

- Passen die Beiträge von der Aufmachung und Tonalität zur eigenen Apotheke?
- Sind die Programminhalte aktuell?
- Wird Werbung eingespielt? Wenn ja, für welche Unternehmen/Produkte?
- Übernimmt der Anbieter die Garantie dafür, dass die Beiträge juristisch und medizinisch einwandfrei sind?

- Welche Service-Leistungen sind inklusive, und fallen dafür weitere Kosten an?
- Wie lang ist die Vertragslaufzeit?
- Welchen Gesamteindruck vermittelt die Firma?
- Welche Erfahrungen haben andere Apotheken mit diesem Anbieter gemacht? Schauen Sie einfach mal in die Referenzliste und fragen Sie nach.

---

chen? All diese Neuigkeiten können Sie über eine Presse-Mitteilung per E-Mail und Fax an die lokale Tagespresse wie auch als Information an Kooperationspartner, Lieferanten und Ärzte schicken. Richten Sie Ihr Augenmerk vor allem auf die örtliche Presse – auch wenn es nur ein Anzeigen- oder Wochenblatt ist. Denn damit erreichen Sie Kunden aus der Umgebung.

2.3.1 Erfolgreiche Presse-Mitteilungen schreiben

Damit Medien über den Inhalt Ihrer Meldung berichten, müssen Sie sie an einen Redakteur im zuständigen Ressort – also Gesundheit oder Lokales – schicken. Dieser schaut sich das Thema an und entscheidet, ob die Information in dem Medium erscheint. Journalisten erhalten täglich bis zu 100 Presse-Mitteilungen. Daher widmen sie ihnen nur wenig Aufmerksamkeit bzw. sortieren sie knallhart aus. Das bedeutet für Sie: Ihre Presse-Meldung muss auf den ersten Blick überzeugen.

Spannende Headline Die Überschrift ist die erste Information, die den Redakteuren ins Auge sticht. Formulieren Sie sie daher knackig und interessant. Wichtig ist, dass Sie in der Überschrift direkt die Neuigkeit aufnehmen. Müssen Journalisten erst im Text nachsehen, um welches Thema es sich handelt, wandert Ihre Meldung schnell in den Papierkorb.

Das Wichtigste zuerst Eine klassische Presse-Information beginnt mit den wichtigsten Informationen. Die fünf W-Fragen gehören in den ersten Absatz: Wer macht was, wann, wo, und warum? Beispielsweise: »Die Apotheke xy (wer?) veranstaltet einen Informationstag (was?). Am 24. September 2013 von 8 bis 20 Uhr (wann?) lädt Apotheke xy Interessierte zu Informationsgesprächen über Lebensmittelunverträglichkeiten (warum?) in der xy-Straße (wo?) ein. Hintergrundinformationen, beispielsweise Daten und Fakten über steigende Anzahl von Laktose-Intoleranzen, die den Anlass Ihrer Veranstaltung begründen, können Sie im zweiten und dritten Absatz einbauen. Am Ende sollte ein kurzes Apotheke-Profil mit Kontaktdaten und eventuellen Links für weitere Informationen stehen (► »Checkliste: Gute Presse-Mitteilung«).

Kurze, verständliche Sätze Leser verstehen keine medizinischen Fachausdrücke. Verzichten Sie weitestgehend auf komplizierte Formulierungen, Fachtermini und unnötige Füllwörter. Falls Sie doch einen medizinischen Begriff verwenden, erklären Sie ihn so gut wie möglich.

Sachlich und objektiv Die Leser einer Tageszeitung möchten keine Werbetexte lesen, die voll von anpreisenden Lobeshymnen auf Ihre Apotheke und Ihre Leistungen sind. Vermeiden Sie Superlative wie »einzige Apotheke«, »beste/ sicherste Methode« oder »garantierter Erfolg« – zumal Sie dann

2

Checkliste: Gute Presse-Mitteilung

- Enthält Ihre Überschrift die Kernaussage der Meldung? Ist sie interessant formuliert?
- Steht die Hauptinformation im ersten Satz, spätestens jedoch im ersten Absatz?
- Enthält der erste Absatz alle W-Fragen: wer, was, wann, wo und warum?
- Ist der Text objektiv und nicht werblich?
- Verwenden Sie Fachausdrücke? Wenn ja, haben Sie diese erläutert?
- Konzentrieren Sie sich auf ein Thema?
- Ist Ihr Text interessant? Lassen Sie ihn von einer unbeteiligten Person gegenlesen.
- Haben Sie ein Apotheke-Profil erstellt und einen Ansprechpartner mit allen Kontaktmöglichkeiten genannt?

Praxistipp

Belästigen Sie Journalisten nicht! Fordern Sie keine Lesebestätigung an. Rufen Sie auch nicht an, um zu fragen, ob er die Presse-Mitteilung erhalten hat. Bei 100 Mails pro Tag ist eine genervte Antwort garantiert.

auch mit dem Heilmittelwerbegesetz in Konflikt kommen. Die Leser erwarten von der Presse eine sachliche Auskunft. Verfassen Sie daher Ihre Presse-Mitteilung möglichst objektiv und neutral.

E-Mail-Anhänge Seien Sie sehr behutsam mit Anhängen. Generell sollten Sie die Presse-Mitteilung direkt in die Mail schreiben und nicht als Anhang versenden – schon gar nicht als PDF. So erschweren Sie Journalisten die Arbeit. Mehrere Argumente sprechen gegen Anhänge: Viele Systemverwalter löschen aufgrund der Spamgefahr automatisch E-Mails mit Anhängen. Große Dateianhänge, vor allem Graphiken, können den Posteingang blockieren. Hinzu kommt der Zeiteffekt, weil ein Anhang mindestens einen Klick mehr bedeutet und die Datei erst heruntergeladen werden muss. Fügen Sie lieber entsprechende Links ein, wenn Sie auf eine Studie hinweisen oder Bilder mitschicken möchten. Geben Sie dazu noch Größe, Umfang und Dateiformat an.

Sofern Sie ein gutes Verhältnis zu einem Redakteur der Lokalnachrichten haben, rufen Sie ihn bei Neuigkeiten an, bieten Sie ihm eine Information vorab und exklusiv an und laden Sie ihn persönlich zu Ihren Presse-Veranstaltungen ein. Falls er verhindert ist, weiß der Redakteur natürlich, dass Sie ihm Materialien für eine gute Berichterstattung zusenden werden.

2.3.2 Medizinischer Experte für Journalisten

Apotheker können die Möglichkeit nutzen, auch ohne Presse-Informationen oder bezahlte Anzeigen in die Medien zu kommen: nämlich als Experte in Artikeln oder Hörfunk- und TV-Sendungen. Mehr Chancen, von Redaktionen als Interviewpartner ausgewählt zu werden, haben Sie, wenn Sie spezialisiert sind, etwa auf die medikamentöse Behandlung von Krebs-Patienten oder Diabetikern, führendes Mitglied in einem Verband sind oder bei Kongressen referieren. Wie Sie Ihre eigene Reputation stärken, erfahren Sie im ▶ Kap. 5.

2.3.3 Social-Media-Kanäle nutzen

Mit dem klassischen Versand der Presse-Information ist es in Zeiten von Online-Marketing jedoch nicht getan. Zuerst stellen Sie die Presse-Information auf Ihre Website. Legen Sie ein Archiv an, aus dem sich Journalisten bedienen können. Für eine größere Verbreitung nutzen Sie kostenlose Presse-Portale, wie beispielsweise openPR, PRCenter oder medcom24, in denen Sie Ihre Meldung oftmals auch mit Logo oder Bildern einstellen können.

Darüber hinaus setzen Sie ebenfalls die neuen Social-Media-Marketing-Instrumente (▶ Kap. 5) ein: Verbreiten Sie die Meldung auch noch per Twitter und Facebook. Um Arbeit zu sparen, funktioniert das auch schon gekoppelt. Statt Ihre News zu twittern und zusätzlich noch bei Facebook zu posten, können Sie dies automatisch erledigen lassen.

Praxistipp

Aktivieren Sie dafür einfach die Twitter-Anwen-
dung unter https://apps.facebook.com/twit-
ter/ für Ihre Facebook-Seite. Von nun an wird
Twitter Ihre News nicht nur an Ihre Twitter-Fol-
lower senden, sondern auch automatisch auf
Ihre Facebook-Seite stellen.

Ebenso können Sie Ihre Facebook-Aktivitäten an
anderen Orten darstellen, zum Beispiel auf Ihrer
Website. Das geht recht einfach mit dem Facebook-
»Seitenbanner«. Mehr Informationen dazu finden
Sie unter https://www.facebook.com/badges/. Es
gibt noch weitere Möglichkeiten, Ihre Social-Me-
dia-Maßnahmen auf den verschiedenen Plattformen zu verbinden. Erforschen Sie dafür das An-
wendungs-Verzeichnis von Facebook.

2.3.4 Medienecho anlegen

Damit Sie eine Übersicht über die Verbreitung und
den Abdruckerfolg Ihrer Presse-Informationen
haben, ist es bei kontinuierlicher Presse-Arbeit zu
empfehlen, einen professionellen Ausschnittdienst
zu beauftragen, der die Print- und Online-Medien
(Web-Monitoring) nach Ihren Meldungen durch-
forstet. Nach Stichwörtern online zu suchen kann
auch eine PTA übernehmen, bei der Print-Auswer-
tung ist das nicht möglich, weil Sie sonst alle Medien vorliegen haben müssten. Entsprechende Artikel (»Clippings«), Hörfunk- oder TV-Mitschnitte
als Podcast stellen Sie dann unter »Medienecho« in
Ihren Presse-Bereich auf Ihre Website. Hier empfiehlt es sich, dass Sie dafür schriftlich die Erlaubnis
der Verlage haben, damit Sie keine Urheberrechte
verletzen.

In Ihrem Medienecho sollte zudem auch professionell erstelltes druckfähiges Bild- und Video-
material in gängigen Formaten zur Verfügung stehen (▶ Abschn. 2.2). Machen Sie zudem Ihre Bereit-
schaft, Interviews zu geben, deutlich. Ermöglichen
Sie Journalisten zudem, sich in Ihren Presse-Ver-
teiler eintragen und auch streichen zu können –
diesen Wunsch müssen Sie respektieren. Erstellen
Sie dafür ein Formular mit Pflichtangaben wie Medium, Vorname, Nachname und E-Mail-Adresse.

Entsprechend müssen Sie auch einen Verweis in
der Datenschutzerklärung auf Ihrer Website ver-
merken (Musterbeispiel: ▶ Kap. 3). Im Formular
sollte noch ein Kästchen zum Anklicken sein, wie
der jeweilige Journalist die Presse-Mitteilung erhalten will – als HTML- oder Nur-Text-Dokument
oder als Alternative per RSS-Newsfeed (▶ Kap. 3).

2.3.5 Umgang mit Journalisten

Bei der Zusammenarbeit mit der Presse sollten
Sie einige Dinge beachten, um erfolgreich zu sein.
Journalisten leben in einer anderen Denk- und
Sprachwelt als Sie. Schließlich müssen sie komple-
XE Sachverhalte einem meist nicht-medizinisch
bewanderten Publikum vermitteln, und das noch
in einer spannenden Geschichte.

Wenn Sie ein Interview geben, stellen Sie sich
vor, Sie würden den Inhalt Ihrem Nachbarn erzählen: Sprechen Sie langsam, deutlich und mit Atem-
pausen. Versuchen Sie, komplizierte Sachverhalte
kurz und mit einfachen Wörtern zu erklären. Im
Rundfunk oder Fernsehen steht selbst für einen
Hauptbeitrag im Schnitt etwa 20 Sekunden pro
O-Ton Zeit zur Verfügung, um das Wichtigste zu
vermitteln.

Bieten Sie dem Journalisten an, Texte auf sachliche Richtigkeit zu überprüfen. Fordern Sie dies
aber nicht ein oder schreiben gar den Text um.
Journalisten müssen Sachverhalte vereinfachen
und aus Platzgründen verkürzen. Selbstverständlich können Sie darauf bestehen, Ihre Zitate vor der
Veröffentlichung zu autorisieren.

Journalisten haben einen Redaktionsschluss im
Nacken, zu dem Texte fertig sein müssen. Melden
Sie sich also schnellstmöglich zurück, wenn ein
Journalist versucht, Sie zu erreichen: Egal, ob gera-
de Mittagspause oder schon Feierabend ist.

Jede Geschichte braucht ein Gesicht. In Maga-
zinen werden oftmals die Hauptdarsteller abgebil-
det, aber gerne werden auch die Experten mit Fotos
gezeigt. Dafür sollten Sie ein geeignetes Foto in
Druckauflösung (300 dpi) bereithalten bzw. gleich
in den Pressebereich zum Download online integrieren. Am besten sogar im Hoch- und Querformat – das erleichtert auch dem Layouter die Arbeit.

2

Hinweise, wie ein gutes Foto aussehen sollte, finden Sie im ▶ Abschn. 2.2.

2.3.6   Das Fernsehinterview

Wenn dann ein TV-Sender aufgrund einer Presse-Mitteilungen oder der Expertenauskunft-Bereitschaft um einen Interviewtermin bittet, versuchen Sie das auch zu ermöglichen. Sonst war das eventuell schon das letzte Mal, dass diese Redaktion Sie angefragt hat. Instruieren Sie auch entsprechend Ihr Team.

Wenn der Termin dann vor der Tür steht, wird es aufregend: Da rückt ein Team aus TV-Redakteur, Kameramann und Tonassistent an, um kompetente Antworten einzuholen. Doch bevor es heißt »Kamera läuft«, beherzigen Sie folgende Tipps:

- Ihr Aussehen ist eher nebensächlich. Bleiben Sie natürlich und verstellen Sie sich nicht, schließlich sollen Sie sich wohlfühlen. Sie müssen also nicht schnell zum Friseur, aber sauber und knitterfrei sollte der Kittel oder das Hemd schon sein.
- Ihre Wirkung begründet sich durch Ihre Kompetenz. Machen Sie sich vertraut mit dem von der Redaktion angekündigten Thema. Je mehr Fakten Sie parat haben, desto sicherer gehen Sie ins Interview.
- Schauen Sie sich, wenn möglich, vorab eine Ausgabe der Sendung, für die Sie interviewt werden, an, um Aufmachung, Stil und Sprache besser einschätzen zu können.
- Sorgen Sie dafür, dass Sie während des Interviews ungestört sind – also dass kein Telefon klingelt oder Kunden durch das Bild laufen.
- Versuchen Sie, so kurz wie möglich auf die Fragen zu antworten. Aber sprechen Sie unbedingt in ganzen Sätzen.
- Verwenden Sie auch bei einem medizinischen Thema möglichst kein Fachvokabular. Erklären Sie komplizierte Sachverhalte an anschaulichen Beispielen.
- Auch wenn es zu Beginn schwerfällt: Ignorieren Sie die Kamera! Sprechen Sie nicht direkt in die Kamera, sondern unterhalten Sie sich mit Ihrem Bezugspunkt, dem Redakteur. Das wirkt auch für die Zuschauer entspannt und professionell.

Nehmen Sie für solche Situationen an einem Medientraining oder speziellen Seminar zum TV-Interview teil. Dann fühlen Sie sich gewappnet, wenn ein Fernsehteam anrückt. Und die Rhetorik-Tipps kommen Ihnen auch bei der Kundenberatung zu Gute.

2.4   Tag der offenen Tür – ein Blick hinter die Kulissen

Wissen Ihre Kunden, welche Aufgaben bei Ihnen in der Apotheke neben Beratungs- und Verkaufsgesprächen anfallen? Was genau geschieht im Rezeptur- und Laborbereich? Und wie funktioniert eigentlich so ein Kommissionierautomat? Ein Tag der offenen Tür ist die ideale Plattform, die Apotheke, Sie und weitere Mitarbeiter in der Öffentlichkeit zu präsentieren. Die Veranstaltung soll den Bekanntheitsgrad steigern, ein Image aufbauen und es pflegen. Sie ist eine ideale PR-Maßnahme, um neue Kunden zu gewinnen und den bestehenden Stamm zu festigen. Anders als im Kundengespräch herrscht hierbei eine entspannte Atmosphäre, und es ist Zeit für Kommunikation: Kunden und Mitarbeiter können sich kennenlernen, mögliche Barrieren ab- und Vertrauen aufbauen. Mit solch einem Event machen Sie nicht nur Ihre Dienstleistungen und Ihren Service in der Öffentlichkeit bekannt, sondern es verschafft Ihnen ebenfalls ein positives Image. Denn Sie vermitteln, dass Sie an der Kommunikation interessiert sind, und zeigen sich offen und zugänglich.

Anlässe für einen Tag der offenen Tür
- Vorstellung neuer Räumlichkeiten nach Eröffnung oder Umbau
- Vorstellung neuer Services mit Zertifizierung, z.B. babyfreundliche oder seniorenfreundliche Apotheke
- Vorstellung neuer Inhaber oder Kollegen mit Zuständigkeiten
- Jubiläum
- Präsentation neuer Geräte, etwa Abholsysteme
- Welt-Gesundheitstage, z.B. Tag der Herzgesundheit

Checkliste für die Planung

Fertigen Sie eine Bestands- und entsprechende Einkaufsliste an:
- Haben Sie genug Gläser? Becher? Besteck? Tabletts? Servietten?
- Gibt es Kekse, Kuchen, belegte Brötchen, eine deftige Suppe mit Baguette oder gar Häppchen?
- Verteilen Sie die Essensvorbereitung im Team oder organisieren Sie einen Caterer?

- Getränke einkaufen: Wasser, Säfte, verschiedenen Teesorten, Kaffee, Milch, Zucker und Softgetränke
- Bei einem feierlichen Anlass, wie einem Jubiläum, können Sie Sekt zum Anstoßen kaufen, ansonsten passt Alkohol nicht zum Gesundheitsimage.
- Band oder Fußstopper besorgen, um die Eingangstür stets offen zu halten, wenn Sie keine elektrische Schiebetür haben.

- Technikcheck: Was wird gebraucht? PC/Laptop, Beamer mit Netzkabel, Rednerpult, Mikrofon, Verlängerungskabel, Mehrfachsteckdose, Fernbedienung mit Laserpointer?
- Besitz jemand eine gute Kamera? Im besten Fall mit Blitzgerät? Brauchen Sie dafür Batterien, oder gibt es einen Akku? Oder wäre für professionelle Bilder sogar die Investition für einen Fotografen sinnvoll?

Benennen Sie den Anlass wie ein Motto – das weckt mehr Interesse:
- Frisch gestrichen! Neue Räumlichkeiten der Apotheke xy!
- Roboter zu besichtigen – neuer Kommissionierautomat!
- Jubiläumsfeier: Seit 25 Jahren sind wir Ihr Partner für Ihre Gesundheit!

2.4.1 Frühzeitig planen und organisieren

Unterschätzen Sie nicht den Aufwand, den solch eine Veranstaltung mit sich bringt. Dabei kommt es natürlich darauf an, welchen Rahmen Ihr Anlass fordert. Eine Geräte-Vorstellung bedarf nicht so viel Aufwandes wie eine Feierlichkeit zum 50-jährigen Jubiläum. Als Erstes bestimmen Sie im Team eine PTA oder PKA, die für die Organisation der Veranstaltung zuständig ist, und einen Vertreter – für den Fall der Fälle. Je nach Anlass legen Sie ein genaues Budget fest. Es ist wichtig, dass der Zuständige die Kosten im Laufe der Vorbereitungen stets im Auge behält und Sie als Verantwortlichen unterrichtet.

Das Minimum an Service stellen Getränke und Snacks dar: Wasser, Kaffee, Tee, Säfte und Kekse, vielleicht auch verschiedene Kuchen, sollten Sie bereithalten. Alles Weitere kommt nur bei ganz besonderen Anlässen vor. Häppchen oder sogar ein Büfett werden bei einem Tag der offenen Tür in der Regel nicht erwartet. Das würde zudem einen

erheblichen Mehraufwand und Kosten bedeuten. Denn dafür muss ein Catering-Service samt Essen ausgesucht werden: Sie müssen Preise vergleichen, brauchen ausreichend Geschirr und Besteck, Servietten, Stehtische, Tischdecken, Dekoration und eventuell auch externe Servicekräfte, falls nicht nur Selbstbedienung geplant ist (▶ »Checkliste für die Planung«).

Weitere Vorbereitungen, die getroffen werden müssen:
- Einladungen gestalten, versenden und auf die Website stellen,
- Namensschilder fertigen mit entsprechender Funktion zum besseren Kennenlernen,
- Beschilderung für innen und außen (Toilette, kein Zutritt, Parkplätze),
- Programm planen,
- Eröffnungsrede schreiben,
- Listen zum Auslegen vorbereiten, in die sich Interessenten eintragen können, die Infomaterial oder E-Mail-Newsletter wünschen,
- Reinigungspersonal beauftragen, das am Tag vor der Veranstaltung und danach besonders gründlich putzt.

2.4.2 Termin mit Bedacht auswählen und rechtzeitig bekannt geben

Um einen möglichen Zeitraum festzustecken, suchen Sie einen Termin zwischen Frühjahr und Herbst. In der dunklen Jahreszeit bleiben die Menschen lieber zu Hause, wenn Sie nicht unbedingt raus müssen. Damit möglichst viele Personen an Ihrer Veranstaltung teilnehmen, eignet sich am besten ein Samstag von etwa 10 bis 18 Uhr. Achten Sie darauf, dass Ihr Termin nicht in der Ferienzeit liegt oder mit anderen lokalen Ereignissen kollidiert, beispielsweise mit einem Straßenfest oder dem großen Flohmarkt. Auch eine interessante Fernsehausstrahlung, wie ein wichtiges Fußballspiel, kann Ihre Besucherzahlen negativ beeinflussen. Schauen Sie dafür am besten in einen örtlichen Veranstaltungskalender, im Internet oder in einem Stadtmagazin nach.

Sobald der Termin steht, versenden Sie zeitnah die Einladungen. Mit viel Vorlaufzeit können sich potentielle Besucher diesen Tag vormerken und freihalten. Laden Sie neben dem bestehenden Kundenkreis ebenfalls Partner wie Arztpraxen und Lieferanten ein, um auch diese Zusammenarbeit zu intensivieren. Schreiben Sie nicht nur Ihre Adresse auf die Einladung, sondern fügen Sie eine Wegbeschreibung als Graphikelement hinzu. Bitten Sie um Zu- oder Absage, damit Sie die ungefähre Anzahl der Besucher abschätzen können.

Sie können auf verschiedenen Wegen einladen:

Druck und Versand Für ganz besondere Gäste und wichtige Partner lassen Sie qualitativ ansprechende Einladungskarten drucken. Verschicken diese auf dem klassischen Postweg. Das wirkt deutlich mehr als eine E-Mail.

Falls keiner im Team die Gestaltungsaufgabe übernehmen kann, kalkulieren Sie bei der Budgetplanung externe Graphikleistungen, Druck- und Portokosten mit ein.

Verteilen und auslegen Machen Sie in Ihrer Apotheke Aushänge im Plakatformat und legen Sie Handzettel (Flyer) aus. Verteilen Sie diese in der Umgebung an Haushalte und Passanten. Nach Absprache können Sie sie auch in nahe gelegenen Arztpraxen, Fitnessstudios, Einkaufszentren oder Reformhäusern auslegen.

Kostengünstige Rundmail Mit dem Einverständnis Ihrer bestehenden Kunden können Sie eine Einladungs-E-Mail verschicken – das ist kaum mit Kosten verbunden.

Hinweis auf Website und in Signatur Machen Sie auch auf der Startseite Ihrer Website auf Ihre Veranstaltung aufmerksam. Für weitere Informationen gibt es einen Link. Der führt zu einer PDF-Datei, in der genaue Zeiten und das Programm aufgelistet sind. Ebenfalls können Sie diesen Hinweis in Ihre E-Mail-Signatur aufnehmen. Vergessen Sie aber nicht, diese nach dem Termin wieder zu entfernen!

Mundpropaganda Alle Mitarbeiter helfen mit, indem sie im Verwandten- und Bekanntenkreis die Werbetrommel rühren. Vor allem Eltern haben oftmals großes Interesse, sich den Arbeitsplatz ihrer Kinder anzuschauen.

Presse informieren Benachrichtigen Sie in jedem Fall die lokale Presse, wie Anzeigen- und Wochenblätter, über Ihren Tag der offenen Tür. Gegebenenfalls können Sie sogar eine Anzeige schalten und dazu eine redaktionelle Berichterstattung über Ihre Veranstaltung im Nachhinein oder über Ihre Apotheke aushandeln. Falls die örtliche Presse keine Zeit für einen Besuch vor Ort hat, bieten Sie von sich aus einen Text für die Nachberichterstattung sowie Fotomaterial zur Auswahl an.

2.4.3　Programm und Ablauf

Nachdem Anlass, Motto, Rahmen und Termin stehen, geht es an die Programmplanung. Der Tag muss nicht straff durchorganisiert sein, aber eine grobe Struktur als roten Faden sollten Sie erstellen. Empfehlenswert ist eine kurze Ansprache, in der Sie darlegen, warum dieses Event stattfindet, und Ihre Apotheke mit ausgewählten Angeboten vorstellen. Brauchen Sie dafür ein Präsentationssystem oder gar Mikrofon, das entsprechend organisiert werden muss? Legen Sie ergänzend ausreichend Informationsmaterial Ihrer Apotheke aus. Geben Sie auch Ihren Gästen die Möglichkeit, zu Wort zu kommen, um beispielsweise Fragen zu stellen, und lassen Sie sie auch anderweitig in Aktion treten. Im Labor könnten Sie einen Herstellungsprozess von Arzneimitteln oder Kosmetika präsentieren. Lassen Sie Gäste Geräte ausprobieren. Wichtig ist, dass nicht langweilig präsentiert wird, sondern dass Besucher die Aktionen hautnah und aktiv erleben

– durch Sehen, Anfassen, Schmecken und Mitmachen. Denken Sie auch familienfreundlich und
richten Sie eine Ecke mit Spielzeug oder Möglichkeiten zum Malen für Kinder ein. Zwei PTAs können beispielswiese auch die kleinen Gäste schminken – das zieht häufig Publikum an und macht Leu-
te von außerhalb auf das Event aufmerksam. Damit
es nicht zu Missverständnissen kommt, markieren
Sie deutlich, welche Räume zu besichtigen sind und
welche nicht. Schließen Sie dann die entsprechenden Türen und Schränke ab.

Legen Sie genau fest, wer wofür am Veranstal-
tungstag zuständig ist:

- Gäste begrüßen, ggf. Garderobe abnehmen
- Gäste betreuen und herumführen
- Info-Material sortieren, auffüllen
- Getränke-Service: leere Flaschen wegräumen,
  neue hinstellen, nachschenken, Kaffee kochen
- Kuchenbuffet: Geschirr wegräumen und für
  Nachschub sorgen
- Kinderbetreuung: Basteln oder Schminken
- Manöverkritik am nächsten Tag: Was war gut,
  was ist schiefgelaufen? Welche Anregungen,
  welches Feedback gab es von Gästen? Halten
  Sie das Besprochene in Checklisten fest oder
  ergänzen Sie bestehende für den nächsten Tag
  der offenen Tür.

Und hier die Verknüpfung zum Internet: Ihren Tag
der offenen Tür können Sie wunderbar auf allen
Online-Marketing-Instrumenten, wie Ihrer Website und den Social-Media-Plattformen, dokumentieren.

2.5 E-Mail-Kommunikation

Das amerikanische Marktforschungsunternehmen
Radicati Group geht von 1,1 Milliarden E-Mail-
Nutzern, 1,4 Milliarden aktiven E-Mail-Accounts
und 171 Milliarden verschickten E-Mails pro Tag
aus. Wenn auch längst nicht in diesem Ausmaß,
so spielt auch in Gesundheitseinrichtungen die
E-Mail-Kommunikation eine zunehmende Rolle. Die Vorteile liegen auf der Hand: E-Mails erreichen schnell den Empfänger, sind kostengüns-
tig und zeitlich unabhängig von der Bearbeitung.
Jedoch sind auch Nachteile zu benennen, sofern

ein erhöhtes E-Mail-Aufkommen besteht: E-Mails
im Posteingang, mit zum Teil irrelevantem Inhalt
sowie lästigem und potentiell gefährlichem Spam,
müssen tagtäglich aufs Neue gesichtet, aussortiert
und beantwortet werden. Je nach anfallender Menge kann das viel Zeit kosten.

Damit zumindest die von Ihnen verfassten
Mails für die Empfänger, Kollegen, Filialverbünde,
Partner, wie Ärzte, Labore oder Lieferanten, Journalisten oder aber Kunden, direkt als relevant eingestuft werden, halten Sie sich beim Verfassen an
folgende Regeln.

Betreffzeile Schreiben Sie mit wenigen Stichwörtern oder einem Schlüsselwort, worum es in der
E-Mail geht. Zudem sollte die Relevanz für den
Empfänger sofort deutlich werden: Ist diese Mail
wichtig oder kann die Bearbeitung warten? Schreiben Sie darüber hinaus mit hinein, ob mit dieser
Mail eine Arbeitsanweisung verbunden ist oder
der Inhalt lediglich zur Kenntnis (zK) genommen
werden soll. Wenn diese Mail zeitnah bearbeitet
werden muss, gehört der Hinweis »dringend« oder
»wichtig« bereits in die Betreffzeile mit hinein. Bei
den meisten E-Mail-Diensten ist zudem die Einstu-
fung mit hoher Priorität möglich – der Mailversand
erfolgt dann mit einem roten Ausrufezeichen.

Textinhalt Schreiben Sie Mails so kurz wie möglich. Die wichtigsten Informationen sollten für den
Empfänger auf den ersten Blick erfassbar sein: Worum geht's? Besteht Handlungsbedarf? Wie dringend ist die Mail? Beim internen Mailverkehr dürfen es auch Stichwörter sein, solange es verständlich bleibt. Mit Kunden und Partnern achten Sie
auf einen höflichen Stil wie bei einem klassischen
Geschäftsbrief – zu knappe Formulierungen können bereits als unhöflich oder gar als Desinteresse
empfunden werden. Schreiben Sie dennoch keine
langen Schachtelsätze und vermeiden Sie unnötige Füllwörter, Schnörkel, Doppeldeutigkeiten
oder missverständliche Ironie. Ans Ende einer jeden E-Mail gehört Ihre Signatur mit vollständigen
Kontaktdaten des jeweiligen Ansprechpartners.
Falls Sie Anhänge mitsenden, weisen Sie im Text
darauf hin und geben Sie Handlungsanweisungen
dafür an.

Gestaltung Für eine bessere Übersicht fügen Sie Leerzeilen zwischen den Abschnitten ein. Es gilt: ein Gedanke, ein Absatz. Mit der HTML-Variante gibt es auch Gestaltungsmöglichkeiten, die für mehr Aufmerksamkeit sorgen, wie beispielsweise auffällige Schriftarten, Farbe, Formatierungen oder Graphiken – vergeuden Sie damit aber nicht zu viel Zeit. Die Verwendung ist nur sinnvoll, wenn man weiß, dass die Empfänger diese auch lesen können – oftmals blockieren Spamfilter HTML-Mails. Sonst werden Formatierungen gar nicht oder gestört angezeigt. Das sieht unschön aus und kann verwirren. Im Nur-Text-Format sind keine Gestaltungen, jedoch Links möglich, die Zustellung ist aber gesichert.

Ein Thema, eine E-Mail Es empfiehlt sich, pro Thema eine E-Mail zu verfassen. Denn manche nutzen Mails als Aufgabenliste und arbeiten sie nach und nach ab. Zudem können Inhalte durcheinandergeraten, wenn Sie beispielsweise an eine Mitarbeiterin verschiedene Arbeitsaufträge schicken. Hier bedarf es ansonsten einer klaren optischen Trennung sowie einer genauen Absprache oder eben Erfahrungswerte, die dafür oder dagegen sprechen.

Eine E-Mail, ein Empfänger? Sobald eine E-Mail an mehrere Empfänger versendet wird, besteht die Gefahr, dass sich keiner mehr verantwortlich fühlt – anders als bei einem einzigen Mailempfänger mit direkter Ansprache. Ausnahme: ein Sachverhalt, verschiedene Zuständigkeiten. Planen Sie beispielsweise einen Tag der offenen Tür und Sie haben verschiedenen Aufgaben an drei Ihrer Mitarbeiter zu delegieren, kann es wegen möglichen Überschneidungen oder Vertretungsgründen sinnvoll sein, die eine Mail gleichzeitig an alle drei zu schicken. Die jeweilige Zuständigkeit können Sie mit @Name markieren.

Cc-Mail (Carbon-Copy) – Kopie Steht ein Empfängername im Cc-Feld wird symbolisiert, dass diese E-Mail sich nicht direkt an diesen Benutzer wendet, sondern lediglich zur Beachtung bzw. zur Kenntnisnahme an ihn versendet wurde. Daher sind Cc-Mails nur dann richtig eingesetzt, wenn Sie jemanden über eine Vereinbarung oder einen Sachverhalt in Kenntnis setzen möchten, für den Emp-

fänger aber kein weiterer Handlungsbedarf besteht. Zudem muss derjenige auch tatsächlich in dem Vorgang involviert sein, sonst ist selbst das Lesen unnötiger Arbeitsaufwand. Einigen Mitarbeitern fällt diese Entscheidung schwer, weil Sie Kollegen mit einem Informationssaußchluss nicht ausgrenzen möchten. Cc-Mails werden aus verschiedenen Gründen verschickt:

- Political Correctness (lieber zu viele statt zu wenige),
- Übertragung der Verantwortung auf andere,
- Fehlervermeidung, indem andere Kollegen reagieren könnten (Absicherung),
- erhöhtes Mitteilungsbedürfnis gegenüber Kollegen oder dem Vorgesetzten,
- Druckausübung, sofern die Cc-Mails an den Vorgesetzen mitgeschickt werden,
- Gedankenlosigkeit bezüglich des Empfängerkreises.

Die Einträge im Cc-Feld werden im Gegensatz zum Bcc-Feld bei allen Empfängern angezeigt. Vereinbaren Sie in Ihrer Apotheke verbindlich, wie bei Ihnen mit Mailkopien umgegangen werden soll.

Bcc-Mail (Blind-Carbon-Copy) – Blindkopie Mails zusätzlich an Bcc-Empfänger zu verschicken ist ein heikler Punkt. Überlegen Sie vor dem Absenden ganz bewusst, ob nicht doch eine offizielle Cc-Kopie denkbar wäre, wenn überhaupt. Denn wie es ein blöder Zufall will, versendet die inoffizielle Person die E-Mail weiter oder verplappert sich mit entsprechenden Inhalten daraus und verrät sich damit. Für den offiziellen Empfänger ein »slap in the face« und für den Absender ein Vertrauensbruch. Denn wenn der Gedanke an Bcc-Mails kommt, handelt es sich ja meist um schwierige oder persönliche Angelegenheiten. Setzen Sie das Klima damit nicht unüberlegt aufs Spiel.

Eine Ausnahme bildet ein großer Empfängerkreis mit externen Mail-Adressen: Bcc kann man benutzen, um die E-Mail-Adressen der verschiedenen Empfänger zu verstecken bzw. zu schützen, etwa bei einer Rund-Mail für einen Veranstaltungshinweis.

Wer hat alles Zugang zum E-Mail-Account? Gerade in der Kunden-Kommunikation handelt es sich oftmals um vertrauliche, sensible Informationen. Generell sollten diese im persönlichen Gespräch, zweitrangig über Telefon oder dem Postweg übermittelt werden. Falls Sie doch eine E-Mail versenden, stellen Sie sicher, dass diese Ihren Kunden direkt erreicht und beispielsweise nicht an eine Firmen-E-Mail-Adresse geschickt wird, zu denen auch Kollegen Zugang haben. Das gleiche gilt für vertrauliche Informationen intern. Stellen Sie vorher sicher, wer alles Zugang zu dem jeweiligen Account hat.

E-Mails weiterleiten Hier gilt besondere Vorsicht. E-Mails sollten generell nicht über mehrere Personen und Stellen weitergeleitet werden. Das kann für den ursprünglichen Autor, aber auch für das Unternehmen peinlich und gar schädlich werden, vor allem, wenn intern ein lockerer Umgangston herrscht oder Details über Projekte und Personen nicht für Außenstehende gedacht waren. Leiten Sie Mails also nur nach sorgsamer Prüfung des Inhalts weiter.

Reaktionszeit Antworten Sie idealerweise innerhalb von 24 Stunden auf eine geschäftliche E-Mail – eilige Presseanfragen sollten Sie möglichst umgehend beantworten. Falls Ihnen das nicht möglich ist, bestätigen Sie zumindest kurz den Erhalt und geben Sie einen Zeitrahmen an, wann Sie voraussichtlich antworten werden. Diese erste Empfangsbestätigung kann auch automatisch erfolgen.

Lesebestätigungen und Prioritäten Seien Sie sparsam mit dem Versenden von Lesebestätigungen. Bei den meisten stößt das eher negativ auf. Ebenso sollten Sie in der Regel keine Prioritäten für die Mails festlegen, die je nach Kategorie – niedrig, normal oder hoch – mit einem Symbol markiert werden. Bei ganz dringenden Fällen können Sie eine hohe Priorität festsetzen. Allerdings sollten Sie dann überlegen, ob Sie vielleicht doch lieber zum Telefonhörer greifen sollten.

Schutz vor Spam Spammer gelangen über verschiedene Methoden an E-Mail-Adressen: Über die öffentliche Angabe der Adresse auf Ihrer Website oder in Adress-Verzeichnissen, die häufig mittels Software automatisch durchsucht werden. Oder wenn Sie Ihre Daten bei Online-Dienstleistern angeben und diese Ihren Kontakt an Dritte weiterverkaufen. Ein weiterer Weg ist das simple Erraten Ihrer Adresse, etwa angeglichen an Ihre Domain oder wenn man die Systematik des Aufbaus kennt: Nachname@Firma.de. Und schließlich durch Adresshandel, sobald Spammer Ihre Adresse ergattert haben. Schützen Sie Ihre Mail auf Ihrer Website durch entsprechende Schreibweisen (at statt dem @-Zeichen) oder durch nicht-kopierbare Graphikformatierungen. Machen Sie in Netzwerkprofilen Ihre Adresse nicht standardmäßig sichtbar, also nur für bestätigte Kontakte. Zu Newsletter-Bestellungen oder für die Kommunikation in Foren richten Sie sich separate Mail-Adressen ein und verwenden Sie nicht Ihre Haupt-E-Mail-Adresse.

2.6 Direktmarketing

Früher haben Kunden in der Apotheke fast ausschließlich das gekauft, was ihnen der Arzt verschrieben hatte. Doch wie in ▶ Kap. 1 erläutert, hat sich das Gesundheitsbewusstsein der Kunden verändert, und Selbstmedikation hat in den vergangenen Jahren stark zugenommen. Damit wächst auch die Bedeutung von Werbung für die Zielgruppe der Verbraucher. Eine Form der Kundenansprache ist das Direktmarketing. Dies geschieht über einen Brief, auch Mailing genannt. Dem Anschreiben liegen häufig weitere Informationen, etwa in Form eines Newsletters, bei (▶ Abschn. 2.7). Per E-Mail, Fax, Telefon oder gar per SMS über das Mobiltelefon (Mobile Marketing) ist das nur mit vorheriger ausdrücklicher Zustimmung der Kunden gestattet. Der Gesetzgeber hat das Gesetz gegen den unlauteren Wettbewerb (UWG) im Jahr 2009 verschärft. Die normale Kommunikation mit den Kunden ist von den Regelungen des UWG nicht betroffen. Das Fax eignet sich jedoch nicht für vertrauliche Informationen, da nicht gesichert ist, dass nur die betreffende Person darauf Zugriff hat.

2

Fragen Sie Ihre Kunden, ob Sie sie über besondere Aktionen informieren dürfen. Um dies im Streitfall beweisen zu können, lassen Sie sich eine schriftliche Bestätigung geben.

Für Brief-Mailings brauchen Sie den Namen für die persönliche Ansprache und eine aktuelle Anschrift Ihrer Kunden sowie idealerweise weitere Informationen, wie das Alter oder das Geschlecht. Je detaillierter die Daten sind, desto effektiver wird die Werbemaßnahme. Denn das beste Anschreiben kann keinen Erfolg haben, wenn die Adressen veraltet sind und es Ihre Kunden nie erreicht. Zudem sollte die beworbene Leistung der Zielgruppe entsprechen: Eine Einladung zu einem Kundenvortrag zum Thema Wechseljahre ist bei einem Mann fehl am Platz – das wirkt dann eher unprofessionell. Um Kunden nicht zu häufig zu beschicken und um zusätzlich Portogeld zu sparen, schauen Sie, welche Briefe oder gegebenenfalls auch Rechnungen Sie ohnehin an Kunden senden. Zu diesen Anlässen bietet sich eine zusätzliche Information an. Mit einem Standardbrief der Post können Sie drei Bögen Papier verschicken. Das gilt nur für normales Papier – je dicker die Seiten, desto schwerer. Wiegen Sie lieber vorher ab, als dass die Post höheres Porto nachfordert. Der Zeitpunkt der Mailings sollte sich jedoch nicht nur ausschließlich nach Ihren Rechnungsterminen richten. Greifen Sie aktuelle Anlässe in Ihren Werbebriefen auf. Informationen zur Frühjahrsmüdigkeit, zum Sonnenschutz oder zur Reiseapotheke können Sie je nach Jahreszeit an Kunden senden. Gesundheitsthemen, wie Diabetes oder Bluthochdruck, sind zeitlich eher unabhängig. Darüber hinaus gibt es viele Gesundheitstage, die Sie als Aufhänger nutzen können. Beispielsweise findet jährlich bundesweit am 29. September der Welt-Herz-Tag statt, ein weltweit initiierter Jahrestag, um auf die Ausbreitung von Herz- und Kreislauferkrankungen aufmerksam zu machen. Neben freundlichen Weihnachts- oder Neujahrsgrüßen bietet sich zudem einmal im Jahr eine besondere Gelegenheit: der Geburtstag der Kunden. Schicken Sie einen Brief oder gar eine hübsche Karte und gratulieren Sie. Damit präsentieren Sie sich und Ihre Apotheke als aufmerksam und kundenfreundlich.

2.6.1 Werbebriefe ansprechend formulieren

Kunden widmen Werbepost häufig nicht viel Aufmerksamkeit. Insofern muss der Brief von der ersten Zeile an fesselnd sein, um Gründe zu liefern, weiterzulesen. Versetzen Sie sich dabei in die Lage Ihrer Kunden: Was interessiert sie? Was sind ihre Bedürfnisse? Was wollen sie lesen? Ein Trick ist, den Briefen ein »Goodie« hinzuzufügen. Mit einem bunten Gutschein für ein Geschenk oder einem Husten-Bonbon im Briefumschlag steigern Sie die Neugier der Kunden – und damit auch Ihre Aufmerksamkeit. Nun braucht der Werbebrief einen aktuellen Aufhänger. Die Betreff-Zeile übernimmt dabei die Funktion einer Überschrift. Beim ersten Überfliegen des Textes nehmen die Leser vor allem diese Zeile wahr. Hier muss der Grund für Ihren Brief auftauchen – kurz und knackig formuliert. Gliedern Sie den Text außerdem in Absätze mit Zwischentiteln. Auch sie werden beim ersten Überfliegen wahrgenommen. Das gilt ebenfalls für fettgedruckte Schlüsselwörter. Sie fallen den Lesern in die Augen, allerdings nur, solange nicht der halbe Brief fettgedruckt ist. Heben Sie nicht mehr als ein oder zwei Wörter pro Absatz hervor, sonst geht der gewünschte Effekt verloren. Nach dem Querlesen der Überschrift, der Zwischentitel und der Schlüsselwörter bleiben die Augen der Leser zum Schluss des Textes stehen: beim »PS«. Untersuchungen haben ergeben, dass dies im Allgemeinen der erste Satz ist, der vollständig gelesen wird, obwohl er am Ende steht. Hier sollte der Kundennutzen oder eine klare Aufforderung formuliert sein. Ein herkömmliches PS mit Nebensächlichkeiten ist für diesen Platz verschenkt.

Nun zur Umsetzung. Das Wichtigste: Sprechen Sie die Kunden mit ihrem Namen an. So können Sie verhindern, dass die Leser den Brief gleich wieder aus der Hand legen. Deshalb muss der Einstieg spannend sein und schnell zur Sache kommen. Lassen Sie alle einleitenden Formulierungen weg, benennen Sie direkt nach der Anrede das Thema und wecken Sie das Bedürfnis der Kunden, etwa sich einen Kundenvortrag anhören zu wollen. Behalten Sie beim Formulieren die AIDA-Formel von Elmo Lewis im Hinterkopf:

Die AIDA-Formel
- Attention: Die Aufmerksamkeit des Kunden anregen.
- Interest: Das Interesse für das Produkt wecken.
- Desire: Der Wunsch, das Produkt zu besitzen, ist vorhanden.
- Action: Der Kunde kauft wahrscheinlich das Produkt.

Auch für die Sprachwahl gibt es eine bereits bewährte Formel: KISS – keep it short and simple, also kurz und für jeden verständlich. Je einfacher der Text ist, desto angenehmer lässt er sich lesen. Nur simple Formulierungen dringen dann wirklich bis zu den Kunden vor. Im gesamten Text sind also lange Schachtelsätze verboten, ebenso wie Fremdwörter und Fachsprache. Achten Sie darauf, »Wir«-Formulierungen aus Ihren Werbebriefen zu verbannen. Es geht nicht um Sie (»Wir machen«, »Wir haben« oder »Wir bieten«), sondern um Ihre Kunden. Also machen Sie sie neugierig und benennen entsprechend deren Vorteile. Sobald Ihr Entwurf steht, lassen Sie mindestens eine nicht-involvierte Person das Schreiben auf Verständlichkeit und Werbewirksamkeit prüfen.

2.7 E-Mail-Newsletter und Kundenzeitschriften

Wohl fast jeder bekommt heutzutage regelmäßig einen Newsletter in sein E-Mail-Postfach, beispielsweise von einem Verlag, oder ein Kundenmagazin von seiner Krankenkasse oder Bank in seinen Briefkasten nach Hause geschickt. Nach Angaben von Unternehmen dienen die Newsletter und Magazine zu 90 Prozent der Imagepflege, zu 88 Prozent der Kundenbindung und zu 65 Prozent der Verkaufsförderung. Auch Apotheken können sich diese Kundenbindungsinstrumente zunutze machen. Interessant ist hier zu einem die Ausrichtung »Business to Consumer« (B2C). Das heißt, Unternehmen richten sich an ihre Endverbraucher, also Apotheken an ihre Kunden.

2.7.1 E-Mail-Newsletter

Die einfachste und am wenigsten aufwändige Kommunikationsvariante ist ein E-Mail-Newsletter im HTML- oder Nur-Text-Format – und im Gegensatz zu Werbebriefen sparen Sie sich hier noch Papier- und Portokosten. Das Unternehmen Absolit hat sich Art und Größe von insgesamt 40.421 deutschsprachigen E-Mail-Serienbriefen angesehen: Die meisten Newsletter (64 Prozent) werden im HTML-Format mit Bildern verschickt, 5 Prozent versenden einfach formatierte HTML-Mails ohne Bilder, 27 Prozent nutzen das einfache Textformat, und 4 Prozent der Unternehmen entscheiden sich für das PDF-Format im Anhang. Das Volumen beträgt zwischen 100 Kilobyte (KB) bis hin zu 1,3 Megabyte (MB). In der Regel sollten Newsletter 1–2 MB nicht überschreiten, damit sie das Postfach der Empfänger nicht blockieren.

2.7.2 Aufbau und Inhalt

Sofern Ihre gesendete E-Mail nicht vom Spam-Filter des Empfängers blockiert wurde und dank aktueller E-Mail-Adresse in den Posteingängen der Kunden gelandet ist, gilt es nun, die Aufmerksamkeit der Leser zu erhalten: durch eine eindeutige Absenderadresse und durch eine spannende Betreffzeile. Im Adressfeld ist Ihre Absenderadresse zu sehen. Diese sollte als Spezifizierung Ihren Apothekennamen enthalten, keine technische Information – wie eine Nummer – und kein leeres Feld (Spam-Verdacht). Mit der Betreffzeile »Newsletter vom 13. September« verschenken Sie nicht nur wertvollen Platz, sondern vor allem Ihre Chance, Interesse zu wecken, die Mail zu öffnen, geschweige denn zu lesen. Übrigens wird das Datum ohnehin standardmäßig in der Mailbox angezeigt. Entscheiden Sie sich für das stärkste Thema aus dem Newsletter. Formulieren Sie einen kurzen Satz, bei dem die wichtigsten Wörter am Satzanfang stehen. Denn das Ende von zu langen Betreffzeilen wird in der Mailbox nicht mehr angezeigt.

Laut der Newsletter-Studie von Jakob Nielsen liegt die durchschnittliche Verweildauer nach dem Öffnen eines Newsletters bei 51 Sekunden. Sie müssen also zuerst für schnelle Orientierung sorgen. Beginnen Sie mit der persönlichen Anrede und einem Inhaltsverzeichnis, denn 67 Prozent lesen die Einleitungstexte nicht – kommen Sie also gleich zur Sache. Begrenzen Sie die Anzahl Ihrer Themen auf drei bis maximal sechs. Auch wenn Ihnen viele Themen zur Verfügung stehen, entscheiden Sie sich lieber für drei starke statt für sechs schwache Themen. Nur 19 Prozent lesen den Newsletter komplett. Formulieren Sie daher knackige Überschriften, als Eyecatcher beispielsweise in Großbuchstaben, sowie Kurztexte mit Kernaussagen. Für weiterführende Informationen setzen Sie Links. Einzelne Themen können Sie durch Linien, Leerzeilen oder eine Reihe von Sonderzeichen optisch deutlich trennen.

Vor jedem neuen Versand darf die Kontrolle nicht fehlen: Stimmt die Absenderadresse? Erzeugt die Betreffzeile genug Relevanz, um den Newsletter anzuklicken? Ist die Themenauswahl und -anordnung gelungen? Sind die Überschriften ansprechend formuliert? Gibt es Fehler in der Darstellung oder gar Rechtschreibfehler? Funktionieren alle Links? Wenn alles in Ordnung ist, klicken Sie auf »Senden«.

2.7.3 An- und Abmeldung

Geben Sie Kunden die Möglichkeit, sich möglichst niederschwellig an- und abzumelden – auch wenn Sie natürlich jeden Leser behalten möchten. Für beides kann eine Seite auf der Apotheken-Website dienen. Bei der Neuanmeldung tragen sich Kunden mit ihrer E-Mail-Adresse ein und klicken auf »Senden«. Zu ihrer eigenen Sicherheit müssen sie den künftigen Empfang Ihres Newsletters nochmals über einen Link bestätigen. Bieten Sie hier und im Newsletter direkt zudem eine Weiterempfehlung an. Abmelden können sich Kunden ebenfalls auf diese Weise oder indem Sie nach Erhalt der Newsletter-Mail an eine Unsubscribe-Adresse die Stornierung richten.

2.7.4 Erfolgsmessung des Versands

Wie bereits erläutert, bieten HTML-Varianten Gestaltungsmöglichkeiten mit Hintergrundfarben,

Formatierungen, Graphiken und Bildern. Die Erstellung ist somit viel aufwändiger, jedoch haben Sie mit dieser Form die Möglichkeit, zu erfassen, wie viele Empfänger Ihren Newsletter tatsächlich geöffnet haben (Öffnungsrate) und wie viele dieser Empfänger welche Links Ihres Newsletters angeklickt haben (Klickrate). Laut einer Studie der Newsmarketing GmbH liegt die durchschnittliche Öffnungsrate von Newslettern bei 33,8 Prozent, die Klickrate bei 7,5 Prozent. Um die Öffnungsrate zu messen, binden Sie in Ihren Newsletter eine offene oder versteckte Graphik ein, etwa Ihr Apotheke-Logo. Diese wird beim Öffnen des Newsletters vom versendenden Server nachgeladen. Die Anzahl der Zugriffe auf diese Datei zeigt dann die Anzahl der registrierten Öffnungen. Auch bei der Klickrate zählt der Server, wie oft der Link angefordert wurde. Durch die Messungen erhalten Sie interessante Einblicke in das Verhalten Ihrer Empfänger, beispielsweise welche Rubrik besonders häufig geklickt wurde oder an welchem Versandtag Sie eine besonders hohe Öffnungsrate hatten. So können Sie entsprechende Optimierungen vornehmen.

2.7.5 Kundenzeitschriften

Kundenzeitschriften stellen eine Lektüre für zu Hause dar. In Apotheken werden sie in der Regel im Anschluss an das Verkaufsgespräch persönlich überreicht. Darüber hinaus sollten sie auch zur Selbstmitnahme in der Apotheke ausliegen. Für Apotheken-Endkunden ist wohl die »Apotheken Umschau« am bekanntesten. Sie erscheint zweimal im Monat und wird sogar über TV-Spots beworben. Im Prinzip bestünde für Apotheken die Möglichkeit, eine eigene kleine Kundenzeitschrift mit den ganz individuellen Apotheken-Themen zu erstellen, jedoch stehen der Aufwand und die damit verbundenen Kosten in aller Regel nicht im Verhältnis zum Nutzen. In anderen Gesundheitseinrichtungen wird dieses Instrument eher umgesetzt, zum Beispiel in Kliniken. Selbst produzierte Kundenmagazine können einen beliebigen Umfang haben, beispielsweise zwischen 4 und 8 Seiten und erscheinen meist vierteljährlich. Das ist laut der dapamedien Verlags KG mit 49 Prozent die häufigste Erscheinungsweise von branchenübergreifenden

Kundenmagazinen. 31 Prozent veröffentlichen monatlich, 14 Prozent zweimonatlich und 6 Prozent wöchentlich oder alle 14 Tage. Die Themenbandbreite reicht von Neuigkeiten aus der Gesundheitspolitik, Forschung, aktuellen Gesundheitstipps, beispielsweise mit Rückenübungen oder gesunden Rezepten, bis hin zu Informationen aus der jeweiligen Einrichtung, wie Neuigkeiten, Personenvorstellungen, Terminankündigungen, Services etc. Vorsicht: Wenn das Magazin quartalsweise oder nur halbjährlich erscheint, müssen diese Meldungen so lange interessant sein.

Um dieses klassische Print-Marketing-Instrument mit dem Internet zu verknüpfen, versenden Sie die Magazine zudem (sofern Ihnen dafür die Erlaubnis vorliegt) an Ihre Kunden, Partner und die Presse per E-Mail als PDF oder mit einem Link, der zur entsprechenden Rubrik auf Ihrer Website führt. Alternativ zur gedruckten Kundenzeitschrift können Sie natürlich auch nur eine Webversion anbieten, also ein ePaper. Oder Sie nutzen die redaktionellen Kapazitäten für die Erstellung eines Blogs. Ausführliche Informationen und Tipps zur Umsetzung dazu finden Sie im ▶ Kap. 5.

Grundsätze bei der eigenen Produktion eines Magazins

Grundsätze des Schreibens
- Themenauswahl nach Relevanz
- Schreiben Sie kurze und verständliche Sätze
- Benutzen Sie viele Verben – sie beleben den Text
- Vermeiden Sie Hilfsverben (können, sollen etc.) und Passiv-Sätze
- Suchen Sie nach knackigen Überschriften – diese werden von etwa doppelt so vielen Menschen gelesen wie der Text
- Verwenden Sie Zwischentitel, um den Leseanreiz zu erhöhen

Grundsätze des Gestaltens
- Übersicht und Orientierung mit einer klaren Struktur, einem Inhaltsverzeichnis und Mut zur weißen Fläche – weniger ist oftmals mehr

---

- Themen hierarchisch anordnen – das Wichtigste steht oben bzw. auf der ersten Seite
- Wiederkehrende Themenrubriken einführen wie »Gesundheitstipp des Monats« oder »Mitarbeiterportrait«
- Bilder und Graphiken lockern Texte auf
- Zu jedem Graphikelement gehört eine Bildunterschrift
- Schreiben Sie kurze Texte

Im Gegensatz zum E-Mail-Newsletter sind jedoch die graphischen und redaktionellen Arbeiten zeitaufwändig und die Gesamtleistungen, der Farbdruck und der Postversand für einzelne Apotheken in der Regel viel zu kostenintensiv. Hier haben Mitglieder von Apotheken-Kooperationen einen Vorteil. Denn beispielsweise für Linda oder vivesco werden regelmäßig professionelle Magazine produziert und den Kooperationspartnern zur Verfügung gestellt. Um als Einzelkämpfer dennoch eine Zeitschrift zu erstellen, ist es natürlich von Vorteil, wenn einer Ihrer Mitarbeiter Kenntnisse und ein Händchen für die graphische Gestaltung des Layouts hat – dafür brauchten Sie dann aber auch entsprechende Graphikprogramme (wie InDesign oder QuarkExpress) sowie redaktionelle Erfahrungen. Aufgrund des Umfangs und Aufwands übernimmt die Layoutarbeiten jedoch in der Regel eine Agentur oder ein freier Graphiker, redaktionell können Sie freie Journalisten unterstützen. Kosten fallen zudem noch für den Druck an. Dabei ist ein Farbdruck deutlich teurer als ein Schwarz-Weiß-Druck, aber er wirkt auch professioneller und anschaulicher.

Abgabepflicht an die Künstlersozialkasse
Für die Erstellung von Broschüren, Newsletter, Kundenmagazinen oder Onlinetexten greifen PR-Abteilungen zur Unterstützung auch auf selbstständige Designer und Texter zurück. Dabei ist es wichtig, zu wissen, dass für Honorare an selbstständige Künstler und Publizisten 4,1 Prozent (in 2013; jährliche Änderung) Sozialabgaben an die Künstlersozialkasse (KSK) fällig werden, wenn diese Aufträge »regelmäßig« vergeben werden. Die Beiträge der KSK er-

halten selbstständige Künstler als Sozialversicherungszulagen, so wie sie bei Angestellten die Arbeitgeber tragen. Als Künstler gelten Graphiker, Texter, Publizisten und Musiker, die eine dieser Tätigkeiten erwerbsmäßig ausüben oder lehren.

Um richtig kalkulieren zu können, berücksichtigen Sie den jeweils aktuellen Prozentsatz bei den Angeboten selbstständiger Künstler. Auf die Mehrwertsteuer werden keine Beiträge fällig, lediglich auf die Honorare. Regelmäßigkeit liegt bereits vor, wenn einmal jährlich eine Leistung in Anspruch genommen wird. Das muss jedoch mehrere Jahre in Folge geschehen. Das einmalige Erstellen einer Website fällt nicht darunter, die regelmäßige Webpflege hingegen schon.

Die höchstmögliche Strafe für Verstöße gegen die Abgabepflicht liegt bei 50.000 Euro. Sie wird jedoch nicht ohne Weiteres erteilt. Im Normalfall wird zu einer Nachzahlung aufgefordert. Nur wenn keine Einigung erzielt wird, kommt es zu Bußgeldern – meist in deutlich geringerem Umfang.

2.8   Gesundheits-Apps – Nutzen für Kunden und Apotheker

Die mobile Internetnutzung liegt im Trend: Mittlerweile besitzt jeder dritte Deutsche (34 Prozent) ein Smartphone, beispielsweise ein iPhone. Bei den unter 30-Jährigen ist es sogar jeder zweite (51 Prozent). Das ist ein Umfrageergebnis des Bundesverbands Informationswirtschaft, Telekommunikation und neue Medien e.V. (BITKOM) vom April 2012. Im Jahr 2011 sind in Deutschland 11,8 Millionen Smartphones verkauft worden. Das entspricht einem Anstieg um 31 Prozent.

58 Prozent der Smartphone-Besitzer surfen täglich im mobilen Web, so die Studie »Accenture Mobile Web Watch 2011«: Nutzer checken E-Mails, lesen Nachrichten oder sind in sozialen Netzwerken aktiv, etwa in Facebook. Mehr als die Hälfte der mobilen Surfer nutzt Software-Anwendungen, sogenannte Apps. Das Wort »App« kommt von »Applikationen« – nicht vom Namen des Herstellers und derzeitigen Marktführers »Apple«, wie man vermuten könnte. Im Schnitt haben Smartphone-Besitzer 17 Apps auf ihrem Mobiltelefon. Es existieren weltweit rund eine Million Apps für verschiedene Smartphone-Betriebssysteme, und die Zahl steigt permanent weiter. Die Apps lassen sich in über 20 verschiedenen Kategorien einteilen – darunter auch »Medizin« sowie »Gesundheit & Fitness«.

Die Gesundheits-Apps für das iPhone sprechen hauptsächlich medizinische Laien an. So ist die App »Erste Hilfe (auffrischen)« eine Anleitung, um im Ernstfall Erste Hilfe leisten zu können. Hier wird nicht vorausgesetzt, dass die Nutzer eine korrekte Diagnose, zum Beispiel »Schlaganfall«, stellen. Sie können anhand von sechs Leitsymptomen auswählen, mit welcher Situation sie es zu tun haben. Mit Hilfe von Bildern und Graphiken werden die Nutzer dann Schritt für Schritt zu den richtigen Maßnahmen geführt: stabile Seitenlage, Herz-Lungen-Wiederbelebung, Atemkontrolle, lebensrettender Handgriff oder Maßnahmen bei Verletzungen. Andere Patienten-Services sind Apps mit Bezug auf Medikamente: Die eine prüft Arzneimittel auf Wechselwirkungen, die nächste verrät, welche Präparate die Verkehrstüchtigkeit und Reaktionsfähigkeit im Straßenverkehr beeinträchtigen, noch eine andere vergleicht Preise. Ebenfalls können Gesundheits-Apps als Therapiebegleiter zum Einsatz kommen, etwa in Form eines Gesundheitstagebuchs. Die Kunden dokumentieren damit ihre Vitalfunktionen, wie ihren Pulsschlag und den Blutdruck, und überwachen die Entwicklungen. Verbreitet sind auch Applikationen, bei denen Nutzer den eigenen Kalorienbedarf und -verbrauch in einer Übersicht oder als Tagesplanung dokumentieren. Die Funktion errechnet den individuellen Kalorien-Tagesbedarf des Anwenders und zeigt ihm Statistiken, an denen er sehen kann, wie sich seine Essgewohnheiten und das Gewicht verändert haben. Besonders für Diabetiker, Übergewichtige und Herz-Kreislauf-Erkrankte ist das eine gute Kontrollmethode. Die Werte können die Kunden dann in das Beratungsgespräch mit dem Arzt oder dem Apotheker einbeziehen und ihnen den Verlauf zeigen.

2.8.1 Apotheken orten und geortet werden

Darüber hinaus gibt es Apps, die speziell auf den Standort der User zugeschnitten sind. Der »Allergiehelfer« informiert die Nutzer über die aktuelle Luftbelastung durch Pollen, UV-Strahlen und Feinstaub. Dabei gibt es sowohl die Möglichkeit, die aktuelle Belastungslage abzurufen, als auch eine Zwei-Tages-Voraussage. Nutzer können ihre Städte individuell festlegen oder die Angaben für ihren durch GPS ermittelten Standort abrufen. Besonders für Menschen mit Heuschnupfen oder allergischem Asthma können die Informationen hilfreich sein. Ein anderes Beispiel für die lokalisierende Funktion, wo auch Sie als Apotheke ins Spiel kommen, ist eine mobile Apothekensuche. Anbieter sind hier Suchverzeichnisse, Bewertungsportale, Krankenkassen oder Verlage. Daher ist es, wie in ▶ Abschn. 2.1 beschrieben, so wichtig, mit korrekten Kontaktdaten, Sortiments- und Beratungsspektrum sowie Services in den Online-Verzeichnissen gelistet zu sein. Suchende geben dann ihren Ort oder die entsprechende Postleitzahl ein, und mittels Standortermittlung wird angezeigt, wo sich die nächste Apotheke befindet. Einige Apotheken haben ihre eigene App, um sich auch über diesen Weg vorzustellen, oder sie bieten den Service der mobilen Medikamentenbestellung an.

Die Beispiele zeigen, dass Gesundheits-Apps eine Vielzahl von Nutzern finden – sowohl Kunden als auch Mediziner. Laut der DocCheck-Befragung zum Thema »Mobile Endgeräte und Apps« mit 638 Personen aus medizinischen Fachkreisen, darunter Ärzte, Heilpraktiker, Apotheker und Medizinstudenten, nutzen die Befragten vor allem »Arznei aktuell« und »Medikamente (Rote Liste)« sowie facharztspezifische Apps (KittelCoach – Fachwissen für Klinik und Praxis, erweiterbar durch Checklisten für verschiedene Fachgebiete, wie Neurologie [gratis], Innere Medizin [49,99 Euro] oder Anamnese und klinische Untersuchung [32,99 Euro]). Darüber hinaus stehen den Professionals weitere Applikationen zur Verfügung, wie medizinische Kalkulationsprogramme/Formelrechner, verschiedene medizinische und diagnostische Apps, Abrechnungstools, Datenbanken und Literatur, wie der Pschyrembel, sowie ein Kongresskalender. Und

weitere Apps-Entwicklungen sind bereits in Arbeit. Laut einer internationalen Studie des Instituts research2guidance erwarten zwei Drittel der 231 befragten Unternehmen im Gesundheitssektor, dass im Jahr 2015 die Mehrheit der Heilberufler Gesundheits-Apps verwenden wird. 82 Prozent glauben, dass die Gesundheits-Apps auf Smartphones laufen werden und zu 69 Prozent auf Tablet-PCs.

2.8.2 Tablet-PCs im Apotheken-Alltag

Neben dem iPhone steckt auch im iPad Potential zur Anwendung im gesamten Gesundheitssektor. Das iPad gehört zu den sogenannten Tablet-PCs. »Tablet« kommt aus dem Englischen und bedeutet »Tafel« oder auch »Klemmbrett«. Der Name demonstriert bereits einen Vorzug: Es lässt sich bequem unter den Arm klemmen und somit überall mit hinnehmen. Im Vergleich mit einem Laptop ist es noch kompakter und leichter zu bedienen, da man es nicht aufklappen muss. Tablet-PCs sind vielseitig einsetzbar, wie Sie den folgenden Beispielen entnehmen können. Außerdem verfügen sie über eine Schnittstelle, die Nutzer mit dem Apotheken-Netzwerk verbinden können. Das bedeutet, dass Apotheker und PTAs mit einem Tablet Informationen und Kundendaten aus dem Netzwerk von allen Orten der Apotheke aus abrufen können, also auch im Labor oder im separaten Beratungsraum.

Kundendaten in der gesamten Apotheke mobil auf ein Tablet abrufen zu können hat viele Vorteile, doch wo Computer mit Funkverbindungen wie W-LAN oder Bluetooth ausgestattet sind, lauern auch Tücken. Denn es besteht potentiell die Möglichkeit, dass Außenstehende sich in die Systeme einhacken und so unberechtigt an Informationen gelangen können. Zwar gilt das iPad als relativ sicher, da sowohl das Betriebssystem als auch die Applikationen vom Hersteller Apple getestet werden, dennoch ist, wann immer Kundendaten im Spiel sind, besondere Vorsicht geboten. Daher ist es ratsam, Funkverbindungen nur bei Bedarf zu aktivieren und das iPad mit dem Daten-Netzwerk der Apotheke, aber nicht unbedingt mit dem Internet zu verbinden, wenn es um sensible Daten geht.

Menschen verstehen kompleXE Inhalte besser, wenn sie sie mit allen Sinnen begreifen. Deswegen nutzen Referenten bei Vorträgen vor Publikum visuelle Hilfsmittel, wie Power-Point-Präsentationen. Diesen Effekt können Apotheken-Mitarbeiter sich mit dem iPad in Kundengesprächen zunutze machen: Sie erklären Indikationen und Therapien mithilfe des Tablets, etwa, was überhaupt bei einer Diabetes-Erkrankung im Körper passiert. Bei Arthrose-Patienten können sie anhand einer Illustration zeigen, wie das Knie aufgebaut ist. So sehen die Betroffenen, woher die Schmerzen kommen und was passiert, wenn sie ihr Knie falsch belasten. Diese Art der Präsentation wirkt nicht nur sehr professionell, sondern fesselt auch die Aufmerksamkeit der Patienten. Denn eine Darbietung mit einem neuen technischen Gerät ist für sie spannender als herkömmliche Papier-Broschüren.

Auch bei einer guten Organisation lassen sich Wartezeiten nicht immer verhindern: Einige Beratungsgespräche nehmen manchmal mehr Zeit in Anspruch, als im Moment zur Verfügung steht. Für solche Fälle sind Apotheker gut beraten, den Kunden die Wartezeit so kurzweilig wie möglich zu gestalten. Dafür sollen Kunden gerne die Zeit nutzen, um sich in der Apotheke umzusehen. Sie können aber auch ein iPad aufstellen und dort eine Präsentation Ihrer eigenen Apotheke laufen lassen – mit allen Services, die Sie anbieten. Zudem können nen darüber alle Mitarbeiter vorgestellt werden.

> **Praxistipp**
>
> Wenn Sie beispielsweise eine Aktionswoche zu einem bestimmten Thema haben, etwa Herz-Kreislauf-Erkrankungen, dient das iPad als Informationsquelle. Das können die Patienten dann selbst oder Sie unterstützend im Beratungsgespräch nutzen.

2.8.3 Branchenblick: iPad-Einsatz im Klinik- und Pflegesektor

Software-Hersteller basteln an Applikationen, die den Klinik-Alltag unterstützen sollen. So hat ein Unternehmen beispielsweise eine App entwickelt, mit der Arztbriefe, Befunde, Laborberichte und andere Patienten-Informationen abgerufen wer-

den können. Der Einsatz des iPads bei der Visite ermöglicht es außerdem, Röntgenbilder direkt am Krankenbett anzusehen. Die Möglichkeit, mobil auf die Kundendaten zugreifen zu können, verkürzt die Informationswege, spart Zeit und durch die Digitalisierung zudem Papieraufkommen. Auch sind Daten mit weniger Aufwand ergänzbar.

Ebenfalls stehen für den Pflegesektor erste Produkte zur Verfügung: So gibt es ein iPad-App zur Pflegeanamnese nach dem Pflegekonzept AEDL (Aktivitäten und existentielle Erfahrungen des Lebens). Mit dieser Applikation kann die Pflegeanamnese entsprechend dem AEDL-Strukturmodell in Form von visuell-interaktiven Formularen durchgeführt werden. Ein Arzt kann zum Beispiel die Dekubitusstellen eines Kunden dokumentieren, indem er in der Applikation auf die entsprechende Stelle der Graphik tippt, die einen menschlichen Körper abbildet. Wenn ein Kunde zum Beispiel einen Dekubitus an der rechten Ferse hat, tippt der Arzt auf die rechte Ferse in der Abbildung auf dem Display. Auf diese Weise können Veränderungen im Krankenbild mit wenigen Fingertipps dokumentiert werden.

Die Entwicklungen von iPad-Apps im Gesundheitsmarkt gehen rasch voran. Erste Test-Projekte zeigen, was möglich sein kann. Studien und Praxisentwicklungen zeigen, dass immer mehr Desktop-PCs durch Mobilgeräte ersetzt werden. Derzeit werden allerdings noch Themen wie die Vereinbarkeit mit dem Medizinproduktegesetz, hygienische Aspekte, also die Möglichkeit der Desinfektion der iPads, und Datenschutzaspekte diskutiert. Denn gerade bei den sensiblen Daten im Gesundheitswesen spielen Sicherheitsaspekte wie Datenverschlüsselungen, Rechte- und Passwortverwaltung oder automatische Sperrung, wenn ein mobiles Gerät verlegt wird oder ganz verloren geht, eine immens wichtige Rolle.

Experten-Interview mit Dr. Stefan Noé, Inhaber der Bären-Apotheke in Karlsruhe-Hagsfeld

Wie wichtig sind Marketing und Pressearbeit für Apotheken?
»In Zeiten schwindender Roherträge aus dem GKV-Geschäft und vermehrtem Wettbewerb im OTC- und Freiwahlsortiment muss die inhabergeführte Apotheke sich ihren Platz im Markt der erfolgreichen Anbieter suchen. Darauf zu warten, dass die Kunden den Weg von der Arztpraxis in die eigene Apotheke schon finden und ausgerechnet hier ihr Rezept einlösen werden, ist schon lange nicht mehr erfolgversprechend.

Neben den klassischen Marketing-Aktivitäten rund um Preis und Präsentation am POS bieten Promotion-Aktivitäten Anlässe, um auf die eigene Apotheke aufmerksam zu machen. Wichtig ist es, das eigene Profil zu schärfen, sich zu positionieren und die eigenen Stärken und Angebote der gewünschten Zielgruppe mit dem geeigneten Kommunikationsmix zu präsentieren.

Neben der klassischen Anzeigenwerbung in lokalen Printmedien gewinnt auch die Kommunikation über Online- und Social-Medien zunehmend an Bedeutung. Zur Abrundung der Kommunikationsstrategie können auch redaktionelle PR-Kooperationen mit lokalen Radio- und TV-Sendern erfolgversprechend sein.«

Welche Maßnahmen betreiben Sie?
»Im Juni 2012 habe ich die Bären-Apotheke übernommen. Hierbei handelt es sich um eine typische Stadtteilapotheke mit einem soliden Stammkunden-Anteil. Vor meiner Übernahme gab es keinerlei strukturierte Marketing- oder Kommunikationsaktivitäten – abgesehen von kleinen Anzeigen in Publikationen der lokalen Sportvereine und klassischer Werbung im lokalen Telefonbuch. Das Apotheken-Logo stammte aus den 80er Jahren des vergangenen Jahrhunderts. Eine

Webpräsenz inklusive Online-Shop war vorhanden, aber nicht gepflegt. Zudem waren die Website unübersichtlich und der Content völlig veraltet. Ein positiver Aspekt des Nicht-Marketings meines Vorgängers war allerdings, dass bislang auch keinerlei ruinösen Preisaktionen gefahren wurden und ich als neuer Inhaber meine eigene Vorstellung verwirklichen konnte.

Meine strategischen Ziele, auf die alle Marketing-Konzepte hinarbeiten, sind:
- Sicherung und Beherrschung des Standorts und möglichst Halten der bisherigen Stammkunden,
- Gewinnung von Neukunden, insbesondere der Zielgruppe junge, gesundheitsaffine Familien,
- Positionierung der Apotheke auf den Kompetenzschwerpunkt Naturmedizin.

Unabdingbare Komponenten für den Marken-Auftritt der Bären-Apotheke sind:
- behutsamer, aber konsequenter Relaunch der Marke,
- professionelle Gestaltung des neuen Apotheken-Logos,
- Penetration der Marke, des neuen Logos und des neuen Claims in allen Kommunikationsmaterialien,
- Category Management und strukturierte Warenpräsentation in Frei- und Sichtwahl,
- moderne Internetpräsenz mit einer klar strukturierten Website – hier ist weniger mehr!

Wichtige Punkte für das Konzept sind:
- leicht auffindbare Informationen zu Öffnungszeiten, Dienstleistungen und Sortiment,
- Möglichkeit der Vorbestellung von Produkten auf der Website zur Abholung oder Lieferung durch eigenen Botendienst (kein Webshop mit Versand),

- regelmäßig neuer aktueller Content auf der Website,
- Erstellung eines aktuellen Unternehmen-Profils auf Google Places,
- Suchmaschinen-Optimierung (SEO),
- flankierender Einsatz von Twitter als Kommunikationsmedium für aktuellen Content im Social Web,
- Anzeigen-Werbung in lokalen Anzeigenblättern, flankiert mit redaktionellem Content (,Gesundheits-Tipp aus Ihrer Bären-Apotheke'),
- erfolgreiches Networking mit lokalem Rundfunk- und TV-Sender (führte bereits zu zwei redaktionellen Interviews in den entsprechenden Gesundheitsformaten der Sender).«

Was ist das Besondere an Online-Kommunikationsstrategien gegenüber klassischen Maßnahmen?
»Die Online-Marketing-Aktivitäten müssen ins Gesamtkonzept des Apotheken-Marketings integriert sein und dürfen nicht für sich allein stehen. Informationen und Kernbotschaften müssen mit den Informationen in Offline-Medien und am Point of Sale (POS) kongruent sein. Es ist daher kontraproduktiv, eine lieblose Website oder einen schlecht gepflegten Online-Shop im Web zu halten.

Wer Online-Kommunikation betreibt, sollte die Nutzungsgewohnheiten seiner Adressaten kennen. Online-Kommunikation ist schneller, aktueller und überall leicht verfügbar. Dennoch sollte auf Sorgfalt und Qualität der bereitgestellten Informationen großen Wert gelegt werden, denn die Apotheke steht für Kompetenz und Qualität bei Gesundheitsfragen. Diesen Eindruck sollte man nicht durch Flüchtigkeit und Schreibfehler zunichtemachen.«

2

Wie bauen Apotheken eine effiziente Online-Marketing-Kommunikation auf, und passen neue Medien, wie Facebook, Twitter oder ein Blog, überhaupt zur Kunden-Kommunikation?
»Ich halte insbesondere eine gut gemachte Website für die Apotheke von heute für unverzichtbar. Zum Start habe ich mich für ein branchenspezifisches Baukasten-Website-Paket von einem großen Anbieter entschieden und dieses durch eigenen Content und eigenes Bildmaterial aufgewertet. Der Einsatz eines professionellen Fotografen für die Mitarbeiter-Fotos ist ein unbedingt lohnendes Investment.

Idealerweise sollte man selbst internetaffin sein und sich etwas mit den neuen Medien auskennen, wenn man Online-Kommunikation für seine Apotheke betreiben möchte. Ist dies beim Inhaber nicht der Fall, können diese Aktivitäten auch an eine ambitionierte Mitarbeiterin

oder an eine spezialisierte Agentur vergeben werden. In jedem Fall sollte der Inhaber jedoch die Inhalte regelmäßig selbst überprüfen und freigeben, denn jede Online-Präsenz ist seine Visitenkarte im Netz!

Facebook und Twitter sind hochinteraktive Medien. Wer sich entscheidet, mit seiner Apotheke in Social Media präsent zu sein, sollte insbesondere die Geschwindigkeit und Multiplikatoreneigenschaft dieser Medien nicht unterschätzen. Bevor man in Social Media aktiv wird, empfiehlt es sich daher, diese Medien zunächst passiv zu beobachten und sich dann Gedanken über eine Content-Strategie und ein Issues-Management zu machen.«

Können Apotheken in Zukunft auch ohne Online-Marketing erfolgreich sein?
»Der persönliche Kontakt und das niederschwellig verfügbare Beratungsangebot sind der große Vor-

teil der inhabergeführten Apotheke vor Ort. Der persönliche Beratungs- und Verkaufsvorgang in der Apotheke wird daher auch weiterhin eine große Rolle spielen. Dieses Angebot wird durch Versand-und Lieferdienste ergänzt.

Ich halte die Online-Marketing-Aktivitäten für unverzichtbar, um Kunden, die mit digitalen Medien aufgewachsen sind (Digital Natives), überhaupt auf das Angebot meiner Apotheke aufmerksam zu machen. Daher werden sich Apotheken, die sich Online-Marketing-Aktivitäten verschließen, künftig große Probleme haben, sich weite Teile der potentiellen Kunden zu erschließen. Denn der Wettbewerb schläft nicht!«

Die Apotheken-Website

Apotheken gelten als Experten im Gesundheitswesen. Das besagt die Studie »Apotheke der Zukunft« des Kölner Instituts für Handelsforschung (IFH). Demnach setzen 90 Prozent der Befragten auch in Zukunft auf die Apotheke als Ansprechpartner, der leicht zu erreichen ist. Knapp 60 Prozent wählen die Apotheke als erste Anlaufstelle bei leichten Beschwerden. Zudem glauben über zwei Drittel, dass aufgrund von Kürzungen bei ärztlichen Leistungen die Apotheken in Bezug auf Gesundheitsfragen für sie immer wichtiger werden. Die Apotheke von heute ist also gut zu erreichen, Medikamente sind schnell verfügbar und die Mitarbeiter Ansprechpartner Nummer eins. Um dies in der Realität umzusetzen, ist auch die Präsenz im Internet ein Instrument, um neue Kunden zu gewinnen und bisherige zu binden.

Viele Kunden möchten eine Apotheke vor dem ersten Besuch erst einmal online unter die Lupe nehmen. Laut einer Studie von Pricewaterhouse-Coopers informieren sich 48 Prozent der Kunden über Gesundheitsfragen zunächst auf diese Weise. Sie holen dort auch Informationen zu beispielsweise Anfahrtswegen und Öffnungszeiten oder zu Zusatzleistungen und Spezialisierungen von Apotheken ein. Mit einer eigenen Website stillen Sie das erste Informationsbedürfnis und entlasten zugleich die Mitarbeiter am Telefon. Wenn Ihre Apotheke bereits eine Website hat, dann können Sie sich im Folgenden weitere Tipps und Anregungen holen, wie Sie Ihre Internetpräsenz verbessern können. Ebenfalls finden Sie hier eine Anleitung, wenn Sie eine Website neu erstellen wollen oder einen Relaunch planen. Dann bleiben Sie Ihrer Linie treu: Achten Sie auf Ihr bereits bestehendes Marketing-Konzept, und verwenden Sie auch bei der neuen Internetpräsenz Ihr Corporate Design (▶ Kap. 1): Logo, Farben und der Gesamteindruck der Website müssen zu Ihrer Corporate Identity passen.

Aber was macht eine »gute« Website aus? Und was unterscheidet sie von einer »schlechten«? Apotheken-Websites sollten immer das Ziel verfolgen, Informationen für ihre definierte Zielgruppe laienverständlich zur Verfügung zu stellen. Der Apotheker-Kunden-Kontakt wird durch eine Website natürlich nicht ersetzt. Internetpräsenzen dienen besonders dazu, neue Kunden auf sich aufmerksam zu machen und Kunden, Mitarbeiter, Ärzte und die Öffentlichkeit über die Apotheke auf dem Laufenden zu halten.

Gerade junge Kunden, die mit dem Internet aufgewachsen sind, suchen online Informationen zu OTC-Produkten, Leistungen, Schwerpunkten, aber auch Services, wie beispielsweise den Verleih von Milchpumpen und Messgeräten. Alles, was potentielle Kunden interessieren könnte, sollten Sie auf Ihrer Website veröffentlichen. Denken Sie auch daran, dass viele Kinder für ihre in die Jahre gekommenen Eltern nach Informationen suchen. Ebenso wichtig sind Zuweiser, also niedergelassene Ärzte, die ihre Patienten zum Medikamentenkauf oder zur weiteren Beratung an Ihre Apotheke verweisen.

Stellen Sie auf der Internetpräsenz weiterführende Themen in den Vordergrund, damit Kunden sich über Ihr Beratungs- und Serviceangebot informieren können. Bieten Sie beispielsweise moderne Kommunikationslösungen, wie eine Online-Vorbestellung von Medikamenten, an (▶ Abschn. 3.4)? Dies ist auch für Zuweiser ein besonderer Service. So können sie für Ihre Patienten direkt wichtige Arzneimittel bei Ihnen in der Apotheke vorbestellen, beispielsweise Medikamente, die im Labor extra angerührt werden müssen (▶ Kap. 8). Damit sparen sich die Kunden unnötige Telefonate, Wege und Wartezeiten. Denken Sie bei der Neugewinnung von Kunden, insbesondere an potentielle Stammkunden, wie chronisch Kranke. Daher sollten Sie Ihre Schwerpunkte besonders in den Vordergrund stellen. Haben Sie eine Zytostatikaherstellung, informieren Sie darüber ausführlich auf Ihrer Website, sodass auch Ärzte in Ihrem Umfeld auf sie aufmerksam werden.

Beachten Sie insgesamt drei Grundsätze: Ihre Internetpräsenz sollte informativ, benutzerfreundlich und ansprechend gestaltet sein. Im Folgenden erhalten Sie Anregungen und nützliche Hinweise, Ihre Apotheken-Website rechtlich solide, publizistisch wertvoll und nutzerfreundlich zu erstellen.

3.1 Vorteile einer Apotheken-Website

Die Vorteile einer Internetpräsenz scheinen heutzutage auf der Hand zu liegen – dennoch nutzen viele Betreiber nur einen kleinen Teil der Chancen, die das Medium bietet. Eine Website ermöglicht:

Aktualität Informationen im Internet können schnell und einfach verändert und aktualisiert werden – vor allem, wenn die Site mit einem Content-Management-System erstellt wurde (▶ Abschn. 3.2). So halten Sie Ihre Kunden stets auf dem Laufenden, zum Beispiel über das Apotheken-Team, besondere Leistungen Ihrer Apotheke sowie Aktionen.

Verfügbarkeit Mehr als die Hälfte der Deutschen sucht im Internet nach medizinischen Leistungserbringern – von zu Hause, über Laptops oder unterwegs über internetfähige Mobiltelefone oder Tablet-PCs. Mit einer Website schaffen Sie für Ihre Apotheke eine eigene Anlaufstelle im Internet.

Multimedialität Auf Ihrer Website können Sie nicht nur Texte und Fotos veröffentlichen, sondern auch multimediale Inhalte einstellen, etwa Videos. Beispielsweise können Sie dort Ihren Imagefilm oder Aufklärungsfilme zu verschiedenen Themen zeigen, wie Sonnenschutz und Erkältungsprävention (▶ Kap. 2), oder auch Podcasts der Apotheke. Des Weiteren können Sie eine virtuelle Führung durch Ihre Offizin, Labore und Beratungsräume anbieten.

Reichweite Das Internet stellt seine Informationen weltweit zur Verfügung. Bei besonderen Leistungen und Kompetenzen, wie beispielsweise dem Schwerpunkt Onkologie, nehmen Kunden auch eine weite Anreise in Kauf oder bestellen Medikamente im Online-Shop der Apotheke.

Kommunikation Über Ihre Apotheken-Website können potentielle Kunden jederzeit Kontakt zu Ihnen aufnehmen. Mit wenigen Klicks ist ein Kontaktformular ausgefüllt oder eine E-Mail verfasst. Über eine Kommentarfunktion können Besucher sich mit Ihnen und anderen Kunden austauschen – wobei Sie hier die Einschränkungen durch das HWG beachten müssen (▶ Kap. 7).

3.2   Wahl der Internet- und E-Mail-Adresse

Über die Internet-Domain, das heißt die Internetadresse der Website, identifiziert sich die Apotheke. Sie ist sehr wichtig für die Suche nach Ihrer Apotheke im Internet. Leider ist es schwierig geworden, sich eine kurze, aussagekräftige www-Adresse zu sichern. Viele begehrte Adressen sind schon vergeben. Je mehr Wörter eine Internetadresse enthält, desto wahrscheinlicher ist es, dass diese noch verfügbar ist. Die Regel lautet jedoch: Die Domain muss eindeutig sein. Vermeiden Sie es, willkürlich Keywords aneinanderzureihen.

Beantragt wird eine Domain beim DENIC. Dies ist die Registrierungsbehörde für alle deutschen Domains, also jene mit der Endung »de«. Hier gilt das »First-come-first-serve«-Prinzip. Das heißt, wer zuerst kommt, erhält die gewünschte Adresse. Um sicherzugehen, dass Sie keine Geschäftsbezeichnungen und Namensrechte verletzen, wählen Sie am besten den Apotheken-Namen und gegebenenfalls den Namen des Ortes, beispielsweise www.mustername-apotheke-koeln.de oder www.apotheke-mustername.de. Weiterhin müssen Sie darauf achten, keine Alleinstellungsbehauptungen aufzustellen. Die Domain oder die E-Mail-Adresse darf nicht den Anschein erwecken, dass Ihre Apotheke die einzige Deutschlands oder die einzige einer bestimmten Richtung ist. Vermeiden Sie demnach beispielsweise www.die-apotheke-deutschland.de oder www.die-apotheke-hamburg.de. Ebenso verstoßen Sie gegen das Wettbewerbsrecht, wenn Sie innerhalb Ihrer Domain Werbung integrieren: www.die-beste-apotheke.de oder www.apotheke-von-weltruf.de sind nicht zulässig.

Wenn Sie einen freien Domain-Namen ausgewählt haben, sollten Sie sich oder sollte Ihre Agentur diesen in allen Varianten und Top-Level-Domains sichern. Das heißt, nicht nur die Endung de, sondern auch com, net, org sollten Sie buchen, ebenso alle Variationen mit und ohne Bindestriche, wie beispielsweise www.mustername-apotheke-koeln.de und www.musternameapotheke-koeln.de. Sie schützen sich damit vor dem Risiko, dass Konkurrenten diese Domains buchen und damit Ihre Webpräsenz stören. Eine Domain kostet im Jahr nur wenige Euro. Entscheiden Sie sich für eine Adresse als Haupt-Domain und leiten Sie alle sekundären Adressen auf diese um. Eine Website doppelt zu betreiben sollten Sie schon aus Gründen der Suchmaschinenoptimierung (▶ Kap. 4) vermeiden.

3.3   Die Website-Gestaltung

Die Website ist Ihr Aushängeschild im Internet.
Machen Sie sich im Vorfeld einer Neuerstellung
oder eines Relaunchs Gedanken, welche Inhalte
und Struktur die Website aufweisen soll. Das damit
befasste Team sollte genau wissen, worum es geht,
und an einem Strang ziehen. Wen und was wollen
Sie mit Ihrer Internetpräsenz erreichen, und welche
Informationen sollen diese Zielgruppen erhalten?
Suchen Sie Bilder und Graphiken aus, die Sie in die
Website einbinden wollen. Auf Basis dieser gesam-
melten Inhalte legen Sie dann eine Seitenstruktur
fest. Wie viele Unterseiten muss die Website haben,
um alle Inhalte darstellen zu können? Suchen Sie
eine logische Struktur mit nachvollziehbaren Ver-
zweigungen. Die Zielgruppen müssen sich auf der
Seite intuitiv zurechtfinden.

Überlegen Sie sich zudem, ob Sie die personellen
Ressourcen haben, die Website vollständig im Haus
zu erstellen und später zu betreuen, oder ob Sie dies
zumindest teilweise einer Agentur überlassen.

3.3.1   Webdesigner oder Agentur?

Die grundlegende technische und funktionale Einrichtung ebenso wie das Design wird in der Regel
von einem selbstständig arbeitenden Webdesigner

oder einer Agentur erstellt. Es sei denn, Sie haben
diese Kompetenzen im Hause oder im Familien-
oder Bekanntenkreis. Der Vorteil, wenn Sie einen
Webdesigner beauftragen: Er ist in aller Regel günstiger als eine Agentur. Der Nachteil: Es besteht häufig keine Vertretungsfähigkeit, wenn dieser alleine
arbeitet und dann krank wird oder im Urlaub ist.

Achten Sie bei der Auswahl darauf, dass Ihnen
der jeweilige Anbieter tatsächlich zuhört und auf
Ihre Bedürfnisse und Wünsche eingeht. Sie sollten
sich gut beraten fühlen. Wichtig ist zudem, dass der
Dienstleister Ihr Team professionell in die Pflege
der Website einweist und Sie damit zu unabhängi-
gem Handeln befähigt. Zudem sollte sich der Anbieter mit gesundheitsbezogenen Websites auskennen, deren rechtliche Besonderheiten berücksichtigen und auch Ihre Zielgruppe beachten. Suchen Sie
daher nach Webdesignern und Agenturen, die sich
grundsätzlich auf gesundheitsbezogene Websites
spezialisiert haben. Weiterhin kooperieren einige
Agenturen mit externen Experten, beispielsweise
der Stiftung Gesundheit, die Gesundheits-Websites
zertifiziert (▶ Abschn. 3.7). Diese stellt den Webdesignern einen Kriterienkatalog zur Verfügung,
anhand dessen sie eine rechtssichere und publizistisch wertvolle Website erstellen, die zudem auch
nutzerfreundlich ist.

In den wenigsten Fällen ist ein einzelner Webdesigner oder eine Agentur Experte auf jedem Gebiet – auch wenn eine Komplettlösung natürlich
die bequemste ist. Suchmaschinenoptimierung ist
beispielsweise ein wichtiger Bestandteil einer erfolgreichen Internetpräsenz. Über das dazugehörige Spezialwissen verfügt aber nicht jede Agentur
– selbst wenn sie es behauptet. Es gibt SEO-Spe-
zialisten, die Ihre Texte und Bilder optimieren, sodass Google Ihre Website unter den ersten Treffern
listet (▶ Kap. 4).

3.3.2   CMS oder HTML?

Lassen Sie die Internetpräsenz zeitgemäß mit einem
Content-Management-System (CMS) bauen statt
statisch in HTML (Hypertext Markup Language,
Programmiersprache). Dieses System trennt strikt
Layout und Inhalte. Das Layout ist dabei der äußere
Rahmen der Website. Die Inhalte sind die Texte,

3

Bilder und Graphiken. Diese werden in der Regel oft verändert, ausgetauscht oder ergänzt – was mittels CMS problemlos ausgewählte Mitarbeiter oder ein anderer Zuständiger übernehmen können.

> **Praxistipp**
>
> Die zuständigen Mitarbeiter sollten gründlich in das CMS eingewiesen werden. Damit können Sie die redaktionelle Pflege der Website vollständig im Haus organisieren. So vermeiden Sie zeitaufwändige Abstimmungen und Reibungsverluste mit einer externen Agentur oder einem Webdesigner und sparen gleichzeitig Geld.

Eine einfache CMS-Website von einem freien Webdesigner anfertigen zu lassen kostet ab 500 Euro. Eine Apotheken-Website wird diesen Rahmen sprengen, wenn Sie beispielsweise einen Online-Shop einbinden möchten. Der Preisgestaltung sind nach oben hin keine Grenzen gesetzt – ebenfalls wenn die Seite in HTML neu erstellt wird. Keinesfalls muss der teuerste Anbieter der beste für Ihre Apotheke sein. Zuverlässigkeit und Vertrauenswürdigkeit sind die wichtigsten Kriterien. Vereinbaren Sie ein persönliches Beratungsgespräch, prüfen Sie anschließend die konkret angebotenen Leistungen und vergleichen Sie diese mit mindestens ein oder zwei anderen Angeboten.

Achten Sie zudem darauf, dass der gewählte Dienstleister bei Ihrer Website ein gängiges CMS-Programm verwendet, wie beispielsweise Typo3 oder Joomla. Einige Agenturen benutzen eigene CMS-Programme. Das zeugt zwar davon, dass sie auf diesem Gebiet sehr versiert sind, der Nachteil für Sie als Kunde ist aber, dass Sie an dieses Programm gebunden sind. Möchten Sie eines Tages die Agentur wechseln, muss schlimmstenfalls Ihre Website wieder mit hohem Aufwand auf ein neues CMS-Programm umgestellt werden.

Bei der Auswahl des CMS-Programms kommt es darauf an, was Sie von Ihrer Website später erwarten. Auf welche Standards legen Sie wert? Können Ihre Mitarbeiter die Seite später mit einfachen Handgriffen pflegen und aktualisieren, ohne die Agentur jedes Mal hinzuzuziehen? Möchten Sie

technisch aufwändigere Formulare oder beispielsweise RSS-Feeds einbinden oder benötigen Sie Online-Formulare mit speziellen Schnittstellen? Lassen Sie sich von Ihrer Agentur beraten, welche Lösung für die Ansprüche an Ihre Website die beste ist.

Möchten Sie doch einmal das Layout ändern, weil Sie beispielsweise Ihr Corporate Design auffrischen möchten, erweist sich der, neben der bequemen Pflege, zweite Vorteil eines CMS: Die Agentur muss nur den äußeren Rahmen, also das Layout, ändern. Die Inhalte bleiben an der gleichen Stelle und werden nicht bearbeitet. Bei einer nach altem Stil erstellten statischen HTML-Seite müsste in einem solchen Fall jede einzelne Seite eigens geändert werden. Dies verursacht enormen Aufwand und damit verbundene hohe Kosten.

3.3.3 Strukturierung der Website

Layout Sehen Sie sich verschiedene Websites an. Es gibt viele Möglichkeiten für das Grundlayout, etwa zentrierte und responsive Layouts. Bei zentrierten Layouts wird die Breite der Website auf eine bestimmte Größe festgelegt, beispielsweise 700 Pixel. Das bedeutet, dass die Größe der Website immer gleich bleibt, unabhängig von der Größe des Bildschirms. Auf einem großen Monitor kann zum Beispiel die gesamte Website angezeigt werden. Auf einem kleinen Laptop oder einem Smartphone hingegen ist die Website seitlich abgeschnitten. So müssen die Nutzer die Internetseite hin und her bewegen, um die Inhalte komplett zu lesen. Das ist für die Besucher kompliziert und nervenaufreibend.

Andere Websites passen sich selbstständig dem Bildschirm an, auf dem sie aufgerufen werden – die sogenannten responsiven Designs. Diese sind flexibel gestaltet und gleichen sich größentechnisch an das jeweilige Endgerät an. So können die Nutzer die Inhalte sowohl auf großen Monitoren als auch auf einem Tablet-Computer problemlos lesen. Je kleiner der Bildschirm des Endgerätes ist, desto länger wird der Textfluss. Die Nutzer müssen jedoch nur nach unten und nicht noch zur Seite scrollen, um den gesamten Inhalt zu erfassen. Der Nachteil: Das responsive Design ist sehr modern und basiert auf aktuellsten technischen Standards. Ältere Browser haben oft Schwierigkeiten, es korrekt darzustellen.

Navigationsleiste Die Navigationsleiste befindet sich bei den meisten Websites oben oder auf der linken Seite. Der Mensch ist ein Gewohnheitstier. Die Besucher Ihrer Internetpräsenz werden also zuerst oben oder links nach einer Orientierung suchen. Sie können dies auch kombinieren, indem Sie die Hauptnavigation oben platzieren und die Unterpunkte auf der linken Seite. Eine weitere Möglichkeit sind Navigationsleisten, bei denen die Unterpunkte sichtbar werden, wenn die Nutzer mit der Mouse über den Menüpunkt fahren (Mouseover) oder diesen anklicken. Bei dieser Variante sollte der angeklickte Reiter an der Seite zusätzlich sichtbar werden, damit sich die Besucher besser orientieren können. Zu einer optimalen Orientierung ist unter langen Texten immer ein Link »nach oben« eingebunden. Dies erleichtert den Nutzern die Bedienung der Seite – genauso wie ein Link zur Startseite, der auf jeder Unterseite vorhanden sein sollte. So finden die Besucher mit einem Klick zurück zum Anfang.

Kopf- und Fußzeile Viele Websites verfügen über sogenannte Kopf- oder Fußzeilen. Sie sind auf jeder Unterseite eingefügt. Das ist zu empfehlen, falls die Besucher über Google direkt auf eine Ihrer Unterseiten gelangen, also die Startseite gar nicht zu Gesicht bekommen. So sind die wichtigen Daten jederzeit abrufbar. Im Fuß stehen in der Regel die gängigen Links, wie Impressum, Kontakt, Adresse, Suche und Hilfe. Die Kopfzeile dient zumeist als Gesicht der Apotheke. Das Logo mit dem Slogan der Apotheke sollte hier platziert sein. Dies schafft bei den Nutzern einen Wiedererkennungswert, und die wichtigsten Daten sind mit einem Blick zu erkennen.

Umfang Die Anzahl der Unterseiten, also der gesamte Umfang einer Website, variiert und ist abhängig von den Inhalten, die Sie auf die Site einbinden wollen und wie ausführlich Sie diese beschreiben. Welche Inhalte beispielsweise in Frage kommen, lesen Sie im nachfolgenden Abschnitt.

3.4 Inhalte einer Apotheken-Website

Aussagekräftige und laienverständliche Inhalte sind das A und O einer guten Website. Die Besucher Ihrer Site möchten sich umfangreich über Ihre Apotheke und die angebotenen Schwerpunkte informieren. Durch aufklärende Texte und anschauliche Bilder sowie spezielle Service-Leistungen können Sie sich von der Konkurrenz absetzen. Aber gerade Internetpräsenzen von Apotheken unterliegen besonderen rechtlichen Anforderungen. Achten Sie also darauf, die gesetzlichen Vorgaben umzusetzen, die in ▶ Kap. 7 näher erläutert werden. Im folgenden Kapitelabschnitt sind Inhalte gelistet, die auf einer guten Apotheken-Website nicht fehlen sollten.

3.4.1 Was gehört auf eine gute Apotheken-Website?

Das Wichtigste an einer guten Internetpräsenz sind die Inhalte und die Usability. User müssen sich intuitiv zurechtfinden – gute, aber versteckte Inhalte verfehlen ihren Nutzen. Daher erstellen Sie vorher ein Inhaltskonzept und eine Sitemap und einen Projektplan.

Website-Inhalte und Umsetzung
- Welche Informationen suchen die Zielgruppen auf Ihrer Website?
- Gliedern Sie die Inhalte. Welche Texte, Bilder und Graphiken geben die Schwerpunkte und Leistungen der Apotheke präzise wieder?
- Sind die Inhalte bereits aufbereitet, oder müssen Sie die Texte noch zielgruppen- und internetgerecht verfassen?
- Brauchen Sie dafür eventuelle externe Hilfe? (Zeit- und Kostenaspekt)
- Welche Ressourcen müssen Sie für die Erstellung der Inhalte einplanen?
- Welche Kosten fallen später für die laufende Pflege und Aktualisierung an?
- Wer übernimmt die Aktualisierungen, beispielsweise Terminankündigungen, und achtet darauf, dass veraltete Inhalte entfernt werden?

Kunden besuchen Ihre Website vor allem, um sich über Ihr Leistungsspektrum und Serviceangebote zu informieren. Sie möchten durch Ihre Darstellung mehr über Ihre Kompetenz und pharmazeutische Qualität erfahren: Was können Sie besonders gut, wofür sind Sie bekannt, und was bieten Sie Ihren Kunden? Das ist natürlich eine besondere Herausforderung, aber eben diesen positiven Eindruck sollten Sie versuchen zu vermitteln. Natürlich wollen sie außerdem einen ersten Blick auf die Apotheke, die Ausstattung und die Mitarbeiter werfen – dafür sind ansprechende Fotos notwendig (▶ Kap. 2).

Startseite Führen Sie auf der Startseite, auch Homepage, Frontpage, Indexseite, Leitseite, Einstiegsseite oder Hauptseite genannt, in das Themengebiet ein. Die essenziellen Informationen sollten hier bereits auf den ersten Blick verfügbar sein: Wer sind Sie? Was machen Sie? Welche Leistungen und Schwerpunkte bieten Sie an? Und welches Alleinstellungsmerkmal (USP – Unique Selling Preposition) zeichnet Ihre Apotheke aus?

Stellen Sie sich beim Strukturieren der Seite und beim Verfassen der Texte die potentiellen neuen Kunden vor, die Ihre Website das erste Mal aufsuchen. Diese sollen mit wenigen Blicken schon grob abschätzen können, ob sie bei Ihnen die Hilfe finden, die sie benötigen. Ist die Startseite interessant und informativ aufgebaut, werden die Besucher sich auch weiterführend auf Ihrer Website informieren. Schreiben Sie hier Keyword-optimierte Texte (▶ Kap. 4) über die Apotheke und die Spezialisierungen. Zudem ist es für die Nutzer praktisch, wenn sie Adresse und Kontaktdaten sowie wichtige Informationen für Notfälle direkt auf der Startseite finden. Auch einen Link zum Online-Shop können Sie auf der Startseite einbinden. So müssen Kunden sich nicht lange durch die Seiten klicken, wenn Sie direkt Medikamente bei Ihnen bestellen möchten.

Über uns Hier können Sie Ihre Apotheke präsentieren. Stellen Sie den Apotheken-Inhaber und die Mitarbeiter mit Fotos und Zuständigkeiten vor. Schreiben Sie etwas zu der Geschichte und historischen Entwicklung der Offizin, zu Alleinstellungsmerkmalen und Besonderheiten, zum Qualitäts-

management, zu Zertifizierungen, Kooperationen und Partnern. Ebenfalls können Sie auf offene Stellen hinweisen.

Beratungs- und Serviceangebote für Kunden Kunden gehören zu den wichtigsten Besuchern Ihrer Website. Sie möchten erfahren, was Ihre Apotheke zu bieten hat, und suchen Informationen zu Ihrem Angebot. Stellen Sie daher Hinweise zu besonderen Services bereit, beispielsweise die Herstellung eigener Salben. Listen Sie auf, zu welchen Themen Sie Beratungsleistungen anbieten (◘ Abb. 3.1) und wie dieser Ablauf aussieht. Geben Sie auch allgemeine Auskünfte zu Anfahrtswegen, Parkmöglichkeiten, Lieferdiensten sowie zur Bezahlung mit EC- und Kreditkarte. Generell gilt: Alles, was Ihre Apotheke von der Konkurrenz abhebt, was sie besonders macht, sollten Sie auf der Website veröffentlichen.

Wenn Sie wissen möchten, wie zufrieden Kunden mit der Beratung waren, richten Sie einen Navigationspunkt namens »Lob und Kritik« ein. Dort können Kunden online einen anonymisierten Fragebogen ausfüllen. Um möglichst viel Aufmerksamkeit dafür zu erlangen, binden Sie diesen Button direkt auf der Startseite ein und weisen auch mündlich darauf hin. Arbeiten Sie mit Seelsorgern und Selbsthilfegruppen zusammen, teilen Sie auch dies auf Ihrer Website mit.

Schwerpunkte und dazugehörige Services Dieser Navigationspunkt ist wahrscheinlich der wichtigste auf Ihrer gesamten Website. Hier präsentieren Sie Ihre Schwerpunkte, von Kosmetik über Diabetes bis hin zur Schwangerenberatung. Beschreiben Sie hier ausführlich, welche Services Sie zu den Schwerpunkten anbieten. Haben Sie sich auf Senioren spezialisiert, beschreiben Sie, dass Ihre Offizin barrierefrei und rollstuhlgerecht ist, Sie einen Lieferdienst anbieten und Medikamente für Ihre Kunden verblistern. Werben Sie damit, dass die älteren Kunden bei Ihnen ihren Blutdruck und Blutzuckerspiegel messen können und Sie sie zu Themen beraten, beispielsweise zu Möglichkeiten bei einer Inkontinenz oder Gesundheitsprävention. Liegt Ihr Schwerpunkt auf dem Bereich Homöopathie, stellen Sie Informationen zum Hintergrund und der Geschichte der Homöopathie bereit. Klären Sie

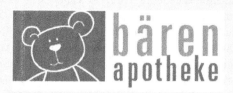

Wir beraten Sie umfassend und kompetent

Wir haben höchste Ansprüche an Qualität und Zuverlässigkeit unserer Arbeit. Daher ist eine vertrauensvolle, persönliche und umfassende Beratung zu Ihren Gesundheitsfragen und Arzneimitteln bei uns Standard.

Medikation und Einnahme: Wir helfen Ihnen
Wie und wann sollten Sie das von Ihnen angeforderte Arzneimittel am besten einnehmen? Welche Wechsel- und Nebenwirkungen können auftreten? Wann sollten Sie noch einmal Rücksprache mit Ihrem Arzt halten?
Im persönlichen Gespräch mit Ihnen klären wir wichtige Fragen rund um Ihre Arzneimittel, um das beste Ergebnis im Sinne Ihrer Gesundheit zu erzielen.

Allgemeine Gesundheitsfragen: Breite Beratungskompetenz "von A bis Z"
Unsere gut ausgebildeten Apotheker, Pharmazie-Ingenieure und PTAs beraten Sie gerne persönlich bei einer Vielzahl von Gesundheitsthemen und helfen Ihnen, eine für Sie passende Lösung oder Medikation zu finden.

Wir beraten Sie zum Beispiel bei Themen wie

- Allergie
- Asthma
- Babypflege
- Diabetes
- Ernährung und Diätetik
- Hautpflege und Neurodermitis
- Homöopathie
- Inkontinenz
- Krankenpflege
- Naturheilmittel
- Osteoporose
- Rheuma
- Tabak-Entwöhnung
- Zahnpflege und Mundhygiene

Sie haben Fragen zu unserem Beratungsangebot?
Rufen Sie uns gerne an unter 0721 / 68 46 15 oder kontaktieren Sie uns per Kontaktformular.

Beratung
Services
Gesundheitscheck
Rezeptbestellung
Kundenkartei
Botenservice

Kontakt

Bei Fragen oder Rezeptvorbestellungen rufen Sie uns gerne an:

Anschrift
Bären-Apotheke
Karlsruher Str. 26
76139 Karlsruhe - Hagsfeld

Telefon
0721 / 68 46 15
Telefax
0721 / 68 11 49

E-Mail
Nutzen Sie bitte unser Kontaktformular.

Öffnungszeiten
Montag bis Freitag:
08:30-13:00
und 15:00-18:30 Uhr
Samstag: 08:30 - 12:30 Uhr

XING

Abb. 3.1 Screenshot: Auflistung der Beratungsleistungen einer Apotheke. (Bildrechte: Bären-Apotheke Karlsruhe)

Ihre Kunden auf, dass Sie Ihre naturheilkundlichen Mittel selbst herstellen und welche Behandlungsmöglichkeiten es gibt.

Erläutern Sie alle bereitgestellten Inhalte immer objektiv und nennen Sie auch Risiken bestimmter Wirkstoffe. Bieten Sie den Kunden an, in einem persönlichen Gespräch die individuellen Möglichkeiten zu besprechen. Die Texte sollten Sie wieder mit Keyword-optimierten und laienverständlichen Inhalten füllen, damit Google auch die einzelnen Unterseiten besser findet.

Aktuelles In diese Rubrik geben Sie Informationen zu aktuellen Themen ein, wie Heuschnupfen, Sonnenschutz und Grippe. Vor den Ferien können Sie Checklisten für die richtige Reiseapotheke einstellen. Ganzjährig eignet sich ein Hausapotheken-Check. Ebenfalls gehören hier all Ihre Termine hinein: für spezielle Apothekenaktionen, Kundenvorträge, Tag der offenen Tür etc.

Mitarbeiter Stellen Sie die einzelnen Mitarbeiter – Apotheken-Inhaber, Apotheker, Pharmazeutisch-technische Angestellte, Pharmazeutisch-kaufmän-

3

nische Angestellte und vielleicht sogar die Lieferjungen – mit Namen und einigen Worten zur Funktion vor, so individuell wie möglich. Kurze Lebensläufe der Apotheker schaffen bei Kunden Vertrauen. Geben Sie Ihren Werdegang, Spezialisierungen und auch persönliche Hobbys an – das sorgt für den »human touch«. Wichtige Informationen sind auch die Kontaktdaten der Apotheker: Telefonnummer und die E-Mail-Adresse. Zudem bieten Fotos von Apothekern und den Mitarbeitern eine gute Möglichkeit, dass Kunden das Team sympathisch finden. Visuelle Darstellungen lockern die Website auf, und gerade neue Kunden haben großes Interesse daran, die Mitarbeiter schon vorher einmal auf einem Foto zu sehen (▶ Kap. 2).

Kontakt Kontaktformulare sind ein unkomplizierter Weg für Kunden, an die Apotheke heranzutreten. Online-Formulare sind in der Regel der einzige Ort Ihrer Website, an dem Kunden selbst ihre Daten versenden (◘ Abb. 3.2). Um Anfragen zu beantworten, ist es notwendig, dass die Besucher in dem Formular ihre E-Mail-Adresse angeben. Fragen Sie jedoch keine unnötigen Informationen ab, wie die Adresse. Diese Daten benötigen Sie zur Beantwortung der Anfragen nicht. Um die Kunden namentlich bei der Antwort anzusprechen, können Sie ein Namensfeld in das Kontaktformular einbinden. Kennzeichnen Sie Pflichtfelder, beispielsweise mit einem Stern. So wissen die Besucher, welche Felder Sie in jedem Fall ausfüllen müssen, damit die Nachricht verschickt wird. Vergessen die Kunden, eine E-Mail-Adresse anzugeben, sollten Sie in einer Fehlermeldung darauf hingewiesen werden. Beispiel: »Ihre Nachricht konnte nicht versendet werden. Bitte geben Sie eine gültige E-Mail-Adresse ein.«

Legen Sie unter dem Kontaktformular ein Kästchen zum Datenschutz an. Setzen die Nutzer ein Häkchen in das Feld, bestätigen sie, die Datenschutzbestimmungen gelesen zu haben. So sichern Sie sich ab, dass die Besucher damit einverstanden sind, dass Sie ihre Daten erhalten. Erst wenn sie den Datenschutzbestimmungen zustimmen, können sie die Nachricht versenden.

Überlegen Sie zudem, ob Sie sogenannte Captchas einsetzen wollen. Das ist eine Sicherheitsabfrage, bei der die Besucher einen Zahlen- oder Buchstabencode in ein Feld eingeben müssen, damit die Nachricht versendet werden kann. Dadurch verhindern Sie, dass Sie Spam-Mails über das Kontaktformular erhalten. Gleichzeitig verringern diese Captchas allerdings die Barrierefreiheit der Website, da beispielsweise sehbehinderte Nutzer diese nicht überwinden und somit über das Formular keinen Kontakt mit Ihnen aufnehmen können. Eine barrierefreie Möglichkeit sind sogenannte Saptchas, Fragen, wie eine einfache Rechenaufgabe: »Was ergibt neun hinzugerechnet zu drei?« Diese können auch sehbehinderte Nutzer und Screenreader erkennen und überwinden. (Mehr Tipps zu barrierefreien Websites finden Sie im ▶ Abschn. 3.8.)

Nicht alle Nutzer nehmen Kontakt über das Formular auf. Vielleicht haben ältere Kunden keine E-Mail-Adresse oder möchten gerne telefonisch Anfragen an Sie richten. Daher sollten Sie unter dem Navigationspunkt »Kontakt« immer auch Ihre Adresse und Telefonnummer angeben.

Anfahrt/Lageplan Damit Kunden Ihre Apotheke schnell und einfach finden, sollten Sie einen Lageplan und eine Anfahrtsskizze einbinden. Achten Sie dabei jedoch auf die Urheber- oder Verwertungsrechte. Auf vielen Websites finden Sie Kartenausschnitte von Google-Maps. Diese können Sie folgendermaßen in Ihre Website einbinden:

Google-Maps in die eigene Website einbinden

1. Geben Sie unter www.maps.google.de Ihre Adresse ein und verschieben Sie den Kartenausschnitt so, wie er auf Ihrer Website erscheinen soll.
2. Rechts oben in der Ecke erscheint ein Symbol, das einer kleinen Gliederkette ähnelt. Dies ist der Button »Link«. Klicken Sie diesen an.
3. Es öffnet sich ein Fenster. Klicken Sie auf den unteren Link: Eingebettete Karte anpassen und Vorschau anzeigen.
4. Wieder öffnet sich ein Fenster. Hier können Sie nun die gewünschte Größe Ihres Kartenausschnitts auswählen, beispielsweise »klein«.

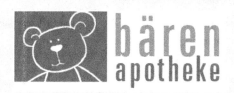
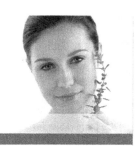

Startseite | Die Apotheke | Leistungen | Produkte | Aktuelles
Notdienst | Kontakt | Anfahrt | Impressum

Unsere Kontaktdaten

Bären-Apotheke Karlsruhe
Inh: Dr. Stefan Noé e.K.
Karlsruher Str. 26
76139 Karlsruhe - Hagsfeld

Telefon: 0721 / 68 46 15
Telefax: 0721 / 68 11 49
E-Mail: info@baerenapotheke24.de

Direkt Kontakt aufnehmen

Ihre Nachricht: *

Name: *

Straße, Nr.:

Postleitzahl:

Ort:

Ihre E-Mail-Adresse: *

und Telefonnummer: *

Bitte geben Sie
den Code ein:

Senden

⚠ **Hinweis**: Felder, die mit * bezeichnet sind, sind Pflichtfelder.

Kontakt

Bei Fragen oder
Rezeptvorbestellungen rufen
Sie uns gerne an:

Anschrift
Bären-Apotheke
Karlsruher Str. 26
76139 Karlsruhe - Hagsfeld

Telefon
0721 / 68 46 15
Telefax
0721 / 68 11 49

E-Mail
Nutzen Sie bitte unser
Kontaktformular.

Öffnungszeiten
Montag bis Freitag:
08:30-13:00
und 15:00-18:30 Uhr
Samstag: 08:30 - 12:30 Uhr

XING

Folgen Sie uns auf:
twitter

Aktuelles

**Neue Öffnungszeit:
Mittwoch Nachmittag
geöffnet!**

Hier finden Sie aktuelle
Informationen zu:
Pollenflug
Heilpflanzen

Notdienst

Sie benötigen ein Arzneimittel
außerhalb der
Geschäftszeiten? Hier finden
Sie eine geöffnete Apotheke
in der Umgebung.
Zum Notdienstplan

Druckversion | Sitemap
© Bären-Apotheke Karlsruhe

▪ **Abb. 3.2** Screenshot: Kontaktformular auf einer Apotheken-Website. (Bildrechte: Bären-Apotheke Karlsruhe)

5. Kopieren Sie den unten aufgeführten HTML-Code, um ihn in Ihre Website einzubinden. Das heißt: Sie markieren den Code, dann die rechte Mouse-Taste. Gehen Sie auf Kopieren. So ist der Quellcode in der Zwischenablage gespeichert.

6. Öffnen Sie dazu die relevante Seite, beispielsweise die Unterseite »Anfahrt«, in Ihrem Web-Editor und fügen den kopierten Google-Maps-Quellcode an die Stelle ein, an der die Anfahrtsskizze auf der Website stehen soll.

7. Nun müssen Sie den neuen Seiten-Quelltext speichern und auf Ihren Web-Server übertragen.

Die Nutzung von Google-Karten ist grundsätzlich gebührenfrei. Seit Anfang 2012 berechnet Google aber Gebühren für die Einbindung von Karten, doch soll dies erst ab einer Schwelle von 25.000 Seitenabrufen am Tag gelten. Dies ist bei Apotheken-Websites in der Regel jedoch nicht der Fall. Zudem knüpft Google bestimmte Bedingungen daran, damit Sie die Kartenausschnitte nutzen können. Sie dürfen zwar Google-Karten auf Ihrer Website veröffentlichen, diese jedoch beispielsweise nicht auf einen Flyer oder in Broschüren drucken. Immer wenn Besucher auf die Google-Karte klicken, gelangen sie auf die Google-Maps-Website. Von dort aus können sie dann beispielsweise den Routenplaner nutzen.

Eine weitere Möglichkeit ist, Kartenausschnitte von OpenStreetMap einzubinden. Seit September 2012 werden diese unter der Lizenz »Open Database Licence (ODbL) 1.0« verteilt. Die Karten sind kostenlos für den privaten und auch den gewerblichen Gebrauch, solange die Lizenzbedingungen eingehalten werden. Die ODbL unterscheidet hierbei zwischen der Nutzung der Daten als Datenbank und der Herstellung eines Werkes (»Produced Work«) aus den Daten, zum Beispiel einer auf Papier gedruckten Karte.

Praxistipp

Eine Anleitung, wie Sie Karten auf Ihre Website einbinden können, finden Sie unter: http://wiki.openstreetmap.org/wiki/DE:Karte_in_Webseite_einbinden.

Such-Tool Dieser Navigationspunkt gehört auf die Startseite Ihrer Website. Es gibt User, die mit Hilfe der Navigation oder Links durch die Seiten surfen. Andere suchen lieber direkt auf der Website nach bestimmten Service-Leistungen oder Wirkstoffen. Stellen Sie daher ein Such-Tool für Ihre Website zur Verfügung. So können Besucher ihren Such-Begriff eingeben und haben damit alle notwendigen Informationen zu dem gesuchten Thema auf einen Blick, die Ihre Internetpräsenz zu dem Such-Begriff beinhaltet. Das Such-Tool sollte sich auf der ersten Ebene der Navigation oder als fester Bestandteil auf jeder Unterseite befinden. So können die Besucher jederzeit auf die Suche zurückgreifen, wenn sie bestimmte Begriffe nicht finden.

Sitemap Eine weitere wichtige Orientierungshilfe bietet eine Sitemap. Sie ist die Gliederung der Website und führt alle Unterpunkte genau auf. Die Besucher können über die Sitemap mit einem Klick zu jedem beliebigen Navigationspunkt, also zu jeder Unterseite gelangen. Dazu müssen die einzelnen Punkte so verlinkt sein, dass sie zu der jeweiligen Seite führen. Die Sitemap gehört in die Haupt-Navigationsleiste oder die Fußzeile, damit sich die Nutzer einen direkten Überblick über die gesamte Website verschaffen können.

Häufig gestellte Fragen (FAQ) Einen guten Service für die Besucher stellen die FAQs (Frequently Asked Questions – Häufig gestellte Fragen). In den FAQs können Sie gängige Fragen bereits präzise beantworten. Binden Sie die Mitarbeiter vom Verkaufstresen und Telefon ein, um herauszufinden, welche Fragen Kunden häufig im Zusammenhang mit bestimmten Abläufen oder Medikamenten stellen. Achten Sie darauf, dass Sie kompleXE Prozesse laienverständlich erklären und das Heilmittelwerbegesetz immer im Blick behalten.

Hilfe-Funktion Die Hilfe-Funktion dient dazu, den Besuchern zu erklären, wie sie beispielsweise das Kontaktformular nutzen können. In der Hilfe können Sie somit Funktionen der Website erläutern. Besonders ältere Kunden sind häufig nicht ausreichend interneterfahren und kommen beispielsweise mit Formularen nicht zurecht.

Aktuelles Weiterhin können Sie in einer Rubrik »Aktuelles« auf saisonale Aktionen und Veranstaltungen hinweisen, etwa auf einen Tag der offenen Tür oder den »Welt-Diabetes-Tag«. Ebenso können Sie dort auch ein Archiv Ihrer Presse-Mitteilungen veröffentlichen (▶ Kap. 2). Alternativ koppeln Sie dies mit Ihrem Blog (▶ Kap. 6). Die neuesten Informationen zu Ihrer Apotheke gehören zudem natürlich als Kurzinfo auf die Startseite. So haben Ihre Kunden Neuigkeiten sofort im Blick, und das ist gutes Suchmaschinenfutter.

3.4.2 Bilder und Graphiken

Bilder und Graphiken werten eine Website auf. Setzen Sie diese allerdings nur gezielt ein. Sie sollten zudem stets zum Kontext passen. Fotos von der letzten Weihnachtsfeier bringen Ihren Kunden keinen Mehrwert bezüglich Ihrer Leistungen. Berichten Sie hingegen Ihren Kunden von solchen Events über die Facebook-Präsenz oder den Blog ist das in Ordnung – das verleiht eine persönliche Note. Eine gute Möglichkeit, den Besuchern Ihre Apotheke auch visuell vorzustellen, sind hingegen Bilder der Offizin, der Beratungsecken – oder räumen, der aktuellen Mitarbeiter oder Fotos und Videos, die einen Einblick in den Apothekenalltag vermitteln (▶ Kap. 2). Stellen Sie auch ansprechende Graphiken zur Verfügung, anhand derer Sie Erkrankungen, Wirkungsweisen und Anatomien veranschaulichen.

> **Praxistipp**
>
> Günstige Fotos für Ihre Website finden Sie zum Beispiel bei www.photocase.com und www.fotolia.de. Diese werden allerdings auch entsprechend häufig verwendet. Schauen Sie vor

dem Kauf also bei Ihrer umliegenden Konkurrenz, dass diese nicht die gleichen Bilder veröffentlichen.

Sie können auch auf Pressefotos von Pharma-Unternehmen zurückgreifen, die sich meist in den Presse-Centern auf deren Websites befinden. Hier sollten Sie sich allerdings überlegen, ob Sie mit dem jeweiligen Unternehmen in Verbindung gebracht werden wollen, denn Sie müssen die Quelle des Bildes mit angeben. Das hat schnell einen werblichen Charakter.

Wenn Sie Bilder auf Ihrer Website platzieren, können Sie diese in unterschiedlichen Formaten anbieten. Auf der Website sind Fotos und Graphiken aus Platzgründen oft sehr klein. Daher sollten die Nutzer die Möglichkeit haben, die Bilder zu vergrößern. Das funktioniert technisch folgendermaßen: Das kleine Foto auf der Website fungiert dabei als Link. Klicken die Besucher das Bild an, öffnet sich in einem neuen Fenster das gleiche Foto in einem Großformat. So können Kunden Einzelheiten besser erkennen. Zudem haben mit dieser Variante alle Bilder und Graphiken auf Ihrer Website zunächst die gleiche Größe und passen sich einheitlich ins Layout ein. Alternativ nutzen Sie die Mouse-over-Funktion, um die Bilder zu vergrößern.

3.4.3 Online-Bestellungen von Medikamenten

Nicht immer schaffen die Kunden es, nach einem Arzt-Besuch direkt in Ihre Apotheke zu kommen, um ihr Rezept einzulösen. Weiterhin haben Sie nicht alle Produkte auf Lager, die Ihre Kunden am Handverkaufstresen erfragen. Damit Sie sie dann nicht auf den nächsten Tag vertrösten müssen, sollten Sie im Internet die Möglichkeit anbieten, die Medikamente vorzubestellen. Oder Sie richten gleich einen Online-Shop ein. Das erspart Ihnen wertvolle Beratungszeit und Ihren Kunden unnötige Wege.

Medikamenten-Vorbestellung
Sicherlich gibt es auch mal ruhigere Zeiten, doch an manchen Tagen scheint es nur Hochphasen zu

3

geben, in denen Kunden eine umfassende Beratung wünschen, das Telefon kaum stillzustehen scheint und Lieferanten auf Ihre Unterschrift warten. Häufig handelt es sich um Anfragen, ob ein bestimmtes Medikament vorrätig in der Apotheke verfügbar ist. Hier können Mitarbeiter durch eine Online-Vorbestellung auf der Website entlastet werden. Kunden können im Internet Arzneimittel vorbestellen und diese am nächsten Tag in der Apotheke abholen. Dieser Vorgang ist per E-Mail oder Online-Formular möglich, in das alle wichtigen Daten, die auf den Rezepten verzeichnet sind, eingegeben werden. Die Software zu kaufen und die Online-Vorbestellung auf der Website einzubinden, verursacht zwar weitere Kosten, sie entlastet aber auf der anderen Seite die Mitarbeiter, da sie selbst die Anfragen nicht mehr telefonisch beantworten und Kunden in der Apotheke auf den nächsten Tag vertrösten müssen.

Um vorab herauszufinden, ob Kunden Medikamente überhaupt online vorbestellen wollen, können Sie eine kleine Variante einrichten, die wenig Aufwand bedeutet: die Vorbestellung via E-Mail. Bei dieser Lösung richten Sie eine E-Mail-Adresse ein, über die Kunden Medikamente anfragen können. Vorteil für die zuständigen Mitarbeiter: Sie können die E-Mails bearbeiten, wenn sie gerade Zeit dafür haben. Bei Anrufen oder persönlichem Erscheinen ist das nicht möglich. Benutzen Sie dafür nicht Ihre öffentliche info@apotheke-mustername.de-Adresse, denn hier läuft in der Regel alles auf: Spam, Werbung, Informationen. Da kann es schnell mal passieren, dass eine eilige Bestellung untergeht. Richten Sie daher für die Medikamenten-Vorbestellung eine eigene Adresse ein. Eine Variante ist beispielsweise bestellung@apotheke-mustername.de. Auf dieser Adresse laufen dann ausschließlich Bestellungen auf. Der Posteingang dieser Adresse muss natürlich fortlaufend geprüft werden. Zudem müssen Sie eine Liste auf der entsprechenden Unterseite einbinden, die zeigt, welche Angaben die Kunden in der E-Mail machen müssen, damit sie ihr Medikament auch in der richtigen Packungsgröße und Dosierung vorbestellen. Nützlich ist auch die Angabe einer Uhrzeit, bis zu der Bestellungen für den nächsten Tag abgegeben werden müssen. Alle Vorbestellungen bis 12 Uhr liegen dann beispielsweise am nächsten Tag abholbereit in der Apotheke.

> **Praxistipp**
>
> Testen Sie, wie groß der Bedarf Ihrer Kunden an der Online-Vorbestellung ist. Erhalten Sie viele E-Mails, können Sie überlegen, eine größere Lösung zu wählen. Haben Sie aber Kunden, die lieber zum Telefon greifen, können Sie sich den Aufwand und die Kosten dafür sparen

Bei entsprechender Nachfrage und nachdem Sie sich Informationen und Angebote eingeholt haben, können Sie eine Online-Vorbestellung in Ihre Website integrieren. Kunden und Zuweiser können dann über ein Formular Medikamente anfragen. Informieren Sie sich bei Ihrer Webdesign-Agentur, ob Sie Ihnen ein Bestellformular erstellt. Dieses kann sich folgendermaßen gliedern:

Medikamenten-Vorbestellung
1. Adressdaten: Fragen Sie nach der Anrede, dem vollständigen Namen, der Anschrift sowie einer Möglichkeit, bei Rückfragen Kontakt aufzunehmen. Kennzeichnen Sie dabei die Pflichtfelder mit einem Stern.
2. Produkte: Hier geben die Kunden die genauen Informationen zu den Medikamenten an: Produktname, Stärke, Verpackungsgröße, falls bekannt PZN (Pharmazentralnummer) sowie den Hersteller. Stellen Sie zudem ein Feld zum Ankreuzen bereit, ob den Kunden ein Rezept vorliegt oder nicht. Ebenso, ob die Ärzte Aut idem angekreuzt haben. Weiterhin wichtig sind Angaben zum Kostenträger, also der Krankenkasse, sowie die Kassen-Nummer. So verringern Sie vor Ort den Aufwand um ein Vielfaches. Geben Sie Ihren Kunden die Möglichkeit, drei Produkte vorzubestellen. Dazu sollten Sie für jedes Medikament einzeln die relevanten Daten abfragen.
3. Freitextfeld: Dieses dient weiteren Bestellungen, beispielsweise von rezeptfreien Arzneien und Kosmetikprodukten.
4. Datenschutzerklärung: Da Ihre Kunden hier persönliche Daten abgeben, sollten

Sie die Datenschutzerklärung akzeptieren. Dazu müssen Sie ein kleines Kästchen anklicken. Nur dann wird die Bestellung versendet.
5. Absende-Button: Wenn die Kunden diesen Button anklicken, übermittelt das System ihre Vorbestellung.

Eine zusätzliche Möglichkeit ist, drei verschiedene Optionen zur Vorbestellung bereitzustellen: rezeptfreie Medikamente, rezeptpflichtige Arzneimittel auf Kassenrezept sowie auf Privatrezept. Klicken die Kunden auf den jeweiligen Link, gelangen sie zu dem Bestellformular. Ein Mitarbeiter muss sich mehrmals täglich um die Vorbestellungen kümmern.

Online-Shop

Eine weitere Möglichkeit, Medikamente im Internet anzubieten, ist ein Online-Shop. Er ist Ihr Schaufenster im Netz. Nicht nur junge Menschen, auch die ältere Generation ist zunehmend mit dem Internet vertraut und kauft online ein. Gerade in ländlichen Regionen ist ein Online-Shop eine gute Möglichkeit, Ihren Kundenstamm zu erweitern und zu halten. So können sich die Kunden ihre Medikamente bequem ins heimische Wohnzimmer liefern lassen.

Damit Sie Ihre Produkte über das Internet verkaufen können, benötigen Sie eine Versandhandelserlaubnis. Laut des Bundesverbands Deutscher Versandapotheken (BVDVA) besitzen zurzeit etwa 2.900 Apotheken eine solche Erlaubnis. Diese erhalten Sie bei der zuständigen Aufsichtsbehörde. Paragraph 11 des Apothekengesetzes regelt, welche Vorschriften Versandapotheken einhalten müssen. So sind beispielsweise Transportversicherungen abzuschließen. Zudem muss der Versand der Produkte zwei Tage nach Bestelleingang erfolgen. Möchten Sie als Versandapotheke Medikamente im Internet anbieten, benötigen Sie zudem zwingend eine Offizin-Apotheke.

Größere Versandapotheken sind beispielsweise DocMorris und mycare Versandapotheke. Hinter www.versandapo.de steckt zum Beispiel die Pelikan-Apotheke in Frankenthal. Alle drei bieten sogenannte Themenshops an, in denen die Besucher

des Shops nach Medikamenten einer bestimmten Kategorie suchen können, etwa Diabetes, Erkältung, Babys und Kinder sowie Homöopathie. Weiterhin ist eine Suchfunktion von Vorteil, damit die Kunden dort direkt den Namen ihres gewünschten Arzneimittels eingeben können. Wie auch bei der Online-Vorbestellung müssen Sie natürlich auch im Online-Shop zwischen rezeptfreien und rezeptpflichtigen Medikamenten unterscheiden. Ohne dass Ihnen ein Rezept vorliegt, dürfen Sie die rezeptpflichtigen Arzneimittel nicht an die Kunden versenden. Sie können Ihren Kunden dann anbieten, ihnen Freiumschläge zu schicken. Diese sind bereits mit Porto versehen, sodass für die Kunden keine Kosten entstehen. Diese senden sie zusammen mit dem Rezept und dem Bestellschein an Sie zurück. Erst bei Vorlage des Rezepts können Sie dann die Bestellung bearbeiten und die angeforderten Medikamente versenden. OTC-Produkte hingegen kaufen die Besucher direkt online über Ihren Shop.

Wenn Sie erst einmal testen wollen, ob sich für Sie ein aufwändiger Online-Shop lohnt, können Sie einige Produkte zum Beispiel über Shopping-Websites, wie Ebay und Amazon, verkaufen. Denken Sie daran, dass eine Versteigerung von Produkten für Sie als Apotheke unseriös wirkt. Setzen Sie daher auch bei Ebay auf die Sofort-Kauf-Option. Dabei legen Sie vorher einen verbindlichen Preis fest. Apotheken können als gewerbliche Verkäufer einen eigenen Shop einrichten und diesen in ihrem Corporate Design gestalten. Buchen Sie für die Testphase erst einmal das Basis-Angebot für 19,95 Euro monatlich. Dazu nimmt Ebay 10 Cent pro eingestelltem Artikel sowie eine Verkaufsprovision von 11 Prozent. Rechnen Sie mit hohen Verkaufszahlen, wählen Sie die Optionen Top-Shop für 49,95 Euro oder Premium-Shop für 299,95 Euro monatlich. Bei beiden Varianten sind die Gebühren der einzelnen Verkäufe schließlich geringer.

Haben Sie bei Ebay oder Amazon einen guten Umsatz erzielt oder möchten direkt in den Versandhandel einsteigen, dann richten Sie einen eigenen Online-Shop auf Ihrer Website ein. Dabei ist es wichtig, dass Sie sich einen Anbieter suchen, der genau Ihre Bedürfnisse abdeckt. In der Regel können Sie zwischen einer Basis-Leistungen und Rundum-Betreuung wählen. Bei einem Gesamtpa-

3

ket gestaltet der Anbieter zum Beispiel Ihre Website, aktualisiert automatisch die Preise im Shop und stellt den Versand der Medikamente durch ein Transportunternehmen sicher. Diese Leistungen sind wichtig, damit Ihre Mitarbeiter ihrer Arbeit in der Apotheke weiter nachgehen können.

Ein Rundum-Paket kann je nach Anbieter und Service-Leistungen schon einmal 10.000 Euro kosten. Einfache Varianten ohne vollautomatische Zusatzoptionen bekommen Sie in der Regel für 2.000–3.000 Euro. Haben Sie im Nachhinein jedoch weitere Wünsche, die dann extra programmiert werden müssen, kann es teuer werden. Überlegen Sie daher im Vorfeld sehr genau, welche Möglichkeiten Sie in Ihrem Online-Shop einbinden möchten, und holen Sie sich unbedingt Angebote verschiedener Dienstleister ein. Daraus können Sie dann schließen, welches Paket für Sie das beste ist. Achten Sie auch darauf, dass die Wartung der Programme im Preis enthalten ist. Ebenso sollten Ihre Mitarbeiter fachmännisch in die Bedienung des Shops eingewiesen werden.

Bevor Sie mit Ihrem Online-Shop online gehen, sollten Sie die gesamte Website von einem Fachanwalt für Medizinrecht prüfen lassen, rät der BVDVA. Noch immer werden Versandapotheken von Konkurrenten und gelegentlich von den Apothekerkammern kritisch beäugt, sodass kleine rechtliche Fehler auf der Website zu Abmahnungen führen können.

3.4.4 RSS-Feeds

Sie können Ihre Kunden auf Ihrer Website regelmäßig mit Neuigkeiten rund um Ihre Apotheke versorgen – mittels RSS-Feed. Dies ist ein spezieller Service für Ihre Kunden, mit dem sie immer über aktuelle Meldungen informiert sind, ohne extra Ihre Internetpräsenz besuchen zu müssen. RSS (Really Simple Syndication) bedeutet so viel wie »wirklich einfache Verbreitung«. Die Nutzer Ihres Feeds lesen die Meldungen dann über einen Feed-Reader oder den Internetbrowser. Ein RSS-Feed ist eine spezielle Datei, in der Ihre aktuellen Berichte so umgewandelt werden, dass ein Feed-Reader diese übersichtlich darstellen kann. Haben Sie erst einmal einen RSS-Feed eingerichtet, aktualisiert

sich dieser automatisch. Er liefert Ihren Kunden also regelmäßig eine Übersicht über Nachrichten, die Sie auf Ihrer Website erneuert haben. Sie stellen beispielsweise eine neue Pressemitteilung auf Ihrer Website ein, und schon können die Abonnenten Ihres RSS-Feeds die Presse-Information abrufen, ohne Ihre Website zu besuchen.

Website-Betreiber können einen RSS-Button auf Ihrer Internetpräsenz einbinden. Legen Sie genau fest, von welchen Unterseiten Ihrer Website Nachrichten in den RSS-Feed einfließen sollen. Die Nutzer müssen dann nur noch den Button anklicken oder in ihre Lesezeichenleiste ziehen, und schon erhalten sie regelmäßig die neu erscheinenden Informationen zu Ihrer Apotheke. Der Unterschied zum Newsletter liegt darin, dass Ihre Kunden sich nicht bei Ihnen mit E-Mail-Adresse und persönlichen Daten anmelden müssen, um an Informationen zu gelangen. Sie entscheiden selbst, ob sie Nachrichten von Ihnen erhalten wollen. Sie können die abonnierten RSS-Channels dann per Browser oder speziellem RSS-Reader (z.B. Google Reader) empfangen und lesen.

Sie sollten jedoch darauf achten, dass Sie nur dann einen RSS-Feed anbieten, wenn Sie auch regelmäßig Neuigkeiten auf Ihrer Website veröffentlichen. Beschränken Sie den Feed auf Ihre Nachrichtenseite, wie Aktuelles, sodass nicht jede Kleinigkeit, die Sie auf Ihrer Website ändern, sofort an die RSS-Nutzer gelangt. Wenn Sie Ihre News-Seite mehrmals im Monat auf den neuesten Stand bringen, sollten Sie auch den RSS-Button auf Ihrer Website einbinden. Viele Nutzer empfangen nur noch über RSS ihre Nachrichten und machen sich nicht die Mühe, alle interessanten Websites nach Neuigkeiten zu durchstöbern.

> **Praxistipp**
>
> Melden Sie Ihren Feed auch bei den verschiedenen RSS-Verzeichnissen wie www.rss-scout.de, www.rss-verzeichnis.net oder www.gorss.de an.

Zum einen wird Ihre Website dadurch besser gefunden, und zum anderen können Partnerseiten Ihren RSS-Feed einbinden. Das verschafft Ihnen ebenfalls ein besseres Ranking bei Suchmaschinen

(▶ Kap. 4). Ebenso können auch Sie fremde Neuigkeiten für Ihren Feed nutzen und Kunden so mit interessanten Informationen versorgen. Achten Sie jedoch darauf, dass diese Themen zur Apotheke passen. Stoßen Sie auf interessante Neuigkeiten auf Fachseiten, wie Studien, können Sie darauf gut verweisen. Auch Gesundheits-Tipps passend zur Jahreszeit sind eine gute Möglichkeit, um Kunden auf Ihre Apotheke aufmerksam zu machen. Schaffen Sie durch die Einbindung fremder Informationen immer einen Zusatznutzen für die Kunden.

3.4.5 Gästebuch

Einige Apotheken binden auf ihren Websites ein Gästebuch ein. Dies ist auf den ersten Blick eine gute Möglichkeit, mit den Kunden direkt zu kommunizieren. Kunden können sich auf Ihrer Website mit anderen Kunden austauschen und vom heimischen Wohnzimmer aus direkt Kontakt zur Apotheke herstellen. Manche hinterlassen in diesen Kommunikationselementen aus ehrlicher Dankbarkeit Lobeshymnen. Aber genau damit gerät Ihre Apotheke als pharmazeutischer Website-Betreiber in eine rechtliche Grauzone. Denn Sie als Einrichtung, die der Gesundheit von Menschen dient, müssen mit Webemaßnahmen auf Ihrer Website vorsichtig sein. Laut § 11 Absatz 1 Satz 11 des Heilmittelwerbegesetzes (HWG) dürfen Apotheken »außerhalb der Fachkreise« keine Werbung für »Arzneimittel, Verfahren, Behandlungen, Gegenstände oder andere Mittel« mit der Meinung Dritter machen, wenn diese missbräuchlich, abstoßend oder irreführend ist. Dies gilt besonders für Dank-, Anerkennungs- oder Empfehlungsschreiben. Mehr dazu lesen Sie in ▶ Kap. 7.

Wenn Sie sich dazu entschließen, ein Gästebuch auf Ihrer Website einzubinden, kontrollieren Sie regelmäßig die veröffentlichten Beiträge. Entfernen Sie gegebenenfalls übertriebene Komplimente, sodass Sie sich rechtlich nicht angreifbar machen. Auf der anderen Seite kann es auch unzufriedene Kunden geben, die Kritik oder gar Beschimpfungen in Ihr Gästebuch schreiben, was ebenfalls schädlich für Sie wäre. Weiterhin sollten Sie darauf achten, dass Dritte keine rechtswidrigen Inhalte in Ihrem

Forum oder Gästebuch posten. Es ist strittig, wer für die Einträge haftet.

Doch auch unabhängig von möglichen kritischen Inhalten muss das Gästebuch regelmäßig betreut werden. Kunden, die einen Beitrag hinterlassen, warten häufig auf eine Antwort – vor allem, wenn eine konkrete Frage formuliert wurde – oder freuen sich, wenn Sie ihren Eintrag zeitnah kommentieren. Halten Sie dabei jedoch das Fernbehandlungsverbot ein: Nur allgemeine Ausführungen sind zulässig, für alles andere bitten Sie die Kunden zur Beratung oder verweisen sie an ihren Hausarzt. Sie sehen: Ein Gästebuch bedarf eines erhöhten Pflegeaufwandes.

> **Praxistipp**
>
> Bevor Sie Beiträge in Ihrem Gästebuch veröffentlichen, prüfen Sie die Kommentare. Es sollte den Benutzern nicht möglich sein, ihren Beitrag direkt zu posten. Sie müssen immer als eine Kontroll-Instanz gegenlesen. Ist der Kommentar rechtlich in Ordnung, können Sie ihn freischalten.

Auch Konkurrenten oder Institutionen können Sie bei Verstoß wegen wettbewerbswidrigem Verhalten abmahnen, denn Rechtslage und Rechtsprechung sind keineswegs eindeutig. Andere Apotheken können sich dabei auf das Gesetz gegen den unlauteren Wettbewerb (UWG) oder das HWG beziehen. Bekommen Sie ein Abmahnungsschreiben von einem Anwalt, kann Ihre Apotheke nach sorgfältiger Prüfung eine Einwilligungserklärung unterschreiben und das Gästebuch von der Website entfernen – falls notwendig. Zusätzlich müssen Sie dann die Anwaltskosten tragen. Sie können auch vor Gericht gehen, was weitaus teurer werden könnte.

> **Praxistipp**
>
> Sollten Sie kommunikative Elemente auf Ihrer Website einbinden wollen, informieren Sie sich im Vorfeld genau über die Vorschriften und kontrollieren Sie die Einträge regelmäßig.

3

Eine gute Alternative zu einem Gästebuch ist eine Kommentar-Funktion unter jedem Text Ihrer Website. Dazu richten Sie auf jeder Unterseite ein Feld ein, in dem Kunden direkt zu dem jeweiligen Thema Kontakt zu Ihnen aufnehmen, Fragen stellen oder einfach Gesundheits-Tipps kommentieren können. Die Besucher können ihren Namen und ihre E-Mail-Adresse angeben, müssen dies jedoch nicht. Verfasst ein Kunde einen Kommentar, wird Ihnen dieser per E-Mail zugestellt. Sie prüfen dann die Inhalte und können direkt auf Fragen oder Anmerkungen antworten. Gerade im Hinblick auf das HWG ist es wichtig, dass Sie vorher alle Kommentare kontrollieren, denn auch hier sollten Sie übertriebene und irreführende Lobeshymnen auf Ihre Leistungen vermeiden.

Der Vorteil dieser Kommentar-Funktion ist, dass Besucher oft Fragen haben, wenn sie beispielsweise einen Text zum Thema Blutzuckermessung oder Ernährungsberatung lesen. Über die Funktion können sie direkt Kontakt zu Ihnen aufnehmen und ihre Fragen stellen. Dadurch bieten Sie Besuchern einen besonderen Service – das kann gerade für die Neukunden-Gewinnung von Vorteil sein. Kommentare sollten innerhalb weniger Tage beantwortet werden – am besten noch am gleichen Tag.

3.5 Vorschriften und Pflichtangaben

Inhalte auf der Website unterliegen diversen Rechtsvorschriften.

3.5.1 Impressum

Apotheken-Websites sind gewerbliche Seiten. Daher unterliegen sie anderen Vorschriften als private Internetpräsenzen. Der Paragraph 5 des Telemediengesetzes (TMG) regelt, welche Angaben im Impressum auf einer Apotheken-Website veröffentlicht werden müssen. Es muss primär den Zweck erfüllen, die Besucher über den Betreiber der Website zu informieren und eine rechtsfähige Kontaktaufnahme zu ermöglichen. Erstellen Sie eine eigene Seite für das Impressum. Es sollte über einen Link,

meistens in der Fußzeile, von jeder Einzelseite Ihrer Website aus erreichbar sein.

Pflichtangaben im Impressum
- Vollständiger Name des Betreibers
- Verantwortliche Person für den Inhalt der Seite
- Apotheken-Anschrift (ein Postfach reicht nicht aus)
- Telefonnummer
- E-Mail-Adresse oder Kontaktformular
- Gesetzliche Berufsbezeichnung
- Staat, in dem sie verliehen wurde
- Zuständige Landesapothekerkammer
- Name der Berufsordnung
- Umsatzsteueridentifikationsnummer
- Zuständiges Register samt Registernummer

3.5.2 Datenschutzerklärung

Sobald bei einer Internetpräsenz, also auch einer Apotheken-Website, Daten einer Person erhoben werden, muss die Website eine Datenschutzerklärung vorweisen können. Daten werden schon übertragen, wenn Nutzer eine Website besuchen. Dabei wird die IP-Adresse, die Identifizierungsadresse des zugreifenden Computers, übermittelt. Die Datenschutzerklärung sollte über Art, Umfang und Zweck der Erhebung und Verwendung dieser Daten informieren. Persönliche Daten sind aber auch die E-Mail-Adresse, der Name oder eine Telefonnummer, die Kunden angeben, wenn sie Ihnen eine E-Mail schreiben.

Um sicherzugehen, dass die Nutzer die Datenschutzhinweise immer direkt einsehen können, ist zu empfehlen, für die Datenschutzbestimmungen eine eigene Seite zu erstellen, wie beim Impressum. Auch diese Unterseite sollten die Nutzer von jeder einzelnen Seite mit einem Klick erreichen. Weiterführende Informationen zum Thema Datenschutzerklärung erhalten Sie unter www.bfd.bund.de. ◘ Abb. 3.3 zeigt ein Muster für eine Datenschutzerklärung. Diese gilt jedoch nur als Leitfaden.

Erklärung zum Datenschutz

Die Inhalte unserer Internet-Seiten entsprechen dem Bundesdatenschutzgesetz (BDSG) und dem Teledienstedatenschutzgesetz (TDDSG).

Diese Internet-Seiten sind anonym zu nutzen. Sie enthalten außer den freiwilligen Angaben im Kontaktformular keine Abfragen zu personenbezogenen oder personenbeziehbaren Daten. Die IP des Users wird tageweise in Logfiles gespeichert. Außerdem speichern wir die Gesamtzahl der Zugraiffe und Abfragen für statistische Auswertungen. Wir hinterlegen keine Cookies auf den Computern der Nutzer.

E-Mail:
Sollten Sie sich per E-Mail an uns wenden, wird Ihre Mail vertraulich behandelt. Ihre Mail und die Antwork, die Sie von uns erhalten, werden vorübergehend vorgehalten, soweit es der Fortgang der Korrespondenz erforderlich erscheinen lässt. Später werden die E-Mails und Ihre persönlichen Angaben gelöscht.

Briefpost:
Wenn Sie sich per Briefpost an uns wenden, wird Ihre Postadresse nur insoweit gespeichert, wie es zur Erfüllung Ihres Anliegens erforderlich ist. Auch die Briefpost wird vertraulich behandelt.

Telefon:
Ihre Anrufe werden ebenfalls vertraulich behandelt, und persönliche Angaben nur erfasst, wenn es zur Erfüllung Ihres Wunsches dienlich und von Ihnen gewollt ist.

Ausnahmen:
Sollten Sie eine Speicherung Ihrer Adresse ausdrücklich wünschen, weil sie z.B. kontinuierlich Informationen von uns erhalten wollen, speichern wir sie, solange Sie es möchten. Sie haben jederzeit das Recht auf Widerruf.

Gesetzliche Vorgaben:
Insoweit geltendes Recht es ausdrücklich erfordert, werden die entsprechenden Informationen vorgehalten, wie etwa die IP.

Weitergabe der Daten an Dritte:
Ihre Angaben werden nicht an Dritte weitergegeben.

Quelle: Blog der Stiftung Gesundheit: Musterdatenschutzerklärung für Arzt-Homepages

◨ **Abb. 3.3** Muster für eine Datenschutzerklärung. (Bildrechte: Blog der Stiftung Gesundheit)

3.5.3 Werbung

Generell ist es Apotheken erlaubt, Werbung in eigener Sache sowie Werbung von Dritten auf ihrer Website zu veröffentlichen – jedoch mit einigen Einschränkungen. Darunter fallen Formulierungen und Angaben in »anpreisender, irreführender, vergleichender und unwahrer« Form. Sachliche und berufsbezogene Informationen sind dagegen erlaubt. Das Heilmittelwerbegesetz (HWG), die Berufsordnung für Apotheker sowie das Gesetz gegen den unlauteren Wettbewerb (UWG) regeln,

3

in welcher Form Apotheken auf ihrer Website werben dürfen. Nicht erlaubt sind beispielsweise Werbeaussagen, die nahe legen, dass die Gesundheit Ihrer Kunden ohne ein bestimmtes Medikament beeinträchtigt werden könnte. Mehr dazu lesen Sie in ▶ Kap. 7.

3.5.4   Urheberrecht

Die Texte für die Website sind in Arbeit. Bilder und Graphiken sollen die Inhalte abrunden. Mithilfe von Suchmaschinen ist schnell das passende Bildmaterial gefunden und auf der Website eingebunden. Aber Vorsicht: Wer hat die Urheberrechte für die Fotos, Karten, Graphiken oder auch Texte? Gerade wenn Sie Anfahrtsskizzen verwenden, sollten Sie klären, wem die Urheberrechte gehören (▶ Abschn. 3.4). Ein einfaches Kopieren und Einfügen ist in der Regel nicht zulässig.

Auch wenn Bilder vom Apotheken-Team oder den einzelnen Mitarbeitern erstellt werden, ist Vorsicht geboten, denn die Urheberrechte liegen immer beim Fotografen, nicht bei den abgebildeten Personen. Gleiches gilt, wenn Sie Bilder von einem Informations-Flyer auf der Website einbinden wollen. Im deutschen Urheberrecht gilt das Schöpferprinzip: Urheber ist der Schöpfer des Werkes (§ 7 Urheber). Nur weil eine Apotheke das Recht hat, ein Foto auf einem Flyer zu veröffentlichen, heißt das nicht, dass Gleiches auch für die Website gilt – hierfür muss der Fotograf ebenfalls zustimmen. Und wenn Sie ein Bild mit den entsprechenden Rechten bei einer Bilddatenbank, wie beispielsweise bei fotolia.de, kaufen und es auf Ihrer Website veröffentlichen, müssen Sie den Fotografennamen sowie fotolia.de im Impressum oder unter den Urheberrechten angeben.

Es gibt hingegen auch »gemeinfreies« Material, dessen Urheberrechte bereits erloschen sind, beispielsweise aus Altersgründen. Lizenzfreie Bilder und Graphiken können Sie problemlos einbinden, ohne die Quellen ausdrücklich im Impressum zu nennen. Weiterhin gibt es »freie Lizenzen«, wie beispielsweise Creative-Commons-Lizenzen (CC). Diese sind in der Regel zwar kostenfrei, trotzdem müssen Sie die Quelle angeben, wenn Sie Kartenausschnitte oder Fotos mit CC-Lizenzen verwenden.

Natürlich dürfen auch Texte oder Textauszüge nicht einfach von anderen Internetseiten oder Büchern kopiert werden. Wenn Sie eine Textstelle zitieren, geben Sie immer die Quelle an. Im Impressum können Sie einen Absatz zum Urheberrecht verfassen, um so zu verdeutlichen, dass Sie Ihre Quellen angeben.

Beispieltext: »Copyright (©) Apotheke Mustername. Alle Rechte vorbehalten. Alle Texte, Bilder, Graphiken, Ton-, Video- und Animationsdateien sowie ihre Arrangements unterliegen dem Urheberrecht und anderen Gesetzen zum Schutz geistigen Eigentums. Sie dürfen ohne unsere Genehmigung weder für Handelszwecke oder zur Weitergabe kopiert noch verändert und/oder auf anderen Websites verwendet werden. Einige Seiten enthalten auch Texte, Graphiken und Bilder, die dem Urheberrecht derjenigen unterliegen, die diese zur Verfügung gestellt haben.«

Weitere Informationen zum Urheberrecht finden Sie in ▶ Kap. 7.

3.5.5   Haftungsausschluss

Um Kunden auf weiterführende Informationen von anderen Anbietern zu verweisen, können Apotheken externe Links auf ihrer Website einbinden. Aber: Was passiert, wenn die verlinkte Domain verkauft wird und der neue Betreiber rechtswidrige Inhalte publiziert, ohne dass Sie es merken? Damit Sie daraufhin nicht für Veröffentlichungen oder Hinweise Dritter haftbar gemacht werden, binden Sie einen Haftungsausschluss in Ihr Impressum ein.

Beispieltext: »Trotz sorgfältiger inhaltlicher Kontrolle übernehmen wir keine Haftung für die Inhalte externer Links. Für den Inhalt der verlinkten Seiten sind ausschließlich deren Betreiber verantwortlich.«

3.6   Usability der Website

Die Usability, also die Nutzerfreundlichkeit Ihrer Website, ist ein bedeutsames Kriterium. Nicht alle Ihre Kunden sind mit dem Internet groß geworden und surfen täglich im Netz. Daher ist es wichtig, dass sich Ihre Website einfach bedienen lässt und übersichtlich gestaltet ist. Eine unübersichtliche Navigation und kompliziert formulierte Texte führen schnell dazu, dass Besucher die Internetpräsenz nach wenigen Klicks wieder verlassen. Daher sollte Ihre Website einige Kriterien erfüllen:

3.6.1 Einfach strukturierte Navigation

Achten Sie darauf, eine klar strukturierte Navigation anzulegen. Dabei gilt die Faustregel, dass die Besucher Ihrer Website mit idealerweise drei Klicks an ihrem Such-Ziel ankommen sollten. Die Navigation muss zudem so genau sein, dass die Nutzer zu jedem Zeitpunkt wissen, wo auf Ihrer Website sie sich gerade befinden. Binden Sie dazu am besten eine Pfadanzeige als Orientierungshilfe ein. Das kann beispielsweise eine »Breadcrumb«-Navigation (»Brotkrumen«-Navigation) sein. Diese Orientierungshilfe wird üblicherweise ober- oder unterhalb der Hauptnavigation angezeigt, sofern diese horizontal verläuft. Die »Breadcrumb«-Navigation zeigt immer ganz genau an, wo auf der Website sich die Nutzer gerade befinden. Dies hat mehrere Vorteile. Hat Ihre Internetpräsenz viele Unterseiten, verlieren die Besucher schnell den Überblick. Geben Sie aber eine Orientierungshilfe an, finden die Nutzer sich einfacher zurecht. Zudem sollten die einzelnen Punkte der »Breadcrumb«-Navigation verlinkt sein, sodass User mit einem Klick zurück zu den zuvor besuchten Unterseiten gelangen. So müssen Sie sich nicht umständlich durch die Hauptnavigation klicken.

Eine »Breadcrumb«-Navigation kann folgendermaßen aussehen:

Startseite > Schwerpunkte > Diabetes > Blutzuckermessungen

In diesem Fall wäre ein Besucher beispielsweise über die Startseite auf den Hauptmenüpunkt Schwerpunkte gelangt. Dort hat er sich für den Themenkomplex Diabetes interessiert und liest nun den Abschnitt über die Blutzuckermessungen. Er befindet sich also auf der dritten Unterseite Ihrer Website. Möchte er jetzt etwas zu einem anderen Unterpunkt der Kategorie Diabetes erfahren, klickt er direkt in der »Breadcrumb«-Navigation auf »Diabetes«, ohne umständlich über die Hauptnavigation zu gehen.

Eine andere Variante wäre die »Zurück«-Funktion, mit der User jeweils Seite für Seite zurückgehen können.

3.6.2 Individuelle Titel und URLs der Unterseiten

Die Startseite ist durch Ihre Domain, www.apotheke-mustername.de, gekennzeichnet. Entsprechend am Inhalt orientiert sollten auch die Dateinamen der Einzelseiten sein, die das letzte Element der URL (Uniform Resource Locator) bilden. Die URL ist die komplette Webadresse einer Einzelseite, zum Beispiel www.apotheke-mustername.de/schwerpunkte/diabetes. Sie dient technisch zur Identifizierung der einzelnen Seite, aber auch der Orientierung und ist ebenfalls aus Gesichtspunkten der Suchmaschinenoptimierung wichtig.

Ebenso sollten Unterseiten individuelle Titel erhalten. Diese Titel erscheinen im Reiter der Website und beschreiben kurz den Inhalt der Unterseite:

Startseite > Apotheke Mustername > Leistungen > Beratung

Wenn die Nutzer sich durch Ihre Website klicken, wird ihnen im Reiter angezeigt, auf welcher Unterseite sie sich befinden. Mehr Informationen zu URLs und Titels erhalten Sie in ▶ Kap. 4.

3.6.3 Textvolumen und -strukturierung

In den jeweiligen Unterkategorien erwarten die Besucher informative Texte. Beschreiben Sie Ihre angebotenen Leistungen ruhig ausführlich und detailliert. Das ist zudem unter Gesichtspunkten der Suchmaschinenoptimierung wichtig (▶ Kap. 4). Überfordern Sie die Leser aber nicht mit langen, unstrukturierten Texten ohne Absätze und Zwischenüberschriften. Immer, wenn Sie einen Gedanken abgeschlossen haben, setzen Sie einen Absatz und eventuell eine neue Überschrift. Dadurch wird der Textfluss unterbrochen und die Leser können die Inhalte besser aufnehmen. Gliedern Sie die Texte also in lesbare Portionen. Achten Sie zudem darauf, laienverständlich zu schreiben. Vermeiden Sie Fachbegriffe bzw. erklären Sie diese. Die Texte sollten umfassend informieren und die einzelnen Themengebiete detailliert darstellen.

Denken Sie immer aus Sicht Ihrer Zielgruppe. Was möchten Kunden oder auch Ärzte wissen, wenn sie Ihre Website aufsuchen? Bieten Sie Ihren Usern die Möglichkeit an, sich lange Texte auszudrucken – als Druckversion oder als PDF. Auf Papier-Ausdrucken können Kunden direkt Stellen markieren und Rückfragen notieren, falls sie etwas nicht verstanden haben, und diese mit zum Beratungsgespräch nehmen.

> **Praxistipp**
>
> Betreuen Sie viele ausländische Kunden, bieten Sie den gesamten Inhalt Ihrer Seite oder zumindest relevante Bereiche auf Englisch an. Haben Sie viele russisch- oder türkischsprechende Kunden, lassen Sie ebenfalls die wesentlichen Inhalte in die entsprechende Sprache übersetzen.

3.6.4   Interne und externe Links

Auf nahezu jeder Website gibt es Links. Interne Links führen auf andere Unterseiten der eigenen Internetpräsenz. Externe Links dienen als Hilfestellung oder zur weiterführenden Information von anderen Website-Betreibern. Sie lotsen zu anderen Websites. Externe Links sollten sich immer in einem neuen Fenster öffnen, damit die Besucher jederzeit auf Ihre Website zurückfinden. Kennzeichnen Sie Links immer einheitlich: Meistens sind sie blau und unterstrichen. Das ist kein Muss, trotzdem sollten sich Links vom normalen Text-Layout in Farbe oder Unterstreichung unterscheiden. Unverständlich wird es für den Nutzer insbesondere, wenn normaler Text wie ein Link unterstrichen, jedoch in der Folge nicht anzuklicken ist. Klickt ein Nutzer einen Link an, sollte sich dieser verändern: Dies geschieht meistens durch einen Farbwechsel. Besuchte Links sind dann häufig lila und heben sich so von noch nicht besuchten Links ab. Damit die Besucher die Information erhalten, wohin der Link führt, verwenden Sie sogenannte Mouse-over. Fahren die Nutzer mit dem Pfeil der Mouse über den Link, ohne ihn anzuklicken, zeigt ein kleines Textfeld an, wohin der Link führt. Dies kann die Internet-Adresse des Links oder ein erklärender Hinweis sein.

3.6.5   Fazit

Ob eine Website benutzerfreundlich ist, hängt von vielen Faktoren ab. Sie und Ihre Mitarbeiter sollten die Apotheken-Webpräsenz selbst anschauen: Prüfen Sie, ob Sie sich in der Navigation der Website zurechtfinden und zu jedem Zeitpunkt wissen, auf welcher Unterseite Sie sich gerade befinden. Sind die Texte gut strukturiert? Funktionieren alle Links? Durch diesen kleinen Selbst-Test mehrerer Personen können Sie sich einen ersten Eindruck darüber verschaffen, ob Ihre Website den Usability-Anforderungen genügt.

Darüber hinaus sollte dieser Test auch von einer ganz unabhängigen Person durchgeführt werden, da Mitarbeiter des Unternehmens ja bereits die Inhalte kennen. Idealerweise, aber selten umsetzbar, können Sie die Testperson Ihrer Zielgruppe bei der Nutzung Ihrer Seite beobachten. Die große Lösung ist: Beauftragen Sie eine spezialisierte Agentur mit Usability-Tests.

3.7   Mobile Website-Version für Smartphones

Laut des Branchenverbandes BITKOM surfen bereits 37 Prozent der Deutschen auf mobilen Geräten im Netz – Tendenz stark steigend. Im Jahr 2012 wurden laut Schätzungen von BITKOM in Deutschland 22,9 Millionen Smartphones und 3,2 Millionen Tablet-Computer verkauft. Daher sollte auch Ihre Apotheken-Website mobil gut nutzbar sein. Dem Smartphone- und iPad-Nutzer stellen sich drei typische Probleme:

— Der kleine Bildschirm sorgt dafür, dass normale Websites im Smartphone meist viel zu klein dargestellt werden. Nutzer müssen oft zoomen und den Fokus verschieben, um Inhalte der Website im Handy überhaupt lesen zu können.

— Die Touchscreen-Bedienung ist bei vielen Websites, die auf die Nutzung auf dem PC ausgerichtet sind, nicht einfach. Links, die sich mit der Maus problemlos gezielt anwählen lassen, können zu Frustrationen führen, wenn Nutzer sie mit der Fingerspitze auf dem Touchscreen zu treffen versuchen.

- Die andere Programmumgebung kann zu Darstellungsproblemen führen. Das bekannteste Beispiel: Auf Apple-Produkten werden Flash-Anwendungen nicht dargestellt. Aber das eigentliche Problem liegt noch tiefer: Jeder Browser funktioniert ein wenig anders, und schon auf einem einzigen PC kann es zwischen dem Firefox, dem Internet Explorer und Apples Safari Unterschiede in der Darstellung einer Website geben. Das gilt auch für die mobilen Webprogramme. Abstände ändern sich, Menüs können verrutschen, die Sortierung der Elemente durcheinandergeraten und vieles mehr.

Die Unterschiede zwischen dem PC und den mobilen Geräten werden möglicherweise in den nächsten Jahren geringer ausfallen. Momentan gibt es jedoch nur eine Lösung für die Konflikte: Um ihre Leistungen potentiellen neuen Kunden ansprechend zu präsentieren, müssen Apotheken eine zweite Website für Smartphone und Tablet-PC einrichten. Was nach erheblichem Mehraufwand klingt, ist es in der Praxis meist gar nicht. Es gibt eine Fülle von Abkürzungen und hilfreichen Werkzeugen, die die Arbeit deutlich erleichtern. Besonders wichtig ist, sich von Anfang an die Anforderungen an eine mobile Website bewusst zu machen. Sie sollte sich auf die wirklich wichtigen Funktionen konzentrieren. Ihr Inhalt muss sich an dem orientieren, was mobile Webnutzer wirklich interessiert:

- die Kontaktdaten der Apotheke: Adresse, Telefon, E-Mail, Wegbeschreibung,
- Leistungsangebot in Stichpunkten,
- eine Galerie mit Bildern/Videos der Apotheke (falls gewünscht),
- Interaktionsmöglichkeiten: Kontaktformular, Online-Shop etc.,
- kurze und prägnante Texte,
- weitere Verweise auf Netzwerkprofile und Blog.

Hinzu kommen das Impressum sowie, falls Interaktionsmöglichkeiten angeboten werden, die Datenschutzerklärung.

Die mobile Website muss also nicht die gesamte Informationstiefe abbilden, die Ihre normale Website bietet. Wichtig sind hier vor allem die praktisch relevanten Fakten. Die Kür der mobilen Website ist die Anbindung an die vielen Dienste, mit denen Smartphone-Nutzer arbeiten: Die Telefonnummer in den Kontaktdaten könnten sie mit einem Fingertippen anrufen, die Adresse automatisch mit der integrierten Navigations-Funktion suchen, und die mobile Website mit einem weiteren Fingertippen bei Facebook weiterempfehlen.

Das moderne Internet bietet nahezu grenzenlose Gestaltungsmöglichkeiten. Mobile Websites müssen sich jedoch den Einschränkungen stellen, die durch das kleine Display und die Touchscreen-Bedienung entstehen. Besonders wichtig ist dabei:

- Die mobile Website besteht nur aus einer Spalte.
- Die Menüführung muss gut bedienbar und überschaubar sein.
- Es sollten große und leicht antippbare Schaltflächen für die wichtigsten Links und Bedienungsfelder vorhanden sein.

Natürlich können Sie trotzdem im mobilen Layout auf Ihr Corporate Design zurückgreifen. Verwenden Sie also Farben, Logos und Schriftarten aus den sonstigen Materialien.

3.7.1 Schnell und einfach mit CMS oder Web-Services

Wie einfach Sie eine solche mobile Zweit-Website einrichten können, hängt sehr davon ab, wie Ihre derzeitige Website erstellt wurde. Die gängigen Content-Management-Systeme (CMS), wie Wordpress, Joomla oder Typo3, ermöglichen die Installation von Erweiterungen, die automatisch mobile Versionen Ihrer eigentlichen Website erstellen. Wenn Ihre Website mit einem solchen System erstellt wurde, lässt sich die Mobilversion schnell einrichten – nur wenig muss nachjustiert werden. Bietet Ihr CMS diese Möglichkeit nicht oder haben Sie eine statische HTML-Website, bleibt nur, die mobile Version separat zu erstellen. Das können Sie einem Webdesigner bzw. einer Agentur übergeben oder sogar über das Internet selbst einrichten: Dafür gibt es mittlerweile eine Vielzahl von Diensten. Achtung: Kostenlose Dienste schalten meist Werbung auf die eingerichteten Websites, und das sollte auf einer Apotheken-Website nicht der Fall sein.

3.8   Vorschriften zur barrierefreien Website

Viele öffentliche Gebäude oder auch Verkehrsmittel sind bereits barrierefrei. Es gibt rollstuhlgerechte Rampen oder Fahrstühle an S-Bahnhöfen sowie zur Orientierung Textansagen für Sehbehinderte. Im Internet bleiben jedoch oftmals Informationen körperlich eingeschränkten Personen verschlossen, weil die Internetseiten die Inhalte nicht barrierefrei darstellen. Viele Menschen mit Behinderungen nutzen das Web, weil es ihnen neue Möglichkeiten bietet, aktiv und einfach am öffentlichen Leben teilzuhaben. Somit sollten auch Websites behindertengerecht aufbereitet sein. Barrierefreie Websites dienen Menschen mit Behinderungen, Menschen, die in ihrer Bewegungsfreiheit eingeschränkt sind und auch Nutzern von Smartphones. Am 1. Mai 2002 trat in Deutschland das Gesetz zur Gleichstellung behinderter Menschen (BGG) in Kraft. Nach § 4 BGG ist eine Website barrierefrei, wenn Menschen mit Behinderungen sie uneingeschränkt und ohne die Hilfe Dritter nutzen können.

Blinde und Sehbehinderte surfen im Internet mit Hilfe der Braille-Schrift (Blindenschrift) als technisches Hilfsmittel oder lassen sich die Texte der Seiten von Screen-Readern vorlesen. Die Inhalte barrierefreier Websites sollen also für jeden Nutzer uneingeschränkt abgerufen werden können: für ältere Menschen, Personen mit technisch veralteten Computern, Sehbehinderte, Gehörlose, Handy-Nutzer usw.

Das größte Problem stellen Internet-Techniken dar, die es Menschen mit Behinderungen erschweren, bestimmte Website zu nutzen. Daher sind u.a. folgende Punkte zu beachten:

Die wichtigste Grundlage für eine barrierefreie Website ist, die HTML-Bausteine in einer logischen Reihenfolge und Codierung einzusetzen. Ist in dem Seiten-Quelltext eine Überschrift zum Beispiel nur fett formatiert, kann ein Screen-Reader dies nicht als Überschrift erkennen. Daher kommt es nicht primär auf das Aussehen der Website als vielmehr darauf an, die Formatierungen richtig einzusetzen. Ein weiterer positiver Nebeneffekt ist, dass auch Web-Spider, also Programme, mit deren Hilfe Suchmaschinen Websites nach Inhalten durchforsten, derart aufgebaute Seiten-Quelltexte besser auslesen können.

Strukturieren Sie den Text Ihrer Internetpräsenz einfach und unkompliziert. So können Sehbehinderte ihn mithilfe der Braille-Schrift erfassen. Bilder können leider nicht in gleicher Qualität für Sehbehinderte aufbereitet werden. Daher sollten sie immer beschreibende Texte im Seiten-Quelltext enthalten, also mit alt- und title-Attributen versehen werden. Außerdem müssen Texte immer auszudrucken und auf jedem noch so alten Computer darzustellen sein.

Weiterhin müssen Sehbehinderte und Menschen mit beeinträchtigtem Sehvermögen die Schriftgröße der Website im Browser skalieren können, um sie ihrer individuellen Sehleistung anzupassen.

Achten Sie darauf, dass Ihre Website klare Schriftarten und starke Kontraste enthält. Verwenden Sie Farben und Kontraste, die für das menschliche Auge angenehm zu lesen und auch von farbenblinden Besuchern leicht zu unterscheiden sind. Stellen Sie beispielsweise ein Balkendiagramm mit roten und grünen Balken dar, haben farbenblinde Nutzer Probleme mit der farblichen Unterscheidung.

Kunden, die an einer körperlichen Behinderung leiden und keine Mouse bedienen können, sollten Ihre Website mühelos auch mit der Tastatur benutzen können. Dazu müssen die Besucher jederzeit erkennen, wo in der Navigation sie sich gerade befinden.

Falls Sie aufwändige Animationen oder Oberflächen verwenden, stellen Sie alternativ eine Low-Tech-Variante der Website zur Verfügung. Verzichten Sie dabei auf Flash-Formate, da die Inhalte im Seiten-Quelltext nicht angezeigt bzw. alternativ beschrieben werden.

3.8.1 Barrierefreies PDF erstellen

Apotheken-Websites enthalten oftmals selbst erstellte PDFs, wie beispielsweise Flyer oder Wegbeschreibungen, die sich die Kunden ausdrucken können. Damit auch Menschen mit Sehbehinderungen diese PDFs lesen können, müssen sie extra formatiert werden. Im Folgenden sind die Basisschritte für ein barrierefreies PDF-Dokument auf Grundlage eines Word-Dokuments erläutert:

Basisschritte für ein barrierefreies PDF-Dokument

1. Grundlegend ist eine eindeutige Struktur des Dokuments.
2. Strukturieren Sie Ihr Word-Dokument mit Hilfe der vorgegebenen Formatvorlagen (Überschriften, Standardtext etc.).
3. Nutzen Sie für Layouttechniken die vorgesehenen Hilfsmittel (z.B. »Seitenlayout« > »Spalten« statt Tabulator).
4. Versehen Sie Graphiken mit Alternativtexten (»Graphik formatieren« > »Alternativtexte«).
5. Um die Vorlesefunktion eines Screen-Readers zu unterstützen, muss die Sprache des Dokuments angegeben sein (»Überprüfen« > »Dokumentenprüfung«).
6. Beim Speichervorgang unter »Optionen« die Dokumentenstrukturtags aktivieren.

Vor allem bei komplexeren Dokumenten ist es notwendig, sich detailliert mit den Richtlinien für barrierefreie PDF-Dokumente zu beschäftigen und über die oben genannten Schritte hinaus weitere umzusetzen.

3.9 Zertifizierung von gesundheitsbezogenen Websites

Schaut man sich verschiedene Apotheken-Websites an, weisen diese qualitative Unterschiede auf. Einige sind inhaltlich gut gemacht oder optisch sehr ansprechend – manchmal sogar beides. Andere beinhalten Texte mit vielen Fachausdrücken, es ist kein roter Faden innerhalb der Website erkennbar

und damit eine schlechte Usability gegeben oder Links zu anderen Seiten funktionieren nicht. Oftmals können sehbehinderte Kunden die Inhalte gar nicht erfassen, weil die Seite nicht barrierefrei gestaltet ist.

Wenn Sie sichergehen wollen, dass Ihre Apotheken-Website nicht nur ansehnlich, sondern auch für Kunden verständlich ist, die rechtlichen Vorschriften einhält und auch unter SEO-Gesichtspunkten optimal aufgebaut ist, lassen Sie Ihre Internetpräsenz prüfen und anschließend zertifizieren. Weiterhin sind Gütesiegel für Kunden ein Zeichen dafür, dass Ihre Seite vertrauenswürdig ist.

In Deutschland gibt es folgende große Gütesiegel für Gesundheits-Websites:

3.9.1 Aktionsforum Gesundheitsinformationssystem (afgis) e.V.

Das Forum wurde 1999 vom Bundesministerium für Gesundheit initiiert und 2003 in einen Verein überführt. Die Befragung basiert auf reiner Selbstauskunft. Das bedeutet, dass die Apotheken zu ihrer Website, deren Inhalte und Ziele befragt werden. Ob die Angaben der Inhalte richtig sind, wird von afgis nicht überprüft. Laut Forum wird das Ziel verfolgt, Transparenz über das Angebot und den Anbieter herzustellen. Das Gütesiegel weist auf die Transparenz folgender Punkte hin:

Kriterien für das Gütesiegel von afgis

- Der Anbieter der Website muss klar erkenntlich sein.
- Ziel, Zweck und Zielgruppe der Information wird abgefragt.
- Die dargestellten Daten sollten aktuell sein.
- Die Nutzer müssen die Möglichkeiten haben, sich rückzumelden.
- Werbung und redaktionelle Beiträge müssen kenntlich getrennt sein.
- Die Finanzierung muss belegt werden.
- Die Kooperationen und Vernetzungen sollten aufgezeigt werden.
- Datenschutz und Datenverwendung müssen gewährleistet sein.

3.9.2 Health on the Net Foundation (HON)

Die Foundation wurde 1996 als gemeinnützige Nichtregierungsorganisation (NGO) in der Schweiz gegründet und ist das älteste weltweit bekannte Qualitätslabel für Gesundheitsinformationen. Bis 2009 basierte die Erhebung auf Selbstauskunft. Seitdem wird zusätzlich zur Selbstauskunft ein System zur Evaluation aufgebaut. Die Qualität von gesundheitlichen Websites wird mit Hilfe eines 8-Punkte-Katalogs geprüft. Der »HON code of conduct« (HONcode) prüft, ob Internetseiten zuverlässig und glaubwürdig sind, und stellt zusätzlich eine Suchmaschine zur Verfügung, mit deren Hilfe Nutzer nach HON-zertifizierten Internet-Quellen suchen können. Die Foundation fragt nach den Informationsquellen, die benutzt wurden, und ermittelt, ob die Daten zeitgemäß, unabhängig und angemessen sowie leicht zugänglich sind. Die Prinzipien der HON-Prüfung:

Der 8-Punkte-Katalog der HON
- Die Verfasser der Informationen sollten Sachverständige sein.
- Die Informationen und Hilfestellungen ergänzen und unterstützen medizinische Beratung, sie ersetzen diese nicht.
- Der Datenschutz der Besucher wird gewährleistet.
- Die Referenzen zu den Informationsquellen sowie ein Datum müssen klar zugeordnet werden können.
- Die Verfasser müssen beschriebene Behandlungsmethoden, Produkte und Dienstleistungen durch ausgewogene wissenschaftliche Quellen belegen.
- Die Website sollte transparent sein und Möglichkeiten zur Kontaktaufnahme bereitstellen.
- Die Betreiber sollten die Finanzierung offenlegen. Gibt es Sponsoren? Wer ist die Finanzquelle?
- Werbung und redaktionelle Inhalte müssen getrennt werden.

3.9.3 DISCERN-Instrument

Mit Hilfe der DISCERN-Kriterien kann geprüft werden, ob eine Publikation zuverlässig als eine Informationsquelle zur Entscheidungsfindung genutzt werden kann. Eine Gruppe von Wissenschaftlern aus Oxford hat DISCERN entwickelt, das dann von der Abteilung Epidemiologie, Sozialmedizin und Gesundheitssystemforschung der Medizinischen Hochschule Hannover zusammen mit dem »Ärztlichen Zentrum für Qualität in der Medizin« (ÄZQ) ins Deutsche übersetzt wurde. DISCERN ist ein Kriterien-Katalog, der 15 Fragen umfasst. Anhand dessen soll geprüft werden, ob eine Information zuverlässig ist und die Verfasser Behandlungsalternativen transparent darstellen:

Inhalte des DISCERN-Kriterien-Katalogs
- Eine Publikation muss klare Ziele haben.
- Sie muss diese Ziele erreichen.
- Die Ziele müssen für die Nutzer bedeutsam sein.
- Die Publikation muss die Informationsquellen nennen.
- Es muss eine Angabe vorhanden sein, wann die Informationen erstellt wurden.
- Die Publikation soll ausgewogen und unbeeinflusst sein.
- Wenn zusätzliche Quellen genutzt wurden, müssen diese genannt werden.
- Sie beschreibt, wie Behandlungsmethoden wirken.
- Die Verfasser sollten den Nutzen und die Risiken der Verfahren sowie die Folgen einer Nicht-Behandlung beschreiben.
- Außerdem muss klar werden, wie sich die Behandlungsmethoden auf die Lebensqualität auswirken.
- Die Publikation muss verdeutlichen, dass mehr als nur ein Verfahren bestehen könnte.
- Zudem muss sie auf eine gemeinsame Entscheidungsfindung hinweisen.
- U.a.m.

3.9.4 Das Gütesiegel der Stiftung Gesundheit

Bei der Stiftung Gesundheit prüfen unabhängige externe Gutachter die Websites der Anbieter auf ihre publizistische und rechtliche Güte, auf die Usability sowie die Suchmaschinenfreundlichkeit. Die Prüfung erfolgt also nicht über eine Selbstauskunft. Am Ende erhalten die Betreiber ein umfangreiches Gutachten mit Empfehlungen. So können sie Fehler beheben und ihre Website verbessern. Grundlage des Verfahrens sind die anerkannten DISCERN-Kriterien der Oxford University zur Einschätzung der Qualität von Kundeninformationen. Die wesentlichen Informationen hat die Stiftung übernommen, sie aber im Laufe der Zeit auf Websites angepasst und auf über 100 Prüfpunkte ausgeweitet. Die Gutachter bewerten die einzelnen Kriterien von 0 (nicht erfüllt) bis 5 (Ziel erfüllt). Zudem sind die Prüfpunkte unterschiedlich gewichtet. Dadurch können bedeutsame Fragen stärker berücksichtigt werden. Die Gutachter prüfen u.a. in folgenden Kategorien:

Prüfpunkte der Website-Zertifizierung der Stiftung Gesundheit

- Erfüllt die Website die geltenden rechtlichen Anforderungen?
- Wurden publizistische Sorgfaltsangaben eingehalten?
- Ist die Publikation zuverlässig?
- Wie gut ist die Qualität der Informationen über die Auswahl von Behandlungsoptionen?
- Wie gut ist die Qualität von Community-Eigenschaften und Foren?
- Bietet die Website Unterstützung bei der Navigation?
- Bietet die Website Unterstützung bei der inhaltlichen Orientierung?
- Sind Informationen angemessen und anschaulich präsentiert?
- Ist die Website barrierefrei?
- Ist die Website SEO-optimiert?
- U.a.m.

Experten-Interview mit Dr. Peter Müller, Vorstandsvorsitzender der Stiftung Gesundheit, Hamburg

Nach welchen Kriterien testen Sie bei Ihrem Zertifizierungsverfahren die Usability einer Apotheken-Website?
»Die Usability, Benutzerfreundlichkeit, hat unterschiedliche Facetten: vom klar strukturierten Layout über einfache und transparente Navigation, aussagekräftige, sprechende Titelzeilen und Bildunterschriften sowie Alternativtexte zu Bildern und Graphiken. Zu den Prüfkriterien bei unseren Zertifizierungen zählt schließlich auch, ob die Website korrekt und zutreffend gegliedert von Screen-Readern erfasst werden kann, wie es für Sehbehinderte notwendig ist.«

Was kritisieren Sie am häufigsten bei Ihren Website-Prüfungen?

»Einige Websites haben zu wenig Inhalt, das heißt, die Nutzer erhalten nicht ausreichende Informationen – zudem ist das nachteilig für die Suchmaschinenoptimierung. Anderen Websites wiederum täte es gut, die Menge der Texte klarer zu strukturieren: mit vielen kurzen Texten, Zwischentiteln, Aufzählungen, Textkästen und gezielt platzierten Bildern. Freie Fläche ist darüber hinaus keine Verschwendung, sondern eine Wohltat für das Auge des Users. Außerdem müssen die Wortwahl und der Sprachduktus der Zielgruppe entsprechen. Aufgeblasene Intros als Startseiten sind ja gottlob mittlerweile überall passé – das sollten sie zumindest, nicht zuletzt aufgrund der Erfordernisse der Suchmaschinenoptimierung. Der häufigste Fehler überhaupt

ist allerdings ganz einfach zu vermeiden: unzureichende Angaben im Impressum – wofür Website-Betreiber auch abgemahnt werden können.«

Wie können Apotheker selbst feststellen, ob ihre Website nutzerfreundlich ist?
»Die günstigste und schnellste Methode: einfach den Praxistest machen und einen Freund oder Bekannten bitten, auf der Website eine bestimmte Information zu suchen. Oder die Apotheker lassen den Probanden einen Testeinkauf machen – sofern ein Online-Shop eingebunden ist. Die so aufgespürten Schwachstellen in der Bedienung sollten dann umgehend behoben und die Website erneut getestet wer-

den. Ein richtig tiefgehender Test wäre, die Augenbewegungen der Testkandidaten mit einem Eyetracker zu verfolgen – aber das wäre für viele Seiten sicher etwas überdimensioniert.«

Welchen Vorteil hat eine zertifizierte Website?
»Der Betreiber erhält eine differenzierte Analyse seiner Website. Die zeigt mögliche Sicherheitsprobleme auf und gibt konkrete Hinweise zur Verbesserung sowie Tipps zur Suchmaschinenoptimierung. Übrigens gelten viele Details auch für die Anforderungen an eine barrierefreie Website, die immer mehr an

Bedeutung gewinnt – schließlich erweitern Sie so Ihre Kundenzielgruppe. Fällt das Gutachten erfolgreich aus, wird der Website das Gütesiegel, Geprüfte Homepage‘ verliehen. Dieses Siegel vermittelt dem Besucher:, Dieser Website kann ich vertrauen, hier kann ich mich verlässlich informieren.'«

Was raten Sie Apothekern, die eine eigene Website erstellen wollen?
»Erst einmal die eigenen Ziele definieren: Was und wen will ich erreichen? Sie können sich dafür auch auf anderen Apotheken-Websites umschauen. Nächster Schritt: Suchen Sie sich einen geeigneten

Dienstleister. Der macht das ganze Projekt in jedem Fall wirtschaftlicher, als wenn Sie selbst am Wochenende daran tüfteln. Auch da können Angaben in anderen gelungenen Websites hilfreich sein, zum Beispiel wird häufig im Impressum auf den Web-Designer oder die Agentur verwiesen. Lassen Sie den Dienstleister auflisten, welche Leistungen er Ihnen zusichert. Wenn das alles goldene Horizonte sind und quasi automatisch Platz 1 bei Google, dann suchen Sie sich jemand anderen.«

Suchmaschinenoptimierung (SEO): Bei Google gefunden werden

Das Internet mag die revolutionärste Erfindung des späten 20. Jahrhunderts sein, aber ohne Suchmaschinen wäre es heute praktisch wertlos. Niemand könnte der Informationsflut Herr werden, wenn die Stichwortsuche von Google & Co. sie nicht zugänglich machen würde. Sie hilft uns tagtäglich, die Nadel im Heuhaufen zu finden. Fast 90 Prozent der Internetnutzer orientieren sich mit Hilfe von Suchmaschinen im Internet.

Wer mit seiner Apotheken-Website im Internet präsent sein will, muss dafür sorgen, dass man sie mit Suchmaschinen finden kann. Wenn die Apotheke bei den wichtigen Suchbegriffen in den Trefferlisten der Suchmaschinen gar nicht auftaucht, aber auch, wenn sie erst auf der zweiten Ergebnisseite auftaucht, ist es Zeit zu handeln. Es gibt viele Strategien, die eigene Internetpräsenz für Suchmaschinen attraktiver zu gestalten. Mit eben diesem Ziel beschäftigt sich die Suchmaschinenoptimierung (abgekürzt SEO, nach dem englischen »Search Engine Optimization«). Was sich alles dahinter verbirgt, zeigt dieses Kapitel.

4.1   Grundlagen

Hinter der Suchmaschinenoptimierung steckt weder Hexerei noch Betrug, sondern viel analytisches Knowhow und harte Arbeit. Suchmaschinenoptimierer analysieren, wie Suchmaschinen funktionieren, und passen Internetseiten so gut wie möglich an diese Kriterien an: Sie optimieren sie für die Suchmaschinen.

4.1.1   Wie funktionieren Suchmaschinen?

Millionen von Menschen benutzen täglich viele Male eine Suchmaschine, ohne sich zu fragen, wie die Ergebnisse eigentlich zustande kommen. Suchmaschinen sind riesige Sammel- und Sortiermaschinen für Informationen aus dem Netz. Natürlich kann eine Suchmaschine nicht für jede einzelne Suchanfrage das gesamte Internet durchforsten – die Datenmasse wäre kaum zu bewältigen, und es würde sehr lange dauern. Deshalb betreibt jede Suchmaschine unzählige Datensammler: eigen-

ständige Programme, Crawler oder Spider genannt, die ständig im Netz unterwegs sind, sich Websites anschauen und die wichtigsten Daten erfassen. Diese Informationen werden in einem riesigen Index archiviert. Dieser Index der Suchmaschine ist gut sortiert und kann blitzschnell abgefragt werden. Aus ihm holt sich die Suchmaschine ihre Ergebnisse.

Was sich mit Suchmaschinen finden lässt, ist also durch zwei Faktoren limitiert: die Wahrnehmungsfähigkeiten des Crawlers und den Zeitpunkt seines Besuchs einer Website. Denn die Informationen, die der Crawler von einer Website analysieren kann, sind begrenzt. Crawler verstehen grundsätzlich nur Texte. Für die Inhalte von Videos und Bildern sind sie ebenso blind wie für das Design einer Seite. Von seinem Besuch nimmt der Crawler also nur Wörter mit, die sich in irgendeiner Form im Programmcode der Website befinden. Der zweite limitierende Faktor ist der Zeitpunkt des letzten Crawlerbesuchs auf einer Internetseite. Wurden Änderungen an der Seite vorgenommen, nachdem der Crawler seine Informationen gesammelt hat, kennt die Suchmaschine diese Änderungen nicht. Sie können erst in den Suchergebnissen auftauchen, wenn der Crawler die Seite erneut besucht hat. Das kann je nach Bedeutung der Seite einige Tage bis Wochen dauern.

Aber wie kommt die Sortierung der Ergebnisliste zustande? Warum steht ein Ergebnis auf Platz eins, ein anderes auf Platz 164, wenn doch beide Websites das Suchwort enthalten? Die Relevanz von Treffern bestimmen die Suchmaschinen nach komplexen Algorithmen, in denen viele verschiedene Kriterien zusammenfließen. Welche Kriterien das im Einzelnen sind, ist Geschäftsgeheimnis der Suchmaschinenanbieter. Bei Google kommen aktuell mehr als 200 Parameter zum Einsatz, um die Rangfolge von Suchergebnissen zu errechnen.

Natürlich sind einige der Kriterien leicht zu erschließen, andere sind sogar offiziell bestätigt. Ein Beispiel: Fast ein Mythos unter den Besitzern von Internetseiten ist Googles PageRank. Diese Kennziffer ist nach Larry Page, einem der Erfinder der Suchmaschine, benannt und war einst der Grundstein für Googles phänomenalen Siegeszug. Sie beruht darauf, dass Googles Crawler registrieren, welche Links auf Internetseiten verweisen. Vereinfacht

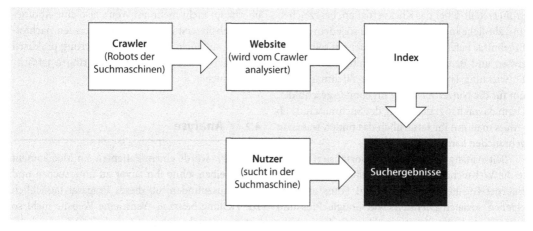

Abb. 4.1 Funktionsweise einer Suchmaschine

gesagt haben Seiten, die besonders oft von anderen Seiten verlinkt werden, einen hohen PageRank, Seiten mit wenig solcher »Backlinks« einen niedrigen. Google betrachtet Links als Empfehlungen für die verlinkte Seite. Und so ist der PageRank praktisch eine Skala für die Popularität einer Seite im Netz. Diese kann als ein Kriterium genutzt werden, um die Seiten in einer Suchmaschinen-Trefferliste zu hierarchisieren. Der PageRank selbst gilt heute eher als Relikt und hat nur noch geringen Einfluss auf die Sortierung der Suchergebnisse. Wie vieles anderes aus der Frühzeit der Suchmaschinen war er zu leicht zu manipulieren, seitdem kluge Webmaster Links tauschten, verkauften oder Kommentarfelder von Blogs mit Links vollstopften. Die modernen Mechanismen sind komplexer und schwerer zu manipulieren (◘ Abb. 4.1).

Die Vorherrschaft von Google

Für den weitaus größten Teil der Deutschen ist das Suchen im Internet gleichbedeutend mit »Googeln«. Zwar gibt es Hunderte von Suchmaschinen, doch die Mehrzahl von ihnen fristet ein Nischendasein. Neun von zehn Internetsuchen in Deutschland werden mit Google durchgeführt. Selbst Yahoo und die Microsoft-Suchmaschine Bing sind mit Marktanteilen von ca. 3 bzw. ca. 6 Prozent völlig abgehängt. Für die Suchmaschinenoptimierung im deutschen Sprachraum bedeutet dieses seit mehreren Jahren stabile Quasi-Monopol, dass man sich faktisch lediglich mit den Mechanismen von

Google auseinandersetzen muss. Andere Suchmaschinen müssen nur in die Kalkulation einbezogen werden, wenn auch ausländische, insbesondere außereuropäische Zielgruppen erreicht werden sollen. So kommt etwa in China die hierzulande fast unbekannte Suchmaschine Baidu auf einen Markanteil von zwei Dritteln, in Russland führt die Suchmaschine Yandex mit fast 70 Prozent Marktanteil die Liste an.

4.1.2 Nutzerangepasste Ergebnisse

Bei modernen Suchmaschinen sieht nicht mehr jeder Suchende dieselben Ergebnisse. Längst haben Suchmaschinenbetreiber damit begonnen, allerlei nutzerbezogene Kriterien in die Suche einzubeziehen. So erhält beispielsweise ein Nutzer in Mainz, der das Suchwort »Apotheke« bei Google eingibt, andere Ergebnisse, als wenn jemand an einem Computer in Ingolstadt dasselbe sucht. Google registriert dabei über die Kennung des anfragenden Computers den Standort des Nutzers. Bei Suchanfragen, die üblicherweise lokal gemeint sein dürften, bietet die Suchmaschine dem Nutzer auch Ergebnisse in der Nähe seines Standortes an. Aber über die Lokalisierung hinaus nimmt Google längst Anpassungen vor, die auf dem persönlichen Such- und Klickverhalten eines Nutzers basieren. Dafür werden praktisch alle Interaktionen eines Nutzers mit Google protokolliert und so eine Art Nutzerprofil erstellt. Über das Klickverhalten, Lesezeichen und ähnliche Indizien will Google so jedem Nutzer Ergebnisse liefern, die immer besser auf seine Interessen und Bedürfnisse zugeschnitten sind. Diese Entwicklung ist dem Kampf der Suchmaschinen um für die Nutzer relevante Ergebnisse geschuldet. Denn davon hängt der Erfolg der Suchmaschine ab – dass man mit ihr tatsächlich das findet, was man gebrauchen kann.

Seit Anfang des Jahres 2012 sozialisiert Google die Websuche zunehmend. Dabei integriert der Internet-Gigant Blogeinträge und Fotos aus den eigenen sozialen Diensten, wie Google Plus und seinen Fotodienst Picasa, direkt in die Suchergebnisse. Das bedeutet, es werden somit nicht mehr nur die Ergebnisse aus dem öffentlichen Web angezeigt, sondern auch Links zu Inhalten aus dem persönlichen Netzwerk. Auch auf die Sortierung der Treffer hat dies einen erheblichen Einfluss.

4.1.3 Nutzerverhalten

Nicht jede Position in den Suchergebnissen zu einer Suchanfrage ist gleich viel wert. Das liegt ganz wesentlich an der Art, wie Nutzer sich Informationen im Internet aneignen. Studien haben ergeben, dass die Wahrnehmung viel selektiver und ungeduldiger abläuft als beispielsweise beim Lesen eines Buchs oder einer Zeitung. Nutzer überfliegen schnell Texte, sie lesen nicht gründlich. Hängen bleiben sie nur, wenn etwas durch Platzierung, Hervorhebung oder sonstige, auch individuell verschiedene Kriterien ihre Aufmerksamkeit in besonderem Maße auf sich zieht.

Bei der Wahrnehmung von Suchergebnislisten wirkt sich diese Eigenheit umso stärker aus: Die weitaus größte Aufmerksamkeit widmen Nutzer den ganz oben stehenden Suchergebnissen, wie Eyetracking-Studien belegen. Hierbei werden die Blicke der Probanden erfasst und zum Beispiel ermittelt, welche Punkte genau betrachtet werden. Die Wahrscheinlichkeit, dass ein Ergebnis angeklickt wird, liegt für das topplatzierte Ergebnis bei über 50 Prozent. Beim Zweitplatzierten sind es schon nur noch ca. 14 Prozent, beim Dritten nicht einmal mehr 10. Die Ergebnisse der zweiten Seite schauen sich die meisten Suchmaschinennutzer

überhaupt nicht mehr an. Wenn also eine Apotheken-Website erst auf Seite zwei oder den nachfolgenden auftaucht, ist die Positionierung praktisch wertlos. Nur vordere Ergebnisse bringen tatsächlich Besucher.

4.2 Analyse

Kein Arzt würde einem Patienten ein Medikament verschreiben, ohne ihn zuvor zu untersuchen und so herauszufinden, ob dieses Präparat tatsächlich zur Heilung beiträgt. Wenn eine Website nicht so gut in den Suchergebnissen erscheint, wie es sich die Betreiber wünschen, wird jedoch oft aus dem Bauch heraus gehandelt und Maßnahmen mit vagen Vermutungen begründet. Dies wird in den meisten Fällen jedoch wenig nützen. Denn echte Suchmaschinenoptimierung ist ein empirisches Geschäft und beginnt mit einer gründlichen Anamnese, wobei man einen Schritt nach dem anderen gehen muss.

4.2.1 Zielgruppen bestimmen

Die allermeisten Internetseiten schaffen es lediglich für eine Handvoll Suchanfragen auf die vorderen Plätze der Suchergebnislisten. Es gilt also, zielorientiert zu arbeiten, die begrenzten Ressourcen in die richtigen Maßnahmen zu investieren und auf das richtige Pferd zu setzen. Der erste Schritt ist die Frage: Wen soll die Seite überhaupt ansprechen? Wer soll über die Suchmaschinen zu der Seite finden? Eine Apotheken-Website ist natürlich für die Kunden, lautet die einfache Antwort. Aber wie so oft im Leben ist diese Antwort zu simpel. Wie jede Art des Marketings arbeitet auch Suchmaschinenoptimierung dann am besten, wenn die Zielgruppen klar definiert werden. Um welche Kunden geht es also genau? Soll die Website neue Kunden auf die Apotheke aufmerksam machen? Wenn ja, welche Art von neuen Kunden soll in die Apotheke geführt werden? Geht es darum, Kunden über die Apotheke auf dem Laufenden zu halten? Und was zeichnet diese Gruppen jeweils unter Berücksichtigung eventueller Schwerpunkte der Apotheke aus? Handelt es sich zum Beispiel größtenteils um alte bzw. junge Menschen, Frauen oder Männer, Singles oder Familien, um Menschen mit einem bestimmten Lebensstil oder besonderen Gewohnheiten und Hobbys? Sollen Menschen nur im engen, lokalen Umfeld angesprochen werden oder vielleicht sogar überregional?

> **Praxistipp**
>
> Listen Sie Ihre Zielgruppen auf und charakterisieren Sie sie so präzise wie möglich. So schaffen Sie sich die optimale Arbeitsgrundlage für alle weiteren Schritte.

4.2.2 Wonach sucht die Zielgruppe?

Auf die Definition der Personengruppen, die mit einer Website angesprochen werden sollen, folgt die Keyword-Analyse. Als Keywords werden hierbei jene Suchworte und Wortkombinationen bezeichnet, die ein Internetnutzer in die Suchmaschinenmaske eingibt. Die Identifikation der Keywords, mit denen eine Zielgruppe nach den Angeboten der zu optimierenden Website sucht, ist der neuralgische Punkt der Suchmaschinenoptimierung. Doch wie findet man die richtigen Keywords? Der wichtigste Kniff ist, nicht von Angebots- bzw. Anbieterseite her zu denken. Es geht um das Problem, das die Menschen in die Apotheke führt.

Apotheker sollten sich – für jede Zielgruppe einzeln – folgende Fragen stellen:

Suchverhalten der Kunden ermitteln
- Mit welchen Wünschen kommen die meisten Menschen in meine Apotheke? Welche Symptome sind am häufigsten?
- Welche Produkte werden am häufigsten nachgefragt? Wie nennen die Kunden diese Produkte (die pharmazeutischen Fachbezeichnungen sind Kunden ja meist nicht geläufig)?
- Welche sonstigen Dienstleitungen werden nachgefragt? Wie bezeichnen die Kunden diese?
- Mit welchen Worten beschreiben die Kunden ihr Problem zu Beginn, bevor sie im Gespräch Fachbegriffe aufschnappen?

Kunden kommen nicht wegen eines Produktes mit dem Wirkstoff Acetylsalicylsäure in die Apotheke. Sie kommen wegen Kopfschmerzen oder fragen gezielt nach dem Produkt Aspirin oder allgemein nach einem Kopfschmerzmittel. Und genau das würden sie auch googeln: »kopfschmerzen« wird monatlich via Google 300.000-mal gesucht, »aspirin« 135.000-mal – »acetylsalicylsäure« nur 60.000-mal.

Zuweilen ist es schwer, sich vorzustellen, wie Außenstehende über etwas reden, das man selbst jahrelang studiert hat und täglich tut. Hilfreich ist zweierlei: Zum einen sollten Apotheker ihren Kunden genau zuhören und dabei besonders auf deren Wortwahl achten. Zweitens ist es hilfreich, ein wenig Zeit mit Recherche in Gesundheitsforen oder Frage-Antwort-Internetseiten zu verbringen. Es muss darum gehen, empirische Grundlagen für die Keywordwahl zu schaffen und weniger aus dem Bauch heraus zu entscheiden oder schlichtweg zu raten.

Das beste Recherche-Werkzeug liefert Google höchstpersönlich mit seinem Keyword-Tool. Hier kann man auf Googles eigene Statistik-Daten zugreifen und herausfinden, wie oft bestimmte Begriffe und Wortkombinationen tatsächlich gegoogelt werden.

> **Praxistipp**
>
> Probieren Sie das Keyword-Tool aus und erfahren Sie so, welche Keywords tatsächlich auch der Allgemeinheit geläufig sind. Sie finden das Keyword-Tool unter https://adwords.google.com/select/KeywordToolExternal.

Überwiegend wohnt der Kundenstamm einer Apotheke im direkten Umfeld. Lediglich bei seltenen Spezialisierungen oder einem angeschlossenen Versandhandel ist ein überregionales Marketing sinnvoll. Man kann daher davon ausgehen, dass Kunden nach einer Apotheke am Wohnort oder in dessen Nähe suchen werden. Es ist also für Apotheken sinnvoll, sich überwiegend auf Keywords zu konzentrieren, die einen Orts- oder Stadtteilnamen enthalten. Dafür sprechen auch Ressourcenfragen: Es ist nicht nur sinnvoll, sondern auch durchaus möglich, mit einer optimierten Website für ein Keyword wie »apotheke kiel« Platz 1 der Ergebnisliste zu erobern. Auf je mehr Keywords man sich konzentriert, desto aufwändiger ist die Optimierung und desto schwieriger wird es, mit diesen Keywords auch tatsächlich gute Ergebnisse zu erreichen.

> **Beispiele für wichtige Keywords einer Apotheken-Website**
> — Apotheke
> — Medikamente/Tabletten/Pillen
> — Grippe/Erkältung/Schnupfen/Husten
> — Kopfschmerzen/Rückenschmerzen/Halsschmerzen
> — Homöopathische Mittel/Homöopathie/Naturheilkunde
> — Diabetes
> — Nahrungsergänzungsmittel/Vitamine
> — Antibabypille
>
> Hinzu kommt natürlich stets der Ort als grundlegendes Keyword.

4.2.3 Ziele definieren

Der dritte Schritt ist weniger eine Analyse-Aufgabe als vielmehr eine Entscheidung, die getroffen werden muss: Was genau soll mit der Optimierung erreicht werden? Eine Apotheken-Website wird nie die Durchsetzungskraft von Wikipedia oder großen Nachrichtenportalen haben. Es gilt, die verfügbaren Ressourcen auf klar definierte Ziele zu fokussieren. Nicht alle Zielgruppen können gleich gut über das Internet erreicht werden, und die zu erwartenden Gewinne sind von Zielgruppe zu Zielgruppe und Schwerpunkt zu Schwerpunkt unterschiedlich.

> **Praxistipp**
>
> Wählen Sie Zielgruppen aus, die Sie sinnvoll und gewinnbringend im Netz ansprechen können. Und wählen Sie die Keywords aus, auf die sich die Optimierung konzentrieren soll.

> Manchmal ist der erste Platz für ein weniger häufig gegoogeltes Keyword mehr wert als der vierte Platz bei dem Top-Keyword.

4.2.4 Erfolgskontrolle und Weiterentwicklung

Die Ergebnisse, die in den beschriebenen drei Schritten gewonnen wurden, stellen die Grundlage für eine strategisch sinnvolle Suchmaschinenoptimierung dar. Sie haben aber keine Erfolgsgarantie und sind auch nicht ewig gültig. Das Internet verändert sich in atemberaubender Geschwindigkeit. Noch extremer ist es bei den Suchmaschinen: Fast monatlich werden kleine Stellschrauben von den Betreibern der Suchmaschinen verändert, die die Sortierung der Suchergebnisse beeinflussen. In regelmäßigen Prozessen muss kontrolliert werden, ob die ergriffenen Maßnahmen tatsächlich zielführend sind und ob bereits Erreichtes sicher ist. Diese Kontrollprozesse lassen sich automatisieren und mit wenig Aufwand durchführen, vorausgesetzt, man richtet sie einmal korrekt ein.

Werkzeuge für die Analyse

Es gibt zahlreiche Werkzeuge, mit denen sich valide Daten über die Besucherströme der Website und über ihre Performance in den Suchmaschinen gewinnen lassen. Im Folgenden sind einige der populärsten Möglichkeiten kurz vorgestellt.

Website-Analyse

Für die Erfassung der Besucherströme der eigenen Website gibt es mächtige Tools, die auch das letzte Quäntchen Information aus jedem Besucher herauspressen.

Google Analytics Dies ist das am weitesten verbreitete Tool. Es ist kostenlos, einfach einzurichten und bietet eine unglaubliche Datenfülle, die kaum Wünsche offen lässt. Der Haken: Sein Datenhunger ist so enorm, dass es zu einem der Lieblingsfeinde der Datenschützer geworden ist. Zudem werden die Analysedaten auf den Google-Servern gespeichert und liegen damit potentiell in den Händen des U.S.-Konzerns und nicht des einzelnen Website-Betreibers. Informationen und Anleitungen findet man unter http://www.google.com/intl/de/analytics.

Piwik Dies ist eine gute, ebenfalls kostenlose Alternative für alle, die sich stärker dem Datenschutz verpflichtet fühlen und sich nicht von externen Anbietern abhängig machen wollen. Es wird als Software auf dem eigenen Server installiert und kann datenschutzkonform eingesetzt werden. Dies bedeutet jedoch kaum Einschränkungen in der Funktionalität: Piwik kann alles, was selbst Profis von solch einem Werkzeug erwarten. Es ist allerdings etwas anspruchsvoller in Installation und Bedienung als Google Analytics. Informationen und Anleitungen findet man unter http://de.piwik.org.

SEO-Analyse

Webanalyse-Tools erfassen nur die Vorgänge auf der Website selbst. Sie bringen nicht in Erfahrung, wie sich eine Seite für bestimmte Keywords in den Suchmaschinen schlägt oder wie gut sie im Internet verlinkt ist. Für solche Aufgaben bedarf es völlig anderer Werkzeuge. SEO-Analysetools beobachten das gesamte Internet, um Vergleichsdaten für jeden Zweck bereitzustellen. Mit ihrer Hilfe lässt sich nicht nur in Erfahrung bringen, was real auf einer Website geschieht. Mit solchen Tools kann man Konkurrenten im Auge behalten, passendere Keywords finden, die Verlinkung analysieren und weitere Optimierungspotentiale identifizieren.

Hier einige für Deutschland relevante Anbieter:

Sistrix Toolbox Die Toolbox der Bonner Firma Sistrix baut auf einem riesigen Datenbestand auf, der von der Firma seit Jahren mit eigenen Crawlern im Internet gesammelt wird. Mit der Toolbox lassen sich SEO- und auch SEM-Kampagnen hervorragend kontrollieren und Daten für die weitere Optimierung gewinnen. Die Stärken liegen in der Verlinkungs-Analyse und in der Überwachung der Suchmaschinenperformance einer Website. Für Letzteres hat Sistrix eine eigene Skala entwickelt, den Sistrix-Sichtbarkeitsindex, der sich mittlerweile in Deutschland als gute Kennzahl für die Suchmaschinenpräsenz etabliert hat. Die Nutzung der Toolbox ist kostenpflichtig. Informationen findet man unter http://www.sistrix.de.

SEOlytics Noch breitere Analyse-Möglichkeiten bietet die Hamburger Firma SEOlytics mit ihrer gleichnamigen Software. Besonders im Bereich der Verlinkungen hält SEOlytics hilfreiche Funktionen bereit, die aber vielfach nur noch für echte SEO-Profis interessant sind. Nützlich sind die tagesaktuelle Überwachung der Suchergebnis-Positionen und umfangreiche Funktionen zur Überwachung von Social-Media-Plattformen. Auch die Nutzung von SEOlytics ist kostenpflichtig. Informationen findet man unter http://www.seolytics.de.

Searchmetrics Suite Searchmetrics ist eine Firma aus Berlin. Die Searchmetrics Suite ist der dritte Big Player unter den SEO-Analysetools. Auch sie steht den beiden zuvor erwähnten in nichts nach. Ihre besondere Stärke liegt in darin, dass sie nicht nur Analysedaten liefert, sondern auch Vorschläge zur Optimierung der eigenen Website macht. Auch hier muss man in die Nutzung Geld investieren. Informationen findet man unter http://www.searchmetrics.com/de.

Kostenlose Linkanalyse mit dem Yahoo Site Explorer Da die Überwachung der Verlinkung die wichtigste Aufgabe im Rahmen der SEO-Analyse ist, sei hier noch erwähnt, dass es auch kostenlose Möglichkeiten der Backlink-Überwachung gibt. Es befindet sich eine unüberschaubare Anzahl entsprechender Tools im Internet, und das Angebot ändert sich permanent. Ein gutes Analysetool findet sich unter: http://www.x4d.de/backlinkchecker. Erfassen und kontrollieren Sie einmal im Monat mindestens folgende Informationen:

Kriterien der SEO-Analyse
- Monatliche Besucherzahlen und ihre Herkunft; die sogenannten Referrer zeigen, von welchen Suchmaschinen oder anderen Websites die Besucher kamen.
- Die Keywords, die Besucher von Suchmaschinen dort eingaben, um zu Ihnen zu gelangen.
- Die Position Ihrer Seiten in den Suchergebnissen für die von Ihnen festgelegten Keywords.

— Die Verlinkung Ihrer Website im Internet (Anzahl und Zusammensetzung der Backlinks).

Wichtig sind insbesondere die Entwicklung dieser Informationen über die Monate hinweg und die Tendenzen, die sich daraus abzeichnen. Auf der Basis dieser Daten können Sie auch überprüfen, ob Optimierungsmaßnahmen funktionieren oder nicht. Natürlich lassen sich zusätzlich Hunderte andere Daten erfassen und eventuell gewinnbringend analysieren. Aber Vorsicht: Schnell wird die Datenmenge unübersichtlich und die Auswertung sehr zeitaufwändig.

4.3   Die wichtigsten SEO-Maßnahmen

Durch die Analyse sind die wichtigsten Grundlagen gelegt, um eine Website für die Suchmaschinen zu optimieren. Doch worauf ist konkret zu achten? Im Folgenden werden die wichtigsten Optimierungsfelder dargestellt und einige elementare Maßnahmen erläutert.

4.3.1   Struktur der Website

Der strukturelle Aufbau einer Internetpräsenz ist für die Crawler der Suchmaschinen ebenso wichtig wie für normale Besucher. Crawler sind dafür gebaut, das Verhalten von wirklichen Surfern möglichst weit nachzuahmen. Wenn also ein Mensch eine Website leicht verständlich und gut bedienbar findet, wird sie normalerweise auch Suchmaschinen keine Hürden bieten.

Der hierarchische Aufbau

Der hierarchische Aufbau bestimmt wesentlich, welche Autorität die einzelnen Seiten innerhalb einer Website besitzen. Eine einfache Internetseite ist – grob vereinfacht – wie ein Stammbaumdiagramm aufgebaut: mit der Startseite als Elternelement, von dem alle Kinder- und Enkelelemente abzweigen. Die wichtigste Seite ist in aller Regel die Startseite (▶ Abschn. 4.3.3). Das gilt nicht nur für

menschliche Nutzer, die hier häufig schon entscheiden, ob eine Website für sie interessant ist. Auch Suchmaschinen widmen der Startseite besondere Aufmerksamkeit und schätzen ihre Inhalte als besonders wichtig ein.

Der Aufbau ist aber auch noch in anderer Hinsicht von Bedeutung. Eine Website sollte so strukturiert sein, dass die Crawler der Suchmaschinen sie leicht und schnell erfassen können. Crawler bewegen sich wie Menschen durch eine Internetpräsenz, indem sie in den Menüs Links anwählen und so von Unterseite zu Unterseite springen. Wie geduldig sie dies tun und ob sie dabei alles finden, was es zu sehen gibt, hängt ganz wesentlich von der internen Verlinkung der Website ab. Bei einer guten Verlinkung sollte es möglich sein, mit maximal drei Klicks von jeder Seite einer Webpräsenz zu einer beliebigen anderen Seite zu gelangen. Bei einer Apotheken-Website sollte dieses Ziel in der Regel erreichbar sein und angestrebt werden. Nicht nur die Crawler, sondern auch die menschlichen Besucher werden es zu schätzen wissen (▶ Kap. 3).

> **Praxistipp**
>
> Zumindest die Startseite sollte über einen Direktlink von jeder Einzelseite schnell erreichbar sein. Im Idealfall gilt dies auch für die wichtigsten Rubriken.

Die Domain

Eine gute Domain ist einer der wichtigsten Faktoren für Erfolg bei den Suchmaschinen. Im Idealfall kommen wichtige Keywords in der Domain vor. Eine solche Domain nennt man »Keyword-Domain«.

Strebt man eine Topplatzierung zum Beispiel für das Keyword »apotheke chemnitz« an, ist eine Domain wie www.apotheke-chemnitz.de ein erheblicher Wettbewerbsvorteil. Leider werden derartige Domains aus eben diesem Grunde als unlauterer Wettbewerb eingestuft und sind daher abmahnfähig. Eine erlaubte Keyword-Domain könnte beispielsweise so aussehen: www.apotheke-mueller-chemnitz.de oder www.muehlen-apotheke-chemnitz.de.

Es lohnt sich also, schon bei der Domainauswahl die SEO-Ziele im Auge zu haben. Über die Stränge schlagen sollte man aber auch hier nicht: Lange Domains mit vielen Keywords scheinen zwar auf den ersten Blick toll, sind aber sehr nutzerunfreundlich. Hier sollte man stets einen guten Kompromiss suchen.

Bei der Domainregistrierung ist es empfehlenswert, großzügig zu verfahren und zum Beispiel Variationen der Hauptdomain zu registrieren (mit und ohne Bindestrichen, mit und ohne Umlauten usw.). Auch die wichtigsten Top-Level-Domains gehören mit in das Domain-Portfolio. Zwar ist in Deutschland die Top-Level-Domain »de« Standard, doch sollten auch die Domains mit den Endungen »com«, »net« und »org« gesichert werden. All dies dient vor allem der Absicherung gegen missgünstige Mitbewerber.

Auch wenn Sie mehrere nützliche Domains registriert haben, sollten Sie nur eine davon für Ihre Website nutzen. Alle anderen Domains dienen nur als Sekundärdomains und werden auf die Hauptdomain weitergeleitet.

> **Betreiben Sie auf gar keinen Fall dieselbe Seite unter mehreren verschiedenen Domains. Dies gilt als Duplicate Content.**

Auch wenn diese Argumente dafür zu sprechen scheinen, sich nun schnell eine gute Keyword-Domain auszudenken und die neutrale Domain www.apotheke-mustermann.de aufzugeben, ist hier eine nüchterne Abwägung nötig. Eine neue Domain bedeutet für die Suchmaschinen in aller Regel, dass es sich um eine völlig neue Website handelt. Eine über viele Jahre erkämpfte Autorität ist unter Umständen verloren, wenn die Domain gewechselt wird. Die meisten Backlinks der alten Domain werden ebenfalls wertlos. Es gilt also, Gewinn und Verlust nüchtern gegeneinander abzuwägen. Im Zweifel kann hier ein SEO-Experte Rat geben.

URL-Design

Jede einzelne Seite einer Website verfügt über eine eigene eindeutige Adresse, die URL (Uniform Resource Locator). Der vordere Teil der URL besteht – grob gesagt – aus dem Domainnamen, auf den der Dateiname der einzelnen Seite folgt. Zwischen beiden stehen unter Umständen noch die Namen von Ordnern, in die die einzelnen Seiten einsortiert sind. Die URL einer Seite zur Professionellen Zahnreinigung in der Rubrik »Prophylaxe« könnte idealerweise so aussehen: http://www.zahnarzt-marktstrasse-schwerin.de/prophylaxe/zahnreinigung.html.

Wie im Beispiel zu sehen, ist es möglich, allein durch die Benennung von Ordnern und Seiten weitere Keywords direkt in der URL unterzubringen. Diese sehr effektive Technik wird oft aus reiner Bequemlichkeit nicht genutzt. Das Web ist voll von URLs wie dieser: http://www.zahnarzt-marktstrasse-schwerin.de/cat12/id546.html. Hier wurde viel wertvolles Potential verschenkt.

Sichten Sie Ihre Website, ob die URLs aussagekräftig und Keywords enthalten sind. Benennen Sie Dateien und Ordner um, die aussagefrei oder zu allgemein sind, zum Beispiel die Seite »team.html« in »zahnarzt-mustermann-praxisteam.html«, die Seite »leistungen« in »zahnmedizinische-behandlungen.html« usw.

Praxistipp

Achten Sie bei Umformulierungen der URLs unbedingt auf die internen Links, etwa im Menü Ihrer Website, damit diese nicht weiterhin zu den alten URLs verweisen. Am besten übertragen Sie diese Umbenennung einem Webdesigner, der mit Tools überprüfen kann, ob nichts übersehen wurde.

Content-Management-Systeme und Permalinks

Content-Management-Systeme (CMS) erzeugen die Dateinamen der Seiten meist automatisch, was in der Regel zu kryptischen Zahlenketten mit Parametern führt. Diese weder nutzer- noch suchmaschinenfreundlichen URLs lassen sich bei den meisten modernen CMS durch sogenannte »Permalinks« ersetzen, die keine dynamischen Parameter mehr enthalten und eher den oben beschriebenen festen HTML-Adressen entsprechen. Es muss also in jedem Fall ein CMS her, das solche Permalink-URLs ermöglicht und dann die optimale Gestaltung dieser URLs aufmerksam umgesetzt werden.

> **Praxistipp**
>
> Verwenden Sie in Dateinamen und Ordnern Bindestriche (-) zur Trennung von Wörtern, keine Unterstriche (_), wie sie Programmierer gern benutzen. Suchmaschinen kommen mit Bindestrichen besser zurecht.

Sitemap

Eine Sitemap listet alle Seiten einer Website auf. Auf vielen Internetseiten gibt es eine Sitemap, die Nutzern die Orientierung erleichtern soll. Diesen Service kann man auch den Suchmaschinen bieten. Für die Crawler der Suchmaschinen sind spezielle Sitemaps im XML-Dateiformat gute Orientierungen über den Umfang der Website. Sie erleichtern und beschleunigen deren Erfassung erheblich. XML-Sitemaps sind schnell und unkompliziert zu erstellen. Der zügigste Weg ist, einen Onlineservice wie den unter http://www.xml-sitemaps.com kostenlos bereitgestellten zu benutzen. Die erstellte und heruntergeladene XML-Datei wird dann unter dem Namen sitemap.xml in das Haupt-Verzeichnis der Website gelegt. Die Suchmaschinen-Crawler finden sie dort automatisch. Bei jeder Änderung an der Website, bei der Seiten hinzugefügt, entfernt oder umsortiert wurden, muss dieser Prozess wiederholt werden.

> **Praxistipp**
>
> Viele Content-Management-Systeme können XML-Sitemaps automatisch oder mittels entsprechender Plugins erstellen. Dies ist der bequemste Weg für Seitenbetreiber.

Duplicate Content

Suchmaschinen möchten Nutzern bei einer Suchanfrage möglichst viele unterschiedliche Treffer bieten. Oft kommt aber ein passender Text im Internet gleich mehrfach vor, zum Beispiel ein Artikel aus Wikipedia, den jeder Website-Besitzer ganz legal bei sich als Erklärungstext wiedergeben darf. Damit Suchende im Suchergebnis nicht mehrmals denselben Text auf unterschiedlichen Websites angeboten bekommen, entscheiden sich Suchmaschinen in solchen Fällen für eine Variante, die Priorität erhält, und blenden die anderen Versionen aus. Dieser Duplicate Content – mehrmals identisch im Netz vorkommender Inhalt – ist für Seitenbetreiber ein Problem. Die Suchmaschine entscheidet, welche Version sie als »Original« wertet und als einzige im Suchergebnis anzeigt. Hat man also Texte auf der Website, die woanders auch vorkommen, kann es passieren, dass die eigene Seite gar nicht im Suchergebnis auftaucht.

> **Praxistipp**
>
> Vermeiden Sie es, Texte von anderen Quellen zu übernehmen – auch wenn dies lizenzrechtlich möglich wäre. Die kopierten Texte bringen Ihnen kaum einen Vorteil, sondern können schlimmstenfalls sogar den Ruf Ihrer Website bei der Suchmaschine beschädigen.

Besonders negativ kann es sich auswirken, wenn die gesamte Internetpräsenz an mehreren Orten im Internet verfügbar ist – also vollständig gespiegelt ist. Gewöhnlich wertet die Suchmaschine nur eine davon als echt und gibt diese als Suchergebnis aus, der Rest fällt unter den Tisch. Auf den guten Ruf einer Website bei der Suchmaschine hat dieses Phänomen keinen guten Einfluss.

Ursache für eine so gespiegelte Domain kann zweierlei sein: Möglicherweise wird ein und dieselbe Seite auf mehreren Domains betrieben. Das ist zwar technisch und rechtlich kein Problem, wird aber von Suchmaschinen gar nicht geschätzt. Die zweite Variante: Jemand hat die gesamte Seite kopiert und woanders auf eigene Rechnung ins Netz gestellt. Auch dies ist technisch kein Problem, aber ein veritabler Verstoß gegen das Urheberrecht. In diesem Fall kann und sollte man rechtliche Schritte einleiten.

Der erste Fall kommt erfahrungsgemäß sehr häufig vor. Er entsteht, wenn ein Website-Besitzer mehrere Domains registriert und alle auf dieselbe Website schalten lässt. Das korrekte Verfahren wäre jedoch, nur eine Hauptdomain direkt für die Website zu nutzen und alle anderen sekundären Domains auf diese Hauptdomain umzuleiten. Dies können Betreiber in den Domaineinstellungen der meisten Webhoster relativ einfach regeln. Bei dieser Lösung gibt es keinerlei Probleme mit Duplicate Content.

Was Suchmaschinen nicht mögen

Neben Duplicate Content gibt es einige Techniken, die bei Suchmaschinen unbeliebt sind bzw. mit denen die Crawler technisch nicht umgehen können. Hier einige Dinge, die Sie bei Ihrer Website aus SEO-Sicht meiden sollten:

Frames Als Gestaltungselement gehören die Frames in die Urzeit des Internets und sind schon lange out. Für die Crawler ist es schwierig bis unmöglich, von einem Frame in den nächsten zu springen. Was effektiv bedeutet, dass sie in der Regel nur den äußersten Frame erfassen und nicht bis zu den eigentlichen Inhalten der Seite vordringen können. Unbedingt vermeiden!

Flash Mit Flash lassen sich hübsche Animationen erstellen und sogar komplette Internetseiten dynamisch und ästhetisch ansprechend gestalten. Aber Vorsicht: Die Crawler können die Inhalte der Flash-Animationen nicht auslesen. Eine Flash-Website, die für den User einen schönen optischen Eindruck macht, ist für die Suchmaschinen in der Regel schlichtweg nicht existent. Flash-Animationen sollten höchstens unterstützend eingesetzt werden.

Javascript Bei Javascript ist die Lage diffiziler. Die Technik ermöglicht dynamische Elemente auf einer Website und wird von den Crawlern der Suchmaschinen zum Teil akzeptiert. Hier gilt es, stets im Einzelfall zu testen, was suchmaschinenkompatibel ist und was nicht.

Manipulationstaktiken In der Frühzeit der Suchmaschinen gab es viele Manipulationstaktiken, die heute nicht mehr funktionieren und sogar zu harten Abstrafungen führen können. Clevere Webmaster brachten etwa wichtige Keywords auf der Seite unter, indem sie sie mit weißer Schrift auf weißem Hintergrund darstellten. Für Besucher unsichtbar und daher nicht weiter störend, konnten die Crawler der Suchmaschinen dies anfangs nicht von normalem Text unterscheiden. Inzwischen

reagieren die Suchmaschinen auf derartige Strategien jedoch negativ. Ähnliches gilt für künstlich mit Keywords überladene Texte (»Keyword-Stuffing«).

4.3.2 Head der Website

Der Head einer HTML-Seite ist für den normalen Surfer unsichtbar. Die Informationen darin sind für Maschinen gedacht, zum Beispiel die Browser oder die Crawler der Suchmaschinen. In ihnen sind beispielsweise Zeichencode, Herkunftsland und Sprache der Website genannt. Jede einzelne HTML-Seite hat einen eigenen Head. Um den Head betrachten zu können, muss man den Quelltext aufrufen (im Browser mit einem Rechtsklick in die Seite und dann im sich aufklappenden Kontextmenü die Option »Quelltext aufrufen« auswählen). Je nach Geschmack und Gründlichkeit des Webdesigners kann der Head mehr oder weniger Angaben umfassen (◘ Abb. 4.2). Aus Suchmaschinensicht sind allerdings nicht alle von diesen »Meta-Tags« genannten Einträgen von Interesse. Die wirklich wichtigen sind im Folgenden erläutert.

Inhaltsbezogene Meta-Tags
Title

Der Title ist aus SEO-Sicht der wahrscheinlich wichtigste Eintrag im Head. Was hier steht, wird vom Browser als Seitentitel in der Titelleiste verwendet und von den Suchmaschinen als blau dargestellter Link in den Suchergebnissen benutzt. Schon dies ist Grund genug, auf die Title-Benennung Mühe zu verwenden. Denn ein guter Linktext in der Ergebnisliste hat neben der Platzierung den größten Einfluss darauf, ob das Ergebnis angeklickt wird oder nicht. Aber die Bedeutung des Titles erschöpft sich nicht darin. Die Suchmaschinen messen den Worten, die im Title vorkommen, große Bedeutung bei. Hier ist der rechte Ort für Keywords. Dabei zählt jedes Wort, aber auch ihre Reihenfolge: Das Wichtigste gehört an den Anfang. Man sollte also nicht das erste Wort an einen Artikel oder ein »Dr.« verschwenden. Suchmaschinen stellen in den Ergebnisseiten höchstens 64 Zeichen des Titles dar. Wenn man die Titles von vornherein auf diese Maximallänge beschränkt, hat man alles unter Kontrolle.

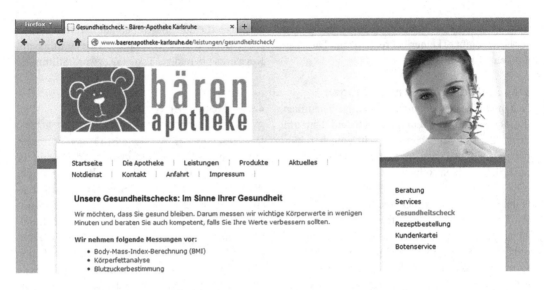

□ Abb. 4.2   Screenshot: Titel im Browser einer Apotheken-Website. (Bildrechte: Bären-Apotheke Karlsruhe)

> **❯ Auch wenn es Arbeit macht: Der Title soll
> die Seite, die er betitelt, individuell be-
> schreiben. Verwenden Sie also für jede
> Einzelseite einen eigenen Title, wieder-
> holen Sie sie nicht. Kommt ein Title mehr-
> fach vor, folgert die Suchmaschine, dass er
> keine Unterscheidungskraft besitzt, und
> ignoriert ihn!**

Description

Nach dem Title besitzt die Description die größte Bedeutung für die Suchmaschinenoptimierung
des Heads. Der hier eingegebene Text liefert die
Beschreibung, die von Suchmaschinen als zweizei-
liger schwarzer Text unter dem Link auf den Ergebnisseiten angezeigt wird. Gibt es keine Description
im Head der Seite, sammelt die Suchmaschine willkürlich passend scheinende Textschnipsel von der
Seite zusammen und stellt sie dort dar.

Auch hier sollte gründlich mit passenden Keywords gearbeitet werden, denn die Suchmaschinen
nehmen diesen Text ernst. Es gilt im Grundsatz
dasselbe wie beim Title: Die Description soll die
Seite, die sie beschreibt, auch wirklich individuell
beschreiben. Jede Seite verdient eine eigene Description. Wiederholungen schwächen den Effekt.

Google stellt nur maximal 160 Zeichen der Description auf der Ergebnisseite dar. Wenn Sie also

das Beste aus der Description herausholen wollen,
beschränken Sie sie von vornherein auf diese Länge.

Keywords

Der Meta-Tag »Keywords« hat kaum noch nennenswerte Bedeutung für die Suchmaschinen. In
der Frühzeit des Internets war er wichtig, doch
schnell wurde klar, dass auf diese Weise zu viel ma-
nipuliert wird. Seitdem ignorieren die Suchmaschinen ihn weitgehend, und es lohnt kaum, Mühe und
Zeit hineinzustecken.

Weil es immer wieder zu Verwirrung führt: Der
Meta-Tag »Keywords« und sein Inhalt mögen un-
wichtig sein. Die Keywords an sich sind es nicht.
Sie sind die Grundlage der Suchmaschinenoptimierung und müssen an jedem wichtigen Ort prominent vorkommen.

Praxistipp

Stellen Sie bis zu zehn der wichtigsten Keywords zusammen, die für die Website insgesamt von Bedeutung sind, und lassen Sie
sie identisch in den Head jeder Einzelseite
einbauen. Mehr Aufwand lohnt nicht. Maximal
könnten Sie für jede Rubrik der Seite ein indivi-
duelles Set zusammenstellen.

Ortsbezogene Meta-Tags: Die »Geo-Tags«

Die Geo-Tags sind ein ganzes Bündel von Meta-Informationen, die genauere Lokalisierung dessen, was aus der Website angeboten wird, ermöglichen sollen. Durch die starke Zunahme lokalisierter Suche gewinnt dieser Aspekt schnell an Bedeutung und ist für Apotheken-Websites wegen der überwiegend lokalen Ausrichtung von besonderer Wichtigkeit.

Geo-Tags liefern genaue Angaben zu Land, Bundesland, Ort, Postleitzahl und den konkreten Koordinaten (geographische Länge und Breite), die von den Crawlern der Suchmaschinen verstanden und archiviert werden. Neben dem Ort als Keyword in den Texten auf der Seite liefern die Geo-Tags also ein weiteres Indiz, das der Suchmaschine die lokale Zuordnung ermöglicht.

So könnte eine hypothetische Apotheke, die am Hauptsitz des Bundesgesundheitsministeriums in Bonn ihre Geschäftsräume hätte, folgende Geo-Tags im Head ihrer Seiten einbauen:

- <meta name=»zipcode« content=»53123« />
- <meta name=»city« content=»bonn« />
- <meta name=»country« content=»germany« />
- <meta name=»geo.region« content=»de-nw« />
- <meta name=»geo.placename« content=»bonn« />
- <meta name=»geo.position« content=»50.720224;7.062138« />
- <meta name=»icbm« content=»50.720224, 7.062138« />

Nicht wundern: Die Angaben sind teilweise redundant. Zurzeit ist noch unklar, welches Geo-Tag-System sich durchsetzen wird. Daher zur Sicherheit beide einfügen.

Praxistipp

Im Internet gibt es Services, mittels derer Sie sich unter Angabe einer Adresse ein Set von Geo-Tags erzeugen lassen können, das Sie nur noch in den Head kopieren müssen, zum Beispiel http://www.geo-tag.de/generator/de.html.

Technikbezogene Meta-Tags
Robots

Dieser Meta-Tag enthält Anweisungen für die Crawler der Suchmaschinen, wie sie die Seite behandeln sollen. Folgende Einstellungen können hier vorgenommen werden:

Einstellungen in Robots

- index bzw. noindex: Hiermit erlaubt bzw. verbietet man dem Crawler, die Seite in den Index der Suchmaschine aufzunehmen. Seiten, die im Head auf »noindex« gestellt sind, werden nie in irgendeiner Suchmaschine gefunden werden können. Diese Einstellung kann durchaus sinnvoll sein, wenn man zum Beispiel Duplicate-Content-Probleme vermeiden will oder bestimmte Inhalte vor dem Abspeichern im Suchmaschinenindex sichern möchte.
- follow bzw. nofollow: Hiermit erlaubt bzw. verbietet man dem Crawler, den Links, die er auf der Seite findet, weiterzuverfolgen. Von hier abzweigende Unterseiten werden also vom Crawler nicht mehr angeschaut.

In der Regel sollte dieser Meta-Tag so aussehen: <meta name=»robots« content=»index, follow« />. Eine so markierte Seite ist vollständig für die Suchmaschine geöffnet.

Canonical

Der Canonical-Tag wurde erst Ende 2009 von den Suchmaschinenbetreibern selbst eingeführt und sollte Website-Besitzern dazu dienen, die mit Duplicate Content verbundenen Probleme in den Griff zu bekommen. Sollte es aus irgendwelchen Gründen notwendig sein, mehrere identische Seiten unter verschiedenen Domains zu betreiben (wovon grundsätzlich abzuraten ist), kann der Canonical-Tag die Probleme abfangen, die eigentlich entstehen müssten. Grundsätzlich würden die Suchmaschinen die doppelten Contents abwerten und sich eine der Varianten aussuchen, die als einzige in den Suchmaschinen auftauchen würde. Durch den Canonical-Tag lässt sich dies nicht verhindern, man kann damit jedoch beeinflussen, welche der Varianten angezeigt wird.

Wenn also unter www.domain-a.de/seite1.html und unter www.domain-b.de/seite1.html identische Inhalte auftauchen, würden schlimmstenfalls beide Seiten darunter leiden müssen. Der Besitzer kann jedoch auf beiden Seiten den folgenden Tag in den Head einbauen: <link rel=»canonical« href=»http://www.domain-a.de/seite1.html«/>. Daraus erfährt die Suchmaschine, dass die www.domain-a.de Priorität genießt, und behandelt die beiden Seiten entsprechend.

Für eine Apotheken-Website sollte es normalerweise keine Notwendigkeiten geben, die gegen die weit sauberere Lösung der Domain-Weiterleitungen sprechen. Korrekte Canonical-Tags auf allen Seiten schaden jedoch nie.

Content-Type

Dieser Tag bezeichnet den auf der Website verwendeten Zeichencode. Er ist wichtig für die Crawler, um den Text, vor allem die Umlaute und Sonderzeichen, korrekt lesen und indexieren zu können. Wenn beispielsweise Umlaute in den Textausschnitten auf der Suchergebnisseite nicht korrekt dargestellt sind, liegt dies meist daran, dass die Crawler die Zeichen wegen eines falschen oder fehlenden Content-Type-Tags fehlerhaft interpretiert haben. Eine für deutsche Websites typische Variante ist <meta http-equiv=»content-type« content=»text/html; charset=utf-8« />. Die korrekte Einstellung sollte am besten ein Webdesigner vornehmen.

Language

Dieser Meta-Tag benennt die Sprache, in der die Seite verfasst ist. Der Crawler der Suchmaschine sollte zwar auch von selbst darauf kommen – aber sicher ist sicher. Für eine deutschsprachige Seite sieht der korrekte Meta-Tag so aus: <meta name=»language« content=»de« />.

4.3.3 Inhalt optimieren

Nach dem unsichtbaren Head zum wirklich Wichtigen: den eigentlichen Inhalten, also jenen Texten und Bildern, die der menschliche Seitenbesucher lesen und ansehen kann. Sie sind auch für die Suchmaschinen der wichtigste Teil der Seite, und zwar aus dem einfachen Grund, dass Suchmaschinen

ihren Nutzern gute, inhaltsstarke Ergebnisse ausliefern wollen. Grundsätzlich ist es so, dass die Crawler der Suchmaschinen nur normalen Text lesen können. Daher stehen Keyword-optimierte Inhalte an der Spitze der relevanten Inhalte. Doch auch die anderen möglichen Inhalte (Bilder, Dokumente, Tondateien und Videos) können suchmaschinenoptimiert werden.

Suchmaschinenadäquate Texte

Schauwert durch schicke Animationen und attraktive Grafiken nutzt bei Suchmaschinen nichts – die Crawler können nicht sehen, sondern nur lesen. Die Suchmaschine benötigt Futter in Form von Texten, die mit den wichtigen Keywords angereichert sind. Es genügt allerdings nicht, diese Begriffe so oft wie möglich überall auf der Website unterzubringen. Die Crawler sind intelligent genug, um künstlich mit Keywords vollgestopfte Texte zu erkennen. Ganz abgesehen davon schrecken sie so die Besucher ab – und diese sind und bleiben ja das eigentliche Zielpublikum.

Zudem versuchen die Crawler das Leseverhalten von Menschen nachzuahmen und bewerten manche Textelemente höher als andere. Man kennt es aus der Medienforschung: Manche Textteile fallen mehr ins Auge. Diese Hingucker werden von den Suchmaschinen als besonders wichtig eingeschätzt:

- Überschriften und Zwischentitel,
- Hervorhebungen im Text (fett, kursiv),
- Textanfang und Textende,
- Aufzählungen mit Spiegelstrichen, Punkten oder anderen Elementen,
- Bildunterschriften.

Die größere Aufmerksamkeit der Suchmaschinen auf diese Textbausteine bedeutet: Hier ist der beste Platz für die Keywords.

Tipps für das suchmaschinengerechte Schreiben

- Lösen Sie sich davon, Wiederholung stets vermeiden zu wollen. Verwenden Sie aus SEO-Gründen sogar unbedingt denselben Begriff mehrmals im Text, damit man merkt, dass er wichtig ist. Die »Keyword-Dichte«, also die Häufigkeit des Vorkommens eines bestimmten Keywords, ist ein wichtiges Argument für Suchmaschinen.

- Vorsicht mit Fachbegriffen. Schreiben Sie laienverständlich. Es sei denn, die Zielgruppe sind Ihre Fachkollegen.
- Verwenden Sie nur Abkürzungen, wenn Sie sicher sind, dass sie allgemein bekannt sind. Dasselbe gilt umgekehrt: Beispielsweise bringt eine Seite, auf der mehrfach der Begriff »Body-Mass-Index« vorkommt, wenig, wenn »BMI« der gängigere Ausdruck ist.
- Schreiben Sie für jedes Keyword eine eigene Schwerpunktseite. Diese ist dann die »Landing Page« für das Keyword, also die Seite, die beim Googeln des Keywords in den Suchergebnissen erscheinen soll. Verwenden Sie nicht mehrere Keywords auf einer solchen Landing Page – Sie schwächen damit nur alle Keywords zugleich. Vergessen Sie dabei nicht, Inhalt und Meta-Tags aufeinander abzustimmen.

Das Aushängeschild: Die Startseite

Die Startseite (engl. homepage) ist die wichtigste einzelne Seite einer Internetpräsenz. Sie ist das Aushängeschild und erster Eindruck nicht nur für Besucher, sondern auch für die Suchmaschinen. Da auch die meisten Links aus dem Netz auf sie verweisen, ist sie zudem die stärkste einzelne Seite. Diese Möglichkeiten gilt es optimal zu nutzen. Wichtigstes Kriterium für eine für Suchmaschinen attraktive Startseite ist: ausreichend verwertbarer Text.

Noch immer gibt es viele Apotheken-Websites, die ihre Einstiegsseite an eine sogenannte Intro-Page verschwenden. Intro-Pages bestehen meist aus einer großflächigen Graphik oder Animation, die Besucher willkommen heißt oder anderweitig auf die Seite einstimmen will. Sie sind Relikte aus den Tagen, als es noch kein Internet gab – reiner Zierrat ohne Funktion für die Seitenbesucher.

> **Praxistipp**
>
> Wenn Sie eine nützliche Website kreieren wollen, verzichten Sie auf den Schauwert des Intros und bieten Sie Besuchern gleich das, wofür sie gekommen sind: Informationen. Internetnutzer sind in hohem Grade ungeduldig. Strapazieren Sie das wenige an Geduld nicht mit nutzlosen Intro-Pages.

Aus SEO-Sicht ist es noch schlimmer: Da Intro-Pages meist praktisch keine Texte enthalten, finden Suchmaschinen dort nichts Verwertbares. Aus ihrer Sicht ist die Startseite der Website also leer. Auf diese Weise geht kostbares SEO-Potential verloren.

Der Text auf der Startseite sollte nicht zu lang sein, aber dennoch die wichtigsten Keywords enthalten. Eine kurze Beschreibung der wichtigsten Services und Schwerpunkte ist normalerweise die beste Strategie. Floskelhafte Philosophien wie »Ihre Gesundheit ist uns wichtig« sind hier unangebracht, denn sie haben praktisch keine Unterscheidungskraft, und ihr Informationswert für Kunden ist auch eher dürftig. Auch eine Überschrift wie »Willkommen auf unserer Apotheken-Website« ist wertlos. Diese Floskel bietet dem Besucher keine Zusatzinformation, er fühlt sich auch nicht besser aufgehoben. Die Hauptüberschrift auf der Startseite ist einer der wichtigsten Orte auf der gesamten Website, also gehören Keywords hinein: »Apotheke Dr. Müller – Ihr Gesundheits-Spezialist in Mainz« wäre zum Beispiel eine weit bessere Variante. Sie lässt sich noch durch eventuelle Apotheken-Schwerpunkte ergänzen.

Bilder optimieren

Bilder sind als Blickfang und optisches Gestaltungselement wichtig. Auch aus Suchmaschinensicht können sie interessant sein, vor allem, seit die Suchmaschinen häufiger multimediale Ergebnisse in die Suchergebnislisten einblenden. Aber: Die Bilder selbst werden von den Suchmaschinen nicht analysiert. In einem Bild befindlicher Text kann nicht entziffert werden, Gesichter und Gegenstände werden nicht identifiziert. Die Suchmaschine weiß also nicht, was oder wer auf dem Bild dargestellt ist. Daraus folgt: Die Suchmaschine braucht Hinweise, für welche Keywords das Bild relevant ist. Für diese Hinweise gibt es drei mögliche Quellen:

Der Dateiname Wenn man SEO ernst nimmt, darf eine Bilddatei nicht als DSC009645.jpg oder bild02.jpg benannt werden. Stattdessen sollte es mueller-apotheker-mainz.jpg heißen, wenn auf dem Bild der Apotheken-Inhaber zu sehen ist. Statt team.jpg wäre team-markt-apotheke-mainz.jpg besser. Kurz: In den Dateinamen gehören Keywords.

Das alt-Attribut Beim Einbinden eines Bildes in den HTML-Code besteht die Möglichkeit, dem Bild eine Beschreibung zuzuweisen, das sogenannte alt-Attribut. Es kann eine kurze Beschreibung des Bildes enthalten und wird von den Suchmaschinen als solche betrachtet. Übrigens wird es Blinden auch als Beschreibung des Bildes vorgelesen, verbessert also die Barrierefreiheit Ihrer Website (▶ Kap. 3).

Der Text Textinhalte, die in direktem Umfeld des Bildes stehen, werden ebenfalls als relevant eingestuft. Besonders wichtig ist hier natürlich die Bildunterschrift.

> **Praxistipp**
>
> Verwenden Sie manche Bilder mehrfach auf verschiedenen Seiten der Website, lohnt es sich durchaus, Dateinamen und alt-Attribut jeweils für die individuelle Seite anzupassen.

Videos und Tondateien

Für multimediale Inhalte wie Videos und Tondateien gilt Ähnliches wie das eben für Bilder Erläuterte. Auch hier kann die Suchmaschine von sich aus praktisch keine Kenntnisse über den Inhalt der Medien gewinnen. Sie müssen durch Dateinamen und beschreibende Texte näher charakterisiert werden. Die Methoden sind die gleichen wie bei Bildern.

PDF-Dokumente

PDF-Dateien sind wunderbares Suchmaschinenfutter. Suchmaschinen lieben sie, weil sie sie gut lesen und archivieren können und überdies annehmen, dass in PDFs abgelegte Informationen dauerhafter sind als die flüchtigen Inhalte von Webseiten. Besonders für weiterführende Informationen – zum Beispiel zu Behandlungsangeboten – eignen sich PDF-Dokumente hervorragend. Auch das PDF-Dokument sollte Keyword-optimiert geschrieben werden. PDFs werden so wie normale Webseiten von den Suchmaschinen analysiert und gefunden. Es sollten also grundsätzlich dieselben Schreibregeln angewandt werden wie bei Internettexten. Wie bei Bildern sollte der Dateiname so sprechend wie möglich sein und unter Benutzung von Keywords gewählt werden.

Auch PDF-Dokumente haben Meta-Tags. Jedem Dokument können Title, Description und Keywords zugeordnet werden. Versehen Sie unbedingt alle online gestellten PDFs mit diesen Tags – aus denselben Gründen, aus denen es sich für Webseiten lohnt. Mit dem Acrobat Reader ist dies nicht möglich, es gibt jedoch spezielle Programme dafür. Eine kostenfreie Lösung ist zum Beispiel das kleine Programm »PDF Info« der Firma Bureausoft, das man unter www.bureausoft.com herunterladen kann. Mit ihm lassen sich schnell und einfach die wichtigsten Tags einer PDF-Datei erstellen bzw. ändern.

Damit auch Menschen mit Sehbehinderungen ihre selbst erstellten PDFs auf Word-Basis, beispielsweise Feedbackbögen, lesen können, müssen diese extra formatiert werden. Wie das funktioniert, lesen Sie in ▶ Kap. 3.

Landing Pages und Service-Seiten

Umfangreiche und informative Inhalte sind das, was eine Website auf der Suchmaschinenliste am schnellsten nach oben bringt. Ein koordinierter Aufbau von Landing Pages – speziell für bestimmte Keywords – ist dabei die beste Strategie. Ein guter Ort für solche Seiten ist die auf fast allen Apotheken-Websites vorhandene Rubrik »Service«, auf der Apotheker spezielle Angebote vorstellen. Auch einzelne Seiten zu Krankheiten oder Symptomen, Medikamenten(-gruppen) und Hilfsmitteln können als Landing Pages wichtige Keywords abdecken. Dabei ist es wichtig, nicht die medizinischen Indikationen oder pharmazeutischen Fachbegriffe als Keywords zu benutzen. Die Menschen googeln nach »halsschmerzen«, »schlaftabletten« und »interdentalbürsten«, nicht nach dem, was medizinisch oder pharmazeutisch dahintersteckt. Solche Info-Seiten zu erstellen macht jedoch Arbeit: Kosten, Nutzen und Spaß an der Arbeit sind gegeneinander abzuwägen.

Ein schöner Weg, weitere Besucher auf die Website zu ziehen und zugleich bestimmte Keywords gezielt zu stärken, ist die Einbindung kleiner Service-Seiten. Dafür ist vor allem Kreativität gefragt. Lassen Sie sich durch Beispiele inspirieren.

Beispiele für die Einbindung von Service-Seiten Um die Relevanz des Geschäftsortes als Keyword zu steigern, könnten Sie eigene Info-Seiten dazu anlegen. Das ist ganz einfach: etwas Geschichte, wichtige Sehenswürdigkeiten und vielleicht eine persönliche Liebeserklärung an die Stadt. Dazu ein paar gute Fotos und interessante Links. Mit einer solchen Seite wird der Suchmaschine deutlich signalisiert, dass die Apotheken-Website etwas mit dem Ort zu tun hat. In Großstädten ist es lohnenswert, sich je nach Einzugsgebiet auf einzelne Stadtteile zu konzentrieren.

Für Apotheker bietet es sich als Kundenservice an, eine Seite mit Adressen von Ärzten und anderen Leistungserbringern im regionalen Umfeld anzulegen. Es müssen ja nicht alle sein, nur jene, die man für empfehlenswert hält. Hier können Apotheker auch deren Websites verlinken und im Gegenzug absprechen, von ihnen verlinkt zu werden. Solche Kooperationen tun beiden Seiten gut.Ein schöner Service ist eine Seite mit Neuigkeiten aus der Medizin oder Lokalnachrichten, die für die Zielgruppe interessant sein könnten (mehr dazu in ▶ Kap. 5).

4.3.4 Backlink-Aufbau

In vielerlei Hinsicht ist die Optimierung der Website selbst, wie sie auf den vorangehenden Seiten beschrieben wurde, die Pflicht der Suchmaschinenoptimierung. Die Kür und damit das, was am Ende den eigentlichen Erfolg ausmacht, ist der Ausbau der Verlinkungen. Suchmaschinen betrachten jeden Link, der von irgendwo aus dem Internet auf eine Seite verweist, als Empfehlung für diese Seite. Diese Backlinks genannten Verlinkungen werden von den Crawlern registriert und gezählt. Je mehr Backlinks eine Site hat, desto beliebter ist sie im Internet. Und desto mehr Macht hat sie in den Suchmaschinen.

Die Qualität von Backlinks
Allerdings ist nicht jeder Backlink gleich viel wert. Ein Backlink von einer Seite, die ihrerseits besonders viele Backlinks besitzt, ist unter Umständen wertvoller als ein Backlink von 1000 Seiten ohne nennenswerte Linkpower. Ein guter Indikator dafür, wie wertvoll ein Backlink ist, ist der Google

PageRank der linkgebenden Seite. Aber es wird noch komplizierter: Website-Betreiber haben die Möglichkeit, einen Link durch das sogenannte No-Follow-Attribut für Suchmaschinen praktisch zu entwerten. Hierbei wird dem einzelnen Link im Quelltext das Kommando »nofollow« zugeordnet, das die Suchmaschinen anweist, den Link nicht zu zählen. Abgesehen von wenigen Ausnahmen (z.B. Wikipedia oder die Social-Bookmarking-Plattformen) sind NoFollow-Links also praktisch wertlos und stärken die eigene Seite nicht.

Strategien zum Backlink-Aufbau
Um sich ein rentables Linknetzwerk aufzubauen, können Website-Betreiber gute Links mieten oder kaufen. Allerdings sind diese Strategien bei den Suchmaschinen sehr unbeliebt. Das heißt: Links müssen sich verdient werden, und zwar durch gute Inhalte, die von anderen Menschen freiwillig oder auf behutsame Anregung hin verlinkt werden. Oder durch das bewusste Streuen von Links an Orten, wo dies erlaubt ist: in Foren, Kommentarfeldern von Blogs oder auf Frage-Antwort-Seiten. Doch auch hier muss behutsam vorgegangen werden, denn die Betreiber sehen das »Link-Spammen« nicht gern. Zudem ist diese Variante sehr aufwändig und bringt meist nur minderwertige Links ein. Mit den folgenden Strategien ist das Aufwand-Nutzen-Verhältnis besser einzuschätzen:

Pressearbeit Die effektivste und dauerhafteste Maßnahme für den Backlink-Aufbau ist regelmäßige Pressearbeit (▶ Kap. 2). Wenn sie Backlinks einbringen soll, muss man allerdings darauf achten, dass der Haupttext der Pressemitteilung einen Link zur Webseite enthält – wenn möglich, zu einem Angebot mit weiterführenden Informationen. Einfache Links im Fuß der Pressemitteilungen werden von Website-Betreibern und Journalisten oft weggelassen, wenn sie den Text im Internet publizieren.

Profile im Internet Hier ist zuerst an die vielen Online-Suchverzeichnisse und Bewertungsportale zu denken, die praktisch alle Einzelhandelsgeschäfte in Deutschland mit kurzen Profilen auflisten – beispielsweise www.qype.com, www.meinestadt.de oder www.webadresse.de (▶ Kap. 5 und ▶ Kap. 2).

Die meisten dieser Verzeichnisse bieten auch die Möglichkeit, im Profil zur Website zu verlinken.

> **Praxistipp**
>
> Prüfen Sie alle Suchverzeichnisse daraufhin, ob Ihre Apotheke gelistet ist und ob Sie kostenlos einen Link zur Website platzieren können. Egal, wie Sie persönlich zu diesen Angeboten stehen – die Möglichkeit der Verlinkung dort ist sehr wertvoll für die Suchmaschinenoptimierung.

Nebenbei können Sie gleich die Apotheken-Daten (Adresse, Öffnungszeiten) aktualisieren, falls nötig. Bedenken Sie, dass auch in diesen Verzeichnissen Menschen nach Apotheken suchen – nicht nur bei Google. Ähnliches gilt für regionale oder städtische Portale.

Aber auch die meisten Seiten im Internet, bei deren Inhalten Nutzer direkt mitarbeiten, stellen ihren Nutzern sogenannte Profilseiten zur Verfügung. Das gilt für die sozialen Netzwerke ebenso wie für die Wikipedia oder Foren und Frage-Antwort-Portale (▶ Kap. 5). Auf solchen Profilseiten können Apotheker gewöhnlich neben Namen, Kontaktdaten und Beschreibung auch einen Link zur Website eintragen. Meist kann man als Nutzer über die öffentliche Sichtbarkeit des Profils oder einzelner Daten daraus entscheiden.

Tragen Sie am besten nur Dinge ein, die die Welt auch erfahren soll, und stellen Sie das ganze Profil öffentlich. Nur dann ist es sicher, dass die Crawler der Suchmaschinen auch auf das Profil zugreifen können.

Linkpartner Ein verbreiteter Weg zu Backlinks ist die Vereinbarung von Link-Partnerschaften. Diese beruhen gewöhnlich auf Gegenseitigkeit: Jede Seite gibt der anderen einen Link. Achten Sie dabei darauf, dass Ihre Partner thematisch zu Ihnen passen. Für Sie bietet sich ein Partnersystem mit Kollegen an, aber auch Ärzte und Zahnärzte, Krankenhäuser, Physiotherapeuten, Ernährungsberater u.a. kommen in Frage.

Webverzeichnisse Die meisten der sogenannten Webverzeichnisse sind nicht zu empfehlen. Sie stammen noch aus den Anfangstagen des Internets, bevor es gute Suchmaschinen gab, und listen unzählige Websites in einem sortierten Katalog auf. Oft schaden Backlinks dort mehr als sie nutzen. Eine Ausnahme gibt es allerdings: das »Open Directory Project« bzw. DMOZ. Ein Eintrag in dieses Freiwilligenprojekt lohnt sich besonders.

> **Praxistipp**
>
> Versuchen Sie, Ihre Website in das DMOZ aufnehmen zu lassen. Informationen über das Verfahren finden Sie unter http://www.dmoz.org/docs/de/add.html. Es kann erhebliche Zeit dauern, bis der Eintrag freigeschaltet wird. Üben Sie sich in Geduld, Nachfragen bringt hier nichts.

Social Bookmarks Social-Bookmarking-Plattformen gehören zu den sozialen Medien (▶ Kap. 5). Hier sammeln Millionen von Nutzern Links, die sie für nützlich halten. Suchmaschinen nutzen die Plattformen als zusätzliches Indiz dafür, was eine Website wert ist. Von vielen Nutzern dort als Bookmark gespeichert zu werden kann also von Vorteil sein. Forcieren kann man dies zwar kaum, Apotheker können aber zumindest selbst ein Profil anlegen und die eigene Seite empfehlen. Die bedeutendsten Social-Bookmarking-Dienste finden Sie unter http://www.mister-wong.de und http://delicious.com.

4.3.5 Optimierung für Google Places

Wegen der besonderen Bedeutung dieses Dienstes wird hier die Optimierung für Google Places detaillierter beschrieben. Google Places ist das Branchenportal von Google und eng vernetzt mit dem Google-Netzwerk Google Plus. Die hier angelegten Profile nutzt Google für die Suchergebnisse und im Suchdienst Google Maps. Ein Eintrag bei Google Places ist besonders wichtig, da Google die Branchenergebnisse inzwischen oft neben einer kleinen Karte direkt in den Suchergebnissen darstellt.

Damit ziehen diese Einträge viel Aufmerksamkeit auf sich. User erkennen diese Ergebnisse an dem kleinen umgedrehten roten Tropfen. Auch die immer stärkere Nutzung internetfähiger Handys bzw. Smartphones, bei denen Google Maps oft als lokale Suche benutzt wird, steigert die Bedeutung des Google-Places-Eintrags.

In der Regel besitzt Google bereits Angaben zu Ihrer Apotheke. Die Suchmaschine holt sie sich aus allen möglichen Quellen im Netz. Doch selten sind diese Angaben so umfangreich, wie sie sein könnten. Beispielsweise gibt es die Möglichkeit, einen kurzen Beschreibungstext zu verfassen oder Fotos einzustellen. Hier können Sie als Apotheken-Inhaber selbst tätig werden. Dazu müssen Sie den Eintrag zunächst selbst in Besitz nehmen. Das geht so: Auf der Google-Plus-Seite zu Ihrer Apotheke, die Sie am schnellsten über Google Maps finden können, klicken Sie rechts auf den Link »Diese Seite verwalten«. Zunächst müssen Sie ein Google-Konto anlegen oder sich in sein vorhandenes Google-Konto einloggen. Danach können Sie den Eintrag korrigieren und vervollständigen. Aus Sicherheitsgründen müssen Sie sich am Ende natürlich als tatsächlicher Inhaber verifizieren.

Praxistipp

Die Ergebnisse, die Google aus den Places-Profilen holt, sind sehr auffällig dargestellt und ziehen viel Aufmerksamkeit in den Suchergebnislisten auf sich. Nutzen Sie unbedingt die Möglichkeit, sich hier korrekt und so ausführlich wie möglich zu präsentieren.

Seit Ende 2010 zeigt Google zusammen mit den Suchergebnissen aus Google Places auch Bewertungen an, die zum Teil aus der eigenen Bewertungsfunktion stammen, zum anderen Teil aus anderen Bewertungsportalen zusammengetragen sind. Die goldenen Sternchen, mit denen diese Bewertungen in den Suchergebnislisten zusammengefasst werden, erregen zusätzliche Aufmerksamkeit. Jeder Apotheker sollte ein Auge darauf haben, wie er hier wirkt.

4.3.6 Professionelle Beratung

Die wenigsten Webdesigner kennen sich bisher gut mit Suchmaschinenoptimierung aus. Und es ist sehr aufwändig, sich selbst in die inzwischen umfangreiche Literatur einzulesen. Für eine Beratung, wie die eigene Website suchmaschinentauglicher wird, können Apotheker Profis engagieren. Suchmaschinenoptimierung ist eine Boombranche, Anbieter schießen wie Pilze aus dem Boden. Alte Platzhirsche wie Abakus aus Hannover oder Sumo aus Köln sehen sich breiter Konkurrenz ausgesetzt. Der passende Dienstleister muss nicht immer ein Branchenprimus sein – unter Umständen fühlen Sie sich bei einem kleineren Anbieter besser betreut.

Praxistipp

Wenn Sie einen Profi engagieren wollen, prüfen Sie, ob er etwas von dem Handwerk versteht: Wie lange ist er schon in der Branche tätig? Kann er Referenzen vorweisen? Auch ein spezielles Knowhow im Umgang mit dem Gesundheitsmarkt, der eigenen Regeln und Mechanismen unterliegt, ist von Vorteil.

4.4 SEM: Werben mit Suchmaschinen

Eine zusätzliche Möglichkeit, Aufmerksamkeit in den Suchmaschinen auf sich zu lenken, ist Suchmaschinenmarketing (englisch: Search Engine Marketing, daher die gebräuchliche Abkürzung SEM). Alle großen Suchmaschinen ermöglichen das Schalten von Anzeigen, die den Suchenden bei bestimmten Suchbegriffen über oder neben den Suchergebnissen eingeblendet werden. Wegen der Marktdominanz von Google konzentriert sich der nächste Abschnitt ausschließlich auf das Google-eigene Anzeigensystem: die Google AdWords.

4.4.1 Wie funktionieren AdWords-Anzeigen?

Google AdWords bietet dem Werbenden die Möglichkeit, eine selbst verfasste Anzeige, die auf seine Website verlinkt ist, sehr zielgenau zu platzieren. Während in der normalen Werbung die Streuverluste sehr hoch sind, weil nicht beeinflusst werden kann, in welcher Situation die Anzeige dem Kunden unter die Augen kommt, ist die Lage beim Suchmaschinenmarketing ideal. Eine Anzeige wird dem Kunden genau dann angezeigt, wenn er ohnehin gerade nach etwas in dieser Richtung sucht. Als Werbender kann man jeder Anzeige ein Set von Keywords zuordnen. Wenn dann jemand nach diesen Keywords sucht, wird die Anzeige über oder neben den Suchergebnissen eingeblendet. Bezahlen muss man dafür nur, wenn die Anzeige auch angeklickt wird – die reine Einblendung ist gratis.

> **Praxistipp**
>
> Ein schöner Nebeneffekt: Da die reine Einblendung kostenlos ist, steigern Sie ihre Bekanntheit sogar dann, wenn niemand Ihre Anzeige anklickt. Denn unterschwellig wird die Präsenz der Anzeige trotzdem vom Nutzer wahrgenommen. Eine effektive kostenlose Variante des Brandings.

Natürlich ist es eher selten, dass sich ein Apotheker als einziger Werbender für ein Keyword interessiert. Meist wollen Dutzende Konkurrenten ihre Anzeigen ebenfalls den Suchenden zeigen. Dieses Problem wird durch eine Art Versteigerungssystem gelöst. Der Werbende kann jeder Anzeige zuweisen, wie viel Geld er bereit wäre, für den Klick eines Kunden auf die Anzeige zu bezahlen. Dargestellt werden die Anzeigen, die das höchste Gebot abgegeben haben. Damit die Kosten nicht aus dem Ruder laufen, lässt sich ein Tagesbudget festlegen, das nicht überschritten werden darf.

4.4.2 Anzeigen einrichten

Zunächst müssen Sie unter www.google.de/AdWords ein Konto einrichten. Danach kann es zü-

gig losgehen. Im nächsten Schritt müssen Sie eine Kampagne mit einem zusammengehörigen Set von Anzeigen erstellen. In den Einstellungen für die Kampagne können Sie die wichtigsten finanziellen Einstellungen global festlegen: das Maximalgebot für einen Klick und das Tageslimit. Die Anzeigen selbst bestehen stets aus drei Elementen: der Überschrift, die zugleich der anklickbare Link ist, der Beschreibung und der grün dargestellten Webadresse. Alle drei Elemente lassen sich flexibel gestalten – nur die mögliche Zeichenanzahl ist begrenzt. Jeder Gruppe von Anzeigen können Sie nun eine beliebige Menge von Keywords zuweisen, bei denen die Werbung angezeigt werden soll.

Im Sommer 2011 hat der Bundesgerichtshof eine lange offene Streitfrage entschieden: Werbende dürfen bei AdWords auch Marken- oder Firmennamen von direkten Konkurrenten als Keywords nutzen, sodass ihre Anzeigen angezeigt werden, wenn Nutzer eigentlich nach dem Wettbewerber suchen. Im Anzeigentext darf jedoch nicht der täuschende Eindruck erzeugt werden, man wäre selbst der Konkurrent.

4.4.3 Erfolgskontrolle

Speziell für Einsteiger empfiehlt sich ein vorsichtiges Vorgehen, da sich die eigentlichen geringen Klick-Kosten schnell zu erheblichen Summen addieren können. In der Kampagnenübersicht ist jederzeit ein hervorragender Überblick darüber möglich, wie häufig eine Anzeige angezeigt und geklickt wurde und wie viele Kosten sie verursacht. In den ersten Monaten einer AdWords-Kampagne sollte ein Apotheken-Mitarbeiter diese Werte regelmäßig überprüfen. Wenn notwendig, lassen sich jederzeit Nachjustierungen am Klick-Gebot, den Anzeigen und den Keywords machen. Auch die ganze Kampagne können Sie allzeit einfrieren oder löschen.

4.4.4 SEO oder SEM?

Um es ganz deutlich zu sagen: Suchmaschinenmarketing ist vor allem als unterstützende Maßnahme sinnvoll. Denn echte Suchmaschinentreffer sind allemal besser. Nicht nur, weil bei ihnen die Klicks kostenlos sind, sondern auch, weil viele Internetnutzer werbeblind sind, also Werbung schlichtweg ignorieren. Zudem nimmt die Nutzung von sogenannten AdBlockern zu. Das sind kleine Programme, die im Browser die Werbung einfach wegschalten, sodass der Surfende die Werbung gar nicht mehr angezeigt bekommt. Sinnvoll ist SEM dort, wo eine gute Platzierung in den Suchergebnissen (noch) nicht möglich ist oder wo das Budget keine Rolle spielt. Dann sollten Sie ohnehin alle Register ziehen und die zusätzliche Präsenz durch Anzeigen nutzen.

Experten-Interview mit Jonas Weber, Geschäftsführer von webhelps! Online Marketing GmbH, München

Wie beurteilen Sie die Wichtigkeit von SEO speziell im Gesundheitsmarkt? Sollten Apotheker in SEO investieren, und wenn ja, warum?
»Lokale Unternehmen wurden bei den letzten Updates von Google ganz klar bevorzugt. Das macht es ortsansässigen Apotheken mit weniger Aufwand und Kosten möglich, sich prominenter in Google zu platzieren. Das ist auch wichtig: Nur wenn die lokalen Apotheken in Suchmaschinenoptimierung investieren, können die aggressiven überregionalen Online-Apotheken für Suchen wie,Apotheke+Stadt' auf die hinteren Seiten verdrängt werden.«

Welche SEO-Maßnahmen sind für den Inhaber einer Apotheke am wichtigsten?
»Zunächst braucht der Apotheker eine Website mit vielen relevanten Textinformationen, die Google auslesen und bewerten kann. Dazu sollte ein GooglePlus-Profil angelegt werden, um in den lokalen Suchtreffern von Google besser gelistet zu werden. Ein ausführliches Profil mit Bildern ist ein Ranking-Vorteil, auf den überregionale Apotheken nicht zurückgreifen können.

Zusätzlich sollte der Apotheker versuchen, seine Website von vielen relevanten Websites verlinken zu lassen. Dies steigert die Reputation bei Google.«

Welche Fehler sollte der Apotheker unbedingt vermeiden?
»Auf keinen Fall sollte der Apotheker gegen die Richtlinien von Google verstoßen, sonst kann es bis zu einem Ausschluss aus den Suchergebnissen kommen bzw. die eigene Website wird für wichtige Suchbegriffe nicht mehr in Google angezeigt. Dazu gehören zum Beispiel nicht-richtlinienkonforme Maßnahmen, wie künstliche Reputationslinks einkaufen, Texte verstecken, Google andere Inhalte anzeigen als dem Besucher etc.«

Lohnt sich Suchmaschinenmarketing für Apotheker? Worauf sollte ein Apotheker besonders achten, wenn er SEM betreiben will?
»Bei Suchmaschinenmarketing handelt es sich um eine Pull-Marketing-Disziplin, das heißt, niemand wird mit Werbung unerwünscht berieselt. Im Gegenteil, der Suchende fragt danach. Diese sehr relevanten Anzeigen werden somit in der Regel als nützlich betrachtet. Es ist darauf

zu achten, weniger generelle Produkte zu bewerben, bei denen mit großen Online-Shops konkurriert wird, da hier die Kosten explodieren können. Zielführender ist es, auf wichtige lokale Suchanfragen wie,Apotheke+Stadt(teil)' Werbung zu schalten.«

Wenn ein Apotheker einen Dienstleister für SEO-/SEM-Maßnahmen engagieren will, was sollte er beachten?
»Wichtig ist eine sehr detaillierte Auflistung der Maßnahmen, die die Agentur unternehmen wird. Es gilt, von beiden Seiten klare Ziele zu definieren. Mit monatlichen Reports über Arbeitszeiten, Platzierungen und Besucherzahlen kann der Apotheker die Arbeit kontrollieren. Dem Apotheker sollte aber bewusst sein, dass SEO-/SEM-Maßnahmen monatlich schon mindestens einen mittleren bis hohen dreistelligen Betrag kosten können, wenn er in einer größeren Stadt auf die vorderen Suchergebnisse kommen will. Vergleichen wir dies mit den Kosten von Printanzeigen, ist SEO/SEM aber eine sehr kostengünstige Marketingdisziplin.«

Social-Media-Marketing

Das Internet wird sozial – bei immer mehr Webangeboten können die Nutzer miteinander kommunizieren. Ob soziale Netzwerke (Social Networks),
Foren, Blogs, Videoplattformen oder Twitter – sie
alle haben gemeinsam, dass sie die Menschen an
den Computerbildschirmen zusammenbringen.

Die sozialen Netzwerke sind die großen Auf-
steiger der vergangenen Jahre. Im April 2013 melde-
te Branchenprimus Facebook 24,99 Millionen aktive Nutzer in Deutschland. Das Business-Netzwerk
Xing kommt auf 5,5 Millionen deutschsprachige
Mitglieder. Die Reichweite und Stärke dieser Angebote nimmt stetig zu: Facebook hat inzwischen
sogar die Suchmaschine Google bei den Zugriffszahlen eingeholt. Das Internet wird so zum Prä-
sentations- und Kommunikationsraum. Auch für
Apotheken liegt darin eine Herausforderung, der
sie sich in Anbetracht der Nutzerzahlen und der
damit verbundenen Bedeutung dieser neuen Medien stellen müssen. Denn hier sind neue Marke-
ting- und Kommunikationsmöglichkeiten entstanden: Apotheken können direkt mit Kunden in Dialog treten – und umgekehrt. Im ersten Teil dieses
Kapitels lernen Sie die wichtigsten Social-Media-
Instrumente und Beispiele aus der Praxis kennen.

Jedoch bringt diese schnelllebige und vernetz-
te Welt auch einen Nachteil mit sich: Niemand ist
mehr davor gefeit, dass jemand anderes im Netz
über ihn oder das Unternehmen spricht. Auch dann
nicht, wenn man selbst gar nicht im Netz aktiv ist.
Solange es sich um positive Äußerungen handelt,
stellt das kein Problem dar. Ärgerlich und eventuell
sogar berufsschädigend wird es, sobald Kunden die
Leistungen oder den Service in Bewertungsportalen oder Foren negativ beurteilen. Der letzte Teil
des Kapitels zeigt Ihnen, wie Sie Ihren eignen Ruf
und den Ihrer Apotheke im Auge behalten und wie
Sie ein erfolgreiches Reputationsmanagement aufbauen können.

5.1   Social Networking zur Kundenkommunikation

Soziale Netzwerke gibt es bereits seit Mitte der
1990er Jahre. Allerdings blieben sie lange eine
Randerscheinung, die überwiegend von kleineren
Gruppen zur Pflege von Bekanntschaften genutzt

wurde. So ließen sich etwa Schulfreundschaften
auch über große Entfernungen fortführen. Mit dem
Siegeszug des Internets auch im privaten Bereich
begannen die Netzwerke ab 2003 zu boomen.

Marktführer Facebook hat inzwischen eine
Milliarde registrierte Mitglieder weltweit, schon
über fast 25 Millionen in Deutschland. Die zu Beginn hierzulande beliebteren Netzwerke der VZ-
Gruppe müssen sich mittlerweile längst hinter
Facebook anstellen: Die »Verzeichnisse« (daher
»VZ«) StudiVZ, SchülerVZ und MeinVZ erreichen kaum noch Nutzer und stehen vor dem Aus.
Anfang des Jahres 2012 sollen die VZ-Netzwerke
einen Rückgang der Seitenaufrufe um 80 Prozent verzeichnet haben. Rechnet man die anderen
Netzwerke wie MySpace, Wer-kennt-wen, Lokalis-
ten und das Business-Netzwerk Xing zusammen,
erreichen sie etwa 31 Millionen Deutsche. Das ist
mehr als ein Drittel der Bundesbürger und fast
schon zwei Drittel der deutschen Internetnutzer
(51,7 Millionen; ARD/ZDF-Onlinestudie 2011■).
Das Statistische Bundesamt teilte mit, dass 2011
mehr als die Hälfte der Internetnutzer in Deutschland soziale Netzwerke für ihre Kommunikation
nutzten. 29,6 Millionen Deutsche chatteten und
mailten über Facebook & Co. mit Freunden und
Bekannten.

Die sozialen Netzwerke sind längst kein Tum-
melplatz von Teenagern mehr, obgleich 91 Personen der Personen im Alter von 16 bis 24 Jahren
am aktivsten sind. In der Altersgruppe ab 35 Jahre wachsen alle Internet-Communities. Facebook
etwa hat bereits ein Viertel Nutzer, die älter als 50
sind. Laut Statistischen Bundesamt lag 2011 der Anteil bei den 25- bis 44-Jährigen bei 57 Prozent, bei
den 45- bis 64-Jährigen bei 33 Prozent und bei den
Internetnutzern ab 65 Jahren lediglich bei 28 Prozent. Insgesamt beteiligte sich 2011 lediglich knapp
jeder zehnte Internetnutzer aus beruflichen Gründen in sozialen Netzwerken (5,3 Millionen Menschen) – Tendenz steigend. Die sozialen Netzwerke
im Internet sind inzwischen auch für die Kunden-
kommunikation von Apotheken interessant.

Eine Studie aus dem April 2010■ von Digitas
Health Inc., London, hat die unterschiedliche Social-
Media-Nutzung bezüglich Gesundheitsfragen analysiert. Dafür wurden 1.000 Mediziner und Verbraucher aus Europa und den USA befragt. Das Ergebnis:

Social Media wird bei Gesundheitsfragen immer häufiger zu Rate gezogen. So vertrauen 67 Prozent der europäischen Verbraucher den Informationen zu Gesundheitsthemen, welche aus Blogs, Foren und Online-Communities stammen. Und 70 Prozent der europäischen Mediziner glauben, dass Social Media einen zunehmenden Einfluss auf die Meinungsbildung der Kunden bezüglich ihrer Behandlung und ihres Gesundheitszustandes haben wird.

5.1.1 Was ist ein soziales Netzwerk?

Der Begriff »Social Network« ist in aller Munde, doch was steckt eigentlich genau dahinter? Internetportale, auf denen sich Nutzer ein Profil anlegen und mit anderen Nutzern kommunizieren können, werden als soziales Netzwerk oder Social Network bezeichnet. Das Profil ist sozusagen das eigene Zuhause im Netzwerk und zugleich eine Art Steckbrief, der Auskunft über seinen Besitzer gibt. Ein Porträtfoto, Name, Wohnort und Kontaktdaten, Beruf, oft auch Angaben zum Lebensweg und zu Vorlieben und Abneigungen sind typische Bestandteile eines solchen Profils. Jeder Nutzer kann durch eigene Sicherheitseinstellungen entscheiden, wie viel von diesen Angaben öffentlich sichtbar ist.

Nutzer mit Profilen können im Netzwerk nach anderen Nutzern suchen und sich mit ihnen vernetzen. Bei Facebook heißt das dann »Freunde«, beim Business-Netzwerk Xing sind es »Kontakte«. Es muss sich dabei nicht um bereits bekannte Personen handeln. Durch die Angaben von privaten Vorlieben, etwa der Begeisterung für eine Musikband oder einen Fußballverein, oder aber von geschäftlichen Interessen, etwa das Angebot bestimmter Dienstleistungen, finden sich hier schnell neue Kontakte. Für diese festen Partner sind in der Regel mehr Details vom Profil sichtbar, und mit ihnen kann man über das Netzwerk regelmäßigen Kontakt halten.

Der Mindestnutzen dieser Kontakte ist es, immer über die aktuellen Adressdaten der Netzwerkpartner zu verfügen – sofern diese ihr Profil aktuell halten. Der eigentliche Sinn der Plattformen ist jedoch die Kommunikation. Nutzer können all ihren Freunden mitteilen, woran sie gerade denken, mit ihnen über aktuelle Themen diskutieren, Termine absprechen, sich gegenseitig Artikel oder Filme empfehlen, Fotos zeigen und vieles mehr. Die Betreiber legen viel Wert darauf, die Bandbreite der Interaktionsmöglichkeiten ständig zu erweitern, Facebook hat beispielsweise die Funktion »Videoanrufe« in ihr System integriert: Damit können User telefonieren und sich sehen.

Social-Media-Instrumente können grundsätzlich zu Marketingzwecken dienen, jedoch dürfen Apotheken Äußerungen Dritter nicht zu Werbezwecken einsetzen. Das betrifft vor allem Dankesschreiben, Anerkennungs- und Empfehlungsschreiben. Auch die Hinweise auf solche sind untersagt. Insofern sind Gästebücher auf Websites und die Pinnwand bei einer Apotheken-Facebook-Präsenz stetig zu kontrollieren (▶ Kap. 7). Die Kontrolle ist umso wichtiger, weil auch Gegenteiliges passieren kann: Einzelne Personen oder »Hass-Gruppen« können Menschen, Unternehmen und Produkte kritisieren und schlecht machen. Nur wenn Sie davon erfahren, haben Sie eine Chance zu reagieren.

5.1.2 Facebook

Facebook meldet eine Milliarde Nutzer weltweit, 24,9 Millionen davon in Deutschland. Diese vielen Millionen User machen das Portal www.facebook.de für Marketingzwecke sehr interessant. Um daraus Nutzen zu ziehen, muss man jedoch zunächst Teil des Netzwerks werden. Geeignet ist für Unternehmen und Apotheken dabei weniger die Einzel-Profilseite als Person, sondern die sogenannte Fanpage.

Als reines Netzwerk von Privatpersonen wäre Facebook rasch an seine Grenzen gestoßen. So wurde für Prominente, Unternehmen und Marken die Möglichkeit geschaffen, mit sogenannten Fanpages im Netzwerk präsent zu sein. Auf der Fanpage können sich Facebook-Nutzer als »Fans« registrieren, indem sie den »Gefällt-mir«-Button klicken. Diese Fans erhalten von nun an alle Informationen, die die Betreiber der Fanpage an der »Pinnwand« veröffentlichen, direkt auf ihre Facebook-Seite.

Die Fanpage hat sich schnell zu einem nützlichen Werkzeug für die Kommunikation entwickelt. Der große Vorteil: Während bei klassischem Marketing viele Menschen angesprochen werden, die sich für die Markenbotschaft überhaupt nicht interessieren, kommuniziert die Fanpage nur mit echten Markenbotschaftern – mit Fans eben. Viele größere Unternehmen legen für sich oder ihre Produkte solche Seiten an. Die Fanpage von Nutella etwa zählt über zehn Millionen Fans aus aller Welt, die nicht nur die neuesten Nachrichten aus dem Brotaufstrich-Universum erfahren, sondern auf der Seite auch Schokocreme-Loblieder in den verschiedensten Sprachen hinterlassen.

Jeder Facebook-Nutzer kann Fanpages anlegen. Es ist also keineswegs gesagt, dass beispielsweise eine Fanpage über Paul McCartney tatsächlich von dem Künstler (oder seiner Agentur) angelegt und betrieben wird. Sie kann auch schlicht »von Fans für Fans« angelegt worden sein. Schauen Sie am besten gleich nach, ob vielleicht schon jemand eine Fanpage Ihrer Apotheke angelegt hat.

International bekannte Marken wie Ikea, McDonalds und Adidas haben es natürlich leicht, im Facebook-Universum Fans zu finden, die ihre Informationen gierig aufsaugen und in die Welt hinaustragen. Nicht nur weltbekannte Marken, sondern auch kleine Unternehmen können dieses Angebot nutzen. Fanpages von Apotheken stehen zwar noch am Anfang, aber es gibt bereits Fanpages einiger deutscher Apotheken: Die »Isen-Apotheke« aus Ampfing oder die »Apotheke Hausdorffstraße« in Bonn haben jeweils etwa 130 registrierte Fans. Die »Schwarzwald-Vital-Apotheke« aus Gaggengau kann sogar über 1.500 Fans vorweisen. Apotheken sollten dann in ihrem Corporate Design Profile von sich anlegen, sich, ihre Leistungen und das Team auf Unterseiten präsentieren und regelmäßig Neuigkeiten und Tipps posten, beispielsweise zum Apothekenbetrieb oder zu Sonderangeboten. Sie weisen auf Volkskrankheiten hin und empfehlen Vorsorgemaßnahmen oder geben Gesundheits-Tipps, zum Beispiel vor der Reisezeit zum Thema Impfungen und Sonnenschutz. So wird die Facebook-Seite zum direkten Draht zu Kunden. Mit etwas Ehrgeiz und Engagement ist das sogar noch ausbaufähig: Mit einem guten Angebot an allgemeinen Informationen kann eine Apotheke immer mehr Fans anziehen, die die Apotheke bislang gar nicht kennen, aber ihre Facebook-Präsenz interessant finden. So kann Facebook neben der Apotheke-Website zu einer zweiten Internetpräsenz werden, auf der um Kunden geworben wird.

Eine Fanpage erstellen

Eine Fanpage kann jeder erstellen. Sie benötigen dazu kein Profil als Privatperson. Optisches Aushängeschild Ihrer Facebook-Seite ist das große Header-Bild im Querformat. Es prägt den ersten Eindruck, den Facebook-User von Ihrer Präsenz haben, und sollte entsprechend gut sein. Ein selbst gemachtes Foto der Apothekenfassade kann mit hochwertiger Kamera bei guten Lichtverhältnissen ausreichend sein. Idealerweise verwenden Sie professionelle Fotos und erstellen zum Beispiel eine Collage im richtigen Format, die Sie hier platzieren können. Zusätzlich sollten Sie das Apotheken-Logo in das dafür vorgesehene Feld hochladen – es identifiziert Sie bei all Ihren Aktionen bei Facebook stets als kleines Bildchen neben Ihrem Namen.

Standardmäßig besteht die Fanpage zunächst aus zwei Hauptseiten:

Die Info-Seite Hier sind die wichtigsten Rahmendaten der Apotheke aufgeführt. Inhaber können dort die Adresse, Kontaktdaten, Öffnungszeiten und Beschreibungstexte angeben, etwa, seit wann es die Apotheke gibt, was die wichtigsten Schwerpunkte sind, beispielsweise Diabetes-Beratung, und welche Services sie anbieten, etwa Botendienste, Blutdruck messen oder Milchpumpenverleih. Formulieren Sie das ruhig ausführlich aus, denn auch mit dieser Seite können Sie von neuen Kunden bei Google gefunden werden.

Die Grundstruktur lässt sich beliebig ergänzen. Mit sogenannten Facebook-Anwendungen können Apotheker frei gestaltbare Unterseiten erstellen, auf denen sie zum Beispiel das gesamte Team vorstellen. Bildergalerien runden das Profil ab und verleihen sofort eine persönliche Note.

Die Pinnwand (Timeline) mit Posts, Links und Fotos Auf der Pinnwand können Sie Gesundheitsnachrichten, Gesundheits-Tipps und Statements dazu veröffentlichen. Diese »Posts« werden chronologisch sortiert und bleiben langfristig erhalten. Seit kurzem gibt es zudem die Möglichkeit, wichtige Stationen der Unternehmensgeschichte in der »Timeline« darzustellen und besonders hervorzuheben. Auch Bilder, Videos oder Linkempfehlungen können Sie auf die Pinnwand stellen. Alle registrierten Fans erhalten die hier geposteten News automatisch.

Anders als bei Anzeigen in Zeitungen ist Ihnen die Aufmerksamkeit der Empfänger gewiss, denn diese haben ein nachgewiesenes Interesse, indem sie Ihre Seite mit »Gefällt mir« angeklickt haben und diese Nachrichten tatsächlich wünschen.

Das Internet steht nicht still. So entwickeln Anbieter, wie in diesem Fall Facebook, ihr Portal beständig weiter. Seit Herbst 2011 gibt es die Profil-Funktion »Timeline – die Lebens-Chronik«. Die Chronik archiviert hierbei automatisch alle Aktivitäten, wie gepostete Fotos, Videos und Statusmeldungen – selbst die Zeit vor Facebook können User jetzt umfangreich ergänzen, etwa mit Bildern von der Einschulung oder der eigenen Hochzeit. Ein interaktiver Lebenslauf bzw. ein multimediales Tagebuch entsteht. User können dabei bestimmen, welche wichtigen Ereignisse in Großansicht angezeigt werden. Ebenfalls wird bei der Benutzung von bestimmten Social Apps (▶ Kap. 2) das eigene Konsumverhalten in der Chronik dokumentiert, also jeder gelesene Artikel oder angeschaute Clip – dessen sollte sich jeder bewusst sein.

Solche Entwicklungen haben nicht direkt Auswirkungen auf das Social-Media-Marketing. Apotheken sollten jedoch stets über neue Funktionen im Bilde sein und schauen, ob sich auch für sie ein Nutzen ergibt.

Kommunikation via Facebook

Soziale Netzwerke sind Kommunikationsräume. In Communities wird lebhaft diskutiert, Posts werden ständig kommentiert, weitergeschickt und mit einem »Gefällt mir« versehen. So wird das Netzwerk permanent erweitert. Apotheken, die diesen offenen Austausch scheuen, sollten von Facebook die Finger lassen.

Dass Apotheken bei der Kommunikation im sozialen Netz aufgrund des HWG besondere Vorschriften beachten müssen, wurde bereits deutlich und können Sie auch noch einmal in ▶ Kap. 7 nachlesen. Lobende Kommentare über die freundliche und kompetente Diabetes-Beratung mögen schmeichelhaft sein, sind jedoch rechtlich fragwürdig und sollten vorsichtshalber entfernt werden. Grundsätzlich sind alle Mitarbeiter, die an der Facebook-Präsenz beteiligt sind, gründlich in die rechtlichen Beschränkungen einzuweisen.

Apotheken müssen beim Umgang mit Facebook besonders auf den Schutz von Kundendaten achten. Wenn ein neuer Account bei Facebook angelegt wird, fragt das soziale Netzwerk, ob das Adressbuch zum »Freunde-Finden« verwendet werden soll. Auf Arbeits-PCs oder Smartphones von Apothekern können sich im Adressbuch auch Kunden-Informationen befinden, die dann von Facebook importiert werden. So können dann Kunden Einladungen zu Facebook erhalten, in denen ihnen andere Kunden mit Name und Bild als mögliche Bekannte, die schon auf Facebook sind, präsentiert werden. Das ist nicht mit dem geltenden Datenschutzrecht vereinbar und verstößt gegen die Schweigepflicht.

Inhalte: Gesundheits-Tipps mit Servicecharakter und Persönliches

Apotheker, die ihre Facebook-Präsenz zu offensiv für Eigenwerbung nutzen, werden kaum viele Fans generieren. Wichtig ist es, eine spannende Abwechslung aus persönlichen Anekdoten, nützlichen Gesundheits-Tipps und Kommentaren zu aktuellen Gesundheitsthemen zu posten. So können Sie beispielsweise auf einen Tag der offenen Tür oder auf saisonale Aktionen wie Reiseimpfungen oder Grippeschutz hinweisen und im Nachklang über die Veranstaltungen berichten. Somit können auch alle Kunden von dem Event erfahren und dank Videos teilhaben, auch wenn sie selbst nicht vor Ort waren. Bewerten Sie darüber hinaus Gesetzesänderungen der Regierung und klären Sie Kunden auf, etwa: Was bedeutet das Kreuz »Aut idem« auf dem Rezept für Patienten? Oder was verbirgt sich eigentlich hinter dem Wort »Generika«? Streuen Sie zudem auch Persönliches ein. Bei Facebook ist es durchaus angebracht, seine persönliche Seite zu zeigen. Jeder Mitarbeiter kann dazu einen Beitrag leisten: Berichten Sie von Ihren Qualifikationen, erzählen Sie Anekdoten aus dem Berufsalltag, aber verraten Sie auch Ihre Hobbys oder bejubeln Sie die Nationalmannschaft passend zur Europameisterschaft.

Mit Umfragen zu verschiedenen Themen oder Aktionen, beispielsweise digitale Genesungsgrüße, können Sie Ihre Nutzer zu Feedback und zum Mitmachen einladen. Weitere Ideen stehen auch in ▶ Kap. 6 zur Themenfindung beim Bloggen. Die dortigen Hinweise lassen sich hervorragend auf Facebook übertragen. Ihnen muss bewusst sein, dass Social-Media-Marketing zusätzlich zu Ihren sonstigen PR-Maßnahmen Zeit, Engagement und Kontinuität kostet. Jedoch: Die Arbeit muss nicht allein beim Apotheken-Inhaber liegen. Eine PTA kann Sie dabei gut unterstützen: Aufgrund ihres Alters wird sie vermutlich zur aktivsten Zielgruppe gehören, weiß, was Freunde aus ihrem Umfeld interessant finden, und ist geübt im Umgang mit der Facebook-Technik. Denken Sie jedoch bei der Themenauswahl nicht nur an junge Menschen: Die Altersgruppe der 55- bis 65-Jährigen hat die größten Wachstumsraten bei Facebook.

Zwei Meldungen pro Woche sind das Minimum. Die sozialen Netzwerke sind schnelllebig, sie verändern sich stets, und Nachrichten von letzter Woche gelten fast schon als antik. Wenn Nutzer auf Ihre Seite kommen und nur ältere Einträge vorfinden, kommen sie nicht wieder.

Mehrmals täglich muss die zuständige Person auf die Seite schauen. Zum einen kann es vorkommen, dass User Fragen stellen. Dann ist es wichtig, zeitnah zu antworten. Zum anderen kann es passieren, dass sich ein unzufriedener Kunde kritisch äußert. In solchen Fällen müssen Sie natürlich reagieren. Falls sich ein Patient beispielsweise beschwert, er sei unfreundlich behandelt worden, dann sollten Sie freundlich darauf reagieren und erklären, wie es dazu kam. Jeder hat mal einen schlechten Tag. Mit einer offenen, ehrlichen Erklärung und Entschuldigung lässt sich so etwas, wie im Alltag, in der Regel schnell aus der Welt schaffen – nicht nur aus der virtuellen, sondern auch aus der realen. Für Beleidigungen sollten Sie Ihre Facebook-Präsenz jedoch nicht zur Verfügung stellen. Löschen Sie solche Beiträge.

5.1.3 Google+

Ende Juni 2011 hat der Internetgigant Google ein soziales Netzwerk gestartet: Google+ (oder »Google Plus«) weist viele Ähnlichkeiten zu Facebook auf, aber auch einige wichtige Unterschiede. Die enge Integration mit weiteren Google-Diensten (Suchmaschine, Google Mail, Google Maps, Picasa, YouTube) wird sicher für eine schnelle Verbreitung des neuen Netzwerks sorgen. Bereits in den ersten vier Wochen der Testphase konnte das Projekt über 20 Millionen Nutzer verzeichnen. Nach eigenen Angaben haben sich bis Ende 2012 mehr als 500 Millionen Menschen angemeldet.

Um Teil von Google+ zu werden, ist ein Google-Account notwendig. Das Design des Netzwerks ist schlicht gehalten, die Gestaltung empfanden erste Testuser als elegant und anwenderfreundlich: Man finde sich als User bei Google+ intuitiv besser zurecht als bei Facebook. Im »Stream« können User – analog zu Facebooks »Pinnwand« – Beiträge veröffentlichen, Fotos und Videos teilen. Mit dem +1-Knopf können Inhalte, wie beim »Gefällt-mir«-Button, im persönlichen Netzwerk oder in der Google-Suche bewertet und empfohlen werden.

In Circles (Kreisen) teilen Google+-User ihre Kontakte ein. Diese sind nicht notwendigerweise gegenseitig wie bei Facebook, wodurch Google+ weit mehr Abstufungen ermöglicht – was der Wirklichkeit näher kommt als die pauschale Facebook-»Freundschaft«. Eine beliebige Anzahl an Kreisen kann gezogen werden, um besser differenzieren zu können. Tippen Nutzer eine Statusmeldung ein oder laden sie ein Foto hoch, können sie entscheiden, welchen Kreisen sie diese Informationen preisgeben. Auch spielen die Kreise beim Filtern des Streams eine Rolle. So können User in den neuesten Nachrichten bestimmter Personengruppen stöbern.

Auch Produkte, Marken, Vereine, Organisationen, Unternehmen und damit ebenfalls Apotheken können, analog zu den Fanpages von Facebook, eine Seite bei Google+ einrichten, die explizit für Unternehmen Google+-Pages genannt werden. Unternehmen sollen über die neuen Google+-Pages eine Fanbasis aufbauen und Inhalte mit ihren Fans teilen können. Aber sie können erst dann Verbindung zu den Mitgliedern des Netzwerks aufnehmen, wenn sie selbst von den Anwendern kontaktiert und in einen Kreis aufgenommen wurden. Ebenfalls können Unternehmen ihre Kontakte in verschiedene Kreise einteilen und bestimmte Mitteilungen gezielt an Kundengruppen richten. Mit der Videokonferenz-Funktion »Hangout« können Apotheken beispielsweise Gespräche mit Labors, Kollegen oder Kunden führen.

Auch für Google+ gibt es viele weitere Ideen für mögliche Funktionen, die aber bislang noch nicht umgesetzt sind bzw. nicht jedem offenstehen. Erste Apotheken haben bereits auch dort ein eigenes Unternehmensprofil erstellt. Generell sollte die Marketing- und Öffentlichkeitsabteilung die Entwicklungen der sozialen Netzwerke im Auge behalten und zu gegebener Zeit prüfen, welches Potential für sie in Google+ steckt und ob es gegebenenfalls Facebook ersetzt oder auf beiden Plattformen Aktivitäten notwendig sind.

5.1.4 Xing

Als digitales Adressbuch und Netzwerk für Geschäftskontakte nutzen viele das Business-Netzwerk www.xing.de. Im Jahr 2003 wurde das Unternehmen gegründet. Insgesamt zählte Xing im letzten Quartal 2012 weltweit 13 Millionen Mitglieder, davon 6 Millionen in Deutschland, Österreich und der Schweiz. Über 60 Prozent der Mitglieder sind männlich. Die Altersstruktur liegt hauptsächlich zwischen 30-49 Jahren. 38 Prozent der Mitglieder arbeiten in einem Unternehmen mit mehr als 500 Beschäftigten; 14,6 Prozent davon sogar in Unternehmen mit über 10.000 Mitarbeitern. Dabei sind die unterschiedlichsten Branchen vertreten: beispielsweise der Spitzenreiter mit 14 Prozent aus dem Dienstleistungsbereich, 12 Prozent aus der Industrie, 11 Prozent sind Medien-Unternehmen und 6 Prozent kommen aus der Medizin- und Pharma-Branche.

Aufgrund seiner thematischen Ausrichtung und Zielgruppe stellt Xing für Apotheken weniger einen Ort für Kunden-Kommunikation dar. Für den Aufbau und Unterhalt eines Netzwerks von Apotheker-Kollegen, Geschäftspartnern, Dienstleistern und Medien – regional wie auch überregional – ist es für Apotheker und PTA jedoch der richtige Ort. Es dient zudem der Imagepflege und dem Informationsaustausch in der gesamten Healthcare-Branche. Es ist eine geeignete Plattform für Apotheker,

die sich auch als Geschäftsleute verstehen und Austausch in einer der über 50.000 Gruppen suchen, zum Beispiel in spezialisierten Gruppen wie »Apotheke allgemein« oder »ApothekenBusiness« mit jeweils etwa 1.300 Mitgliedern. Die Gruppe »Pharma« zählt sogar stolze 13.000 Mitglieder. Nie war es leichter als in diesen Gruppen, auf Menschen mit gleichen Interessen und Sorgen zu treffen und sich mit ihnen darüber auszutauschen.

Ein gutes Profil zum Netzwerken aufbauen

Wie bei allen Netzwerken ist das Profil das eigene Zuhause bei Xing. Hier haben User die Chance, Gesicht zu zeigen, ihre Qualifikationen zu präsentieren und Referenzen anzugeben. Mit den Angaben, die Sie im Profil machen, können Sie von anderen gefunden werden – über die Xing-Suche sowie über Google. Es lohnt sich also, auf die Formulierungen etwas Mühe zu verwenden, wenn Sie neue Kontakte finden wollen, die Sie geschäftlich voranbringen.

Folgende Elemente sollte Ihr Xing-Profil enthalten:

Foto Ein professionelles Porträtfoto in Anzug oder Hemd passt am besten. Möglich wäre auch ein Bild von Ihnen im Kittel in Ihrer Apotheke. Schnappschüsse aus dem Urlaub sind für den Business-Austausch jedoch ungeeignet.

Über mich In diesem Freitextfeld können Sie eine umfangreiche Selbstbeschreibung verfassen. Zweck des Textes sollte sein, einen kompetenten und sympathischen Eindruck zu hinterlassen – also bitte nicht zu viel Eigenlob. Kurze Ausführungen zum beruflichen Selbstverständnis und zu besonderen Kenntnissen eignen sich am besten dafür.

Ich biete/Ich suche Diese Xing-spezifischen Felder sollen es Nutzern ermöglichen, bei Xing Menschen zu finden, die das anbieten, was man gerade braucht, oder das suchen, was man selbst kann. Nutzer sollten dies ausführlich und konkret – bei vielen steht zum Beispiel neue Herausforderungen – ausfüllen, denn die interne Suchfunktion basiert ganz wesentlich darauf. Viele Netzwerker nutzen die in diesen Feldern hinterlegten Informationen, um Kontakt aufzunehmen und Geschäfte anzubahnen.

Interessen Wenn Sie möchten, geben Sie hier Ihre persönlichen Interessen auch außerhalb der Arbeit an, zum Beispiel Sportarten – so lassen sich Kontakte finden, die Sie in mehrerlei Hinsicht verbinden.

Organisationen Wenn Sie Verbänden oder Vereinen als Mitglied angehören, geben Sie das ebenfalls hier an.

Gruppen Hier zeigt Xing alle Gruppen, denen Sie in dem Netzwerk beigetreten sind.

Berufserfahrung An dieser Stelle genügen die wichtigsten Stationen des Werdegangs. Mit einem aufgeblasenen Lebenslauf überlädt man sein Profil schnell.

Referenzen und Auszeichnungen Referenzen sind perfekt, um die eigene Kompetenz und Zuverlässigkeit als Geschäftspartner zu demonstrieren.

Ausbildung Geben Sie hier Ihre Universität und andere Ausbildungsstationen an – vielleicht treffen Sie so auch alte Kommilitonen.

Web Die Adresse Ihrer Apotheken-Website, des Blogs oder Ihrer Facebook-Präsenz gehört in dieses Feld, damit sich Interessenten weiter über Sie und Ihre Apotheke informieren können.

Kontaktdaten Für viele Nutzer ist Xing vor allem ein Adressbuch ihrer Geschäftspartner. Daher müssen die geschäftlichen Kontaktdaten für alle Kontakte stets vollständig und aktuell verfügbar sein. Dabei ist unbedingt die personalisierte E-Mail-Adresse zu verwenden und keine allgemeine info@. Die privaten Kontaktdaten hingegen darf man getrost per Datenschutzeinstellungen verbergen.

Praxistipp

Vergessen Sie nicht, Ihr Profil in den Datenschutzeinstellungen öffentlich einsehbar zu machen, damit es auch über Suchmaschinen auffindbar ist. Ebenso können Sie von der Apotheke-Website auf Ihr Xing-Profil verlinken.

Apotheker können ein kostenloses Einzelprofil von ihrer Person anlegen. Um mehr Funktionen, etwa bei der Suche, nutzen zu können, ist eine Premium-Mitgliedschaft für 5,95 Euro im Monat bei einer Laufzeit von einem Jahr fällig. Das persönliche Profil lässt sich weiter vertiefen, indem man es mit einer Unternehmensseite kombiniert. Die Basis-Variante ist kostenlos, das Standard-Profil für – nach eigenen Angaben – mehr Präsenz auf Xing und im Web kostet 24,95 Euro pro Monat und das Plus-Profil mit Besucher- und Abonnenten-Statistiken 129 Euro monatlich. Eine koordinierte Apotheke-Präsenz bei Xing kann wie folgt aussehen. Übrigens, Xing ist Marktführer im deutschsprachigen Raum, weltweit verbreiteter ist jedoch das amerikanische Netzwerk LinkedIn.

Austausch in Fachgruppen

Neben Profil und Kontaktliste bietet Xing die Möglichkeit, unter einem beliebigen Thema eine Gruppe zu eröffnen oder dieser beizutreten und mit den darin sammelnden Mitgliedern über dieses Thema zu diskutieren. Ob es über aktuelle gesundheitspolitische Themen oder fachspezifische Innovationen geht – die Bandbreite ist groß. Das Business-Netzwerk zählt insgesamt 50.000 unterschiedliche Gruppen aller Branchen und kann auch mehrere Gruppen im Bereich »Apotheke« vorweisen. Je nach Schwerpunkt der Gruppe geht es inhaltlich um Nachrichten aus der Gesundheitsbranche – von IT bis Medizintechnik, praxisrelevante Rechtsprechungen, Tipps zum Management und Personalführung, Buchtipps sowie Kollegen- und Expertenaustausch bei Fragen oder Problemen.

Beispiele von Apotheken Gruppen mit Mitgliederzahl (Stand: Mai 2013 ▪)

Offizielle Xing Xpert Ambassador Group: Health Care: Community für die Gesundheitswirtschaft: 20.677 Mitglieder
- Apotheke allgemein: 1.373 Mitglieder
- ApothekenBusiness: 1.269 Mitglieder
- Apotheker Club: 1.143 Mitglieder
- Apotheke und Internet: 776 Mitglieder
- Arznei- und Lebensmittelrecht, Medizinprodukte-, Apotheken- und Medizinrecht: 1.141 Mitglieder

- Gesundheitsrecht: Apotheke – Futtermittel – Gesundheit – Lebensmittel – Kosmetik – Medizin – Pharmazie: 741 Mitglieder
- Wirtschaftstreff für Heilberufler: 979 Mitglieder
- Apotheken Vertrieb: 764 Mitglieder
- Apotheke und Marketing: 423 Mitglieder
- Automatisierung in Apotheken: 252 Mitglieder
- Apotheker ohne Grenzen: 178 Mitglieder
- u.a.m.

Diese Gruppen sind ein geeigneter Ort, Xing-Mitglieder mit ähnlichen Interessen und Geschäftsfeldern kennenzulernen und Kontakte zu knüpfen. Es gibt offene Gruppen, in die man mit einem Mausklick eintreten kann, und andere Gruppen, wo Moderatoren prüfen, ob der User zur Gruppe passt. Für Letztere muss man gewöhnlich eine kurze Begründung schreiben, um Eintritt zu erhalten.

Jede Gruppe unterhält ein eigenes Forum, in dem jedes Mitglied kleine Beiträge veröffentlichen und Diskussionen anstoßen kann. Hier eröffnet sich die Möglichkeit, sich als Experte für bestimmte Themen zu präsentieren, als jemand, der Lösungen für die Probleme anderer Mitglieder anzubieten hat. Daneben erhalten Nutzer die Chance, mit eigenen Fragen an Fachleute heranzutreten, beispielsweise an Juristen, und so wichtige Denkanstöße zu erhalten.

5.1.5 Twitter

Neben den sozialen Netzwerken im engeren Sinne existieren zahlreiche weitere Angebote im Social Web, die von den Interaktionen der User leben. Der große Internettrend des Jahres 2009 war Twitter, der Mikro-Blog.

Twitters Prinzip ist einfach: Jeder registrierte Nutzer kann über die Plattform Nachrichten verfassen, die maximal 140 Zeichen lang sein dürfen. Diese »Tweets« werden direkt von jedem empfangen, der sich beim Absender als »Follower« registriert hat. Die Kürze der Nachrichten macht es möglich, permanent kleine Newspartikel in die Follower-Welt zu schicken.

Das Follower-System macht Twitter zu einem asymmetrischen Netzwerk: Nicht zwangsläufig folgen alle, denen Sie folgen, dann auch Ihren Tweets. Für jeden anderen Twitter-Nutzer ist einsehbar, wem man selbst folgt und welche Follower man hat. Bei beidem ist nicht primär die Anzahl entscheidend – obwohl es natürlich gut aussieht, wenn man viele Follower hat. Gerade die Entscheidung, dem man seinerseits folgt, sollte bewusst getroffen werden. Denn geschickt zusammengestellt entsteht so ein nützliches Informationsportal, das sich ganz an den eigenen Interessen orientiert. Ganz abgesehen davon, dass es für das Image schädlich sein kann, wenn der Apotheken-Twitterkanal zu vielen abseitigen und irrelevanten Twitter-Nutzern folgt.

Generell bietet Twitter Potential für eine professionelle Nutzung und kommt bereits in überregional agierenden Unternehmen als Kommunikationskanal zum Einsatz. Ebenfalls Multiplikatoren aus dem Gesundheitsmarkt sind bei Twitter gut vertreten – Gesundheitspolitiker, Verbandsvertreter und Medienleute. Auch für Apotheken spricht im Prinzip nichts dagegen, Twitter ähnlich zu nutzen wie die Facebook-Pinnwand und so knapp formulierte Tipps und News zu verbreiten. Es ist zudem davon auszugehen, dass eher wenige Kunden diesen Dienst nutzen. Journalisten jedoch lassen sich damit gut erreichen und verbreiten die Nachrichten auch weiter, wenn sie interessant genug sind. Um Zeit und Ressourcen zu sparen, können Sie die Twitter-News gut mit anderen Angeboten vernetzen: Sie können sie automatisiert bei Facebook als Statusmeldungen einlaufen lassen und schlagen so zwei Fliegen mit einer Klappe. Ebenfalls können Sie die klassische Presse-Arbeit mit diesen Instrumenten ergänzen (▶ Kap. 2).

> **Praxistipp**
>
> Aufgrund der maximal 140 Zeichen müssen oftmals Links, die auf weiterführende Informationen verweisen, verkürzt werden. Das gelingt mit URL-Shorteners wie etwa bit.ly oder tinyurl.com. Über diese Seiten werden Links dann in eine Kurzform umgewandelt, die weniger Zeichen verbraucht.

5.1.6 Wikipedia

Auch die bekannte Wikipedia ist als ein Community-Lexikon Teil des Social Web. Dort kann jedermann Artikel erstellen und bestehende Artikel ändern. Kein Gemeinschaftprojekt im Internet ist erfolgreicher. Die Suchmaschinenpräsenz der Wikipedia ist überwältigend: Wenn zu einem Suchbegriff ein Artikel in dem Online-Lexikon existiert, taucht er in aller Regel unter den ersten Treffern in der Ergebnisliste auf.

Die Wächter der Wikipedia sind ehrenamtliche Internet-Idealisten, die das Lexikon in ihrer Freizeit als Editoren pflegen. Diese Editoren entscheiden auf Basis von über viele Jahre ausgefochtenen Kriterien darüber, ob ein Artikel oder eine Änderung Bestand hat oder gelöscht wird. Besonders hart gehen sie mit allem ins Gericht, das den Anschein von Werbung oder Öffentlichkeitsarbeit macht. Aus diesem Grund ist eine Nutzung der Wikipedia als Marketing-Instrument eine besondere Herausforderung. Nur wirklich lexikonrelevante Inhalte haben eine Chance.

> **Wikipedia-Eintrag: Möglichkeiten für Apotheken**
> ▬ Apotheken-Kooperationen, wie Linda, Vivesco, Doc Morris, und die Apothekerkammer als Institution haben es geschafft, einen ausführlichen Beitrag bei Wikipedia zu erlangen. Hierbei werden jeweils das Unternehmen, die Haupteigner, die Geschichte sowie weitere Weblinks aufgeführt. Darüber hinaus finden sich jedoch kaum einzelne Apotheken in der Wikipedia. Eine Ausnahme ist beispielsweise die 1667 gegründete Hagenmarkt-Apotheke in Braunschweig.
> ▬ Apotheker, die als Person hinreichend bedeutend sind, etwa als Wissenschaftler, Vorstand eines Verbands oder als Buchautor, können versuchen, mit einem Eintrag in der Wikipedia präsent zu sein. Aber Achtung: Der Artikel muss im Lexikonstil verfasst sein. Eigenwerbung wird schnell gelöscht.

> ▬ Eine zweite Variante der Wikipedia-Nutzung ist, sich als Autor einzubringen. Längst wird das Lexikon nicht mehr überwiegend von Laien erstellt, viele Experten bringen ihr Fachwissen in die Artikel ein. Hier können Apotheker ihre fachliche Reputation durch die Mitarbeit an wichtigen Artikeln zu ihrem Fachgebiet pflegen, ähnlich wie bei Gesundheitsportalen oder Facebook-Communities. Ganz nebenbei gehört zu einem Benutzerkonto, das man sich als regelmäßiger Autor auf jeden Fall anlegen sollte, auch eine Profilseite, auf der man eine Selbstbeschreibung und Links zur Apotheke veröffentlichen kann.

Fachspezifische Ableger von Wikipedia

Neben der weltbekannten Enzyklopädie haben sich kleinere Ableger zu unzähligen Spezialthemen entwickelt – auch für den Gesundheitssektor. So gibt es beispielsweise seit dem Jahr 2006 das ArztWiki, das sich auf das deutsche Gesundheitswesen und Medizinthemen spezialisiert hat. Ebenfalls gibt es ein ZahnarztWiki mit umfangreichen Informationen zu Zahnarztbesuchen: vom Karies bis zur Angst vorm Zahnarzt. Das PflegeWiki ist ein mehrsprachiges Projekt für den Gesundheitsbereich Pflege und wird seit 2004 von Freiwilligen gemeinschaftlich aufgebaut. Das SelbsthilfeWiki sieht sich als breit angelegtes Gesundheitslexikon im Web 2.0, als umfassendes Nachschlagewerk zu Gesundheitsthemen, zu dem jeder mit seinem Wissen etwas beitragen kann. Träger ist der gemeinnützige Verein SelbsthilfeWiki. Gegründet wurde das Portal 2009. Ein ApothekenWiki gibt es bislang noch nicht online.

5.1.7 Social Bookmarking

Durch Lesezeichen, auch bekannt als Bookmarks, haben Nutzer Links zu interessanten Websites stets zur Verfügung. Gegenüber den normalen Lesezeichen im Browser hat die Nutzung von Social-Bookmarking-Diensten im Internet mehrere Vorteile: Die eigenen Lesezeichen sind auf jedem Rechner verfügbar. Die Lesezeichen lassen sich mit Notizen und Schlagwörtern versehen und so bequem sortieren. Das Soziale daran? Andere Nutzer können die Lesezeichen ebenfalls verwenden, bewerten usw. Die Plattformen sind darauf ausgerichtet, ein Empfehlungssystem für gute Websites zu bieten. Darin liegt auch der Nutzen für das Marketing: Mit dem Anlegen eines Lesezeichens zu einer Internetseite empfehlen Apotheker diese der Öffentlichkeit.

> **Praxistipp**
>
> Legen Sie bei den größten Diensten ein Konto an und speichern Sie Bookmarks zu Ihrer Apotheken-Website ab. Im schlimmsten Fall wird das Lesezeichen nicht weiter beachtet und hat nur für die Suchmaschinenoptimierung Wert. Im Idealfall macht es die Apotheken-Website im Netz etwas bekannter.

Natürlich kann jeder Nutzer in einem Profil Angaben zur Person machen. Warum sich also nicht als Apotheker mit der Spezialisierung Diabetes zu erkennen geben und eine Experten-Linkliste mit guten Webangeboten im Fachgebiet zur Verfügung stellen? Die lebendigen Communities der Social-Bookmarking-Dienste nehmen solche Projekte wahr und tragen sie im Idealfall weiter. Die in Deutschland populärsten Social-Bookmarking-Dienste sind Mr. Wong, Delicious, Linkarena und Oneview.

Social-Media-Internettipps
Social Networks
- facebook.com
- plus.google.com
- myspace.com
- meinvz.net
- studivz.net
- schuelervz.net
- lokalisten.de
- wer-kennt-wen.de

Business-Networks
- xing.de
- linkedin.com

Mikro-Blogs
- twitter.com
- tumblr.com
- friendfeed.com

Social Bookmarks
- mister-wong.de
- digg.com
- stumbleupon.com
- oneview.de
- linkarena.com
- delicious.com

5.1.8 Fazit

Verwechseln Sie Kommunikationsmaßnahmen im sozialen Netz nicht mit Werbung. Pauschale Eigenwerbung interessiert die User nicht – sie kann sogar verärgern. Die Nutzer möchten ernst genommen werden und zeitnah konkrete Reaktionen auf ihre Fragen und Kritiken erhalten. Das Engagement im Netzwerk sollte für eine Apotheke also mit einer klaren Entscheidung einhergehen: sich auf die direkte Kommunikation ernsthaft einzulassen. Dabei gibt es einen Nachteil: Social-Media-Strategien sind zwar unterschiedlich aufwändig, aber alle erfordern persönliches Engagement und Kontinuität. Und Kommunikation kostet Zeit. Überlegen Sie daher gut, ob sich diese Investition lohnt. Haben Sie sich dafür entschieden, sollten Sie konsequent sein: Kundenkommunikation über diese Kanäle ist kein Gelegenheitsjob, sondern permanentes Engagement. Wenn es gelingt, können Sie sich an aktiven und treuen Kunden sowie Weiterempfehlungen erfreuen (▶ Abschn. 5.4).

5.2 Experte in Gesundheitsportalen

Selbst nach einem Arzt- und anschließenden Apothekergespräch haben Kunden Fragen zu Diagnosen, Krankheitsbildern oder Behandlungsmöglichkeiten und daher das Bedürfnis, sich weiter zu informieren. Doch zu Hause steht meist nur ein in die Jahre gekommenes Medizinlexikon, das in aller Kürze Krankheitsbilder definiert. Gesammelte Antworten finden sie auf Gesundheitsportalen. Von Asthma bis zum Zwölffingerdarmgeschwür – schon ein einziges Portal listet über 700 Krankheiten auf. Bereits 2009 nutzten 79 Prozent der Kunden das Internet als wichtigste Informationsquelle, ermittelte die Studie Healthcare Monitoring. Mittlerweile gibt es mehr als 50 solcher Portale. Diese bieten Krankheits-, Symptom- und Medikamentenfinder, Medizinlexika, Gesundheitsdienstleistersuche, teils mit Bewertungen, Selbsttest, Audio- und TV-Beiträge, aktuelle Gesundheitsnews und Foren, auf denen Patienten sich mit Gleichgesinnten austauschen können.

Auf vielen dieser Portale können User in Expertenforen zu den unterschiedlichsten Themen und Krankheiten Fragen stellen, zu denen die Mediziner unverbindlich Stellung nehmen. Es gilt dabei stets: Die Antworten können einen Besuch beim Arzt keinesfalls ersetzen, und eine Fernbehandlung ist gesetzlich verboten. Dennoch haben diese ärztlichen Experten eine wichtige Position auf derartigen Portalen, tragen sie doch erheblich zur Verlässlichkeit der Informationen bei.

Auf dem Portal Lifeline.de beispielsweise werden die Experten mit Foto und Kurzprofil vorgestellt, ebenfalls wird die Domain benannt. Darunter gelistet sind auch die zuletzt beantworteten Fragen. Knapp 100 Ärzte der verschiedensten Fachrichtungen sind dort aufgeführt. Auch Apotheker sind als Experten willkommen. Bislang gibt es nur zwei, zum Beispiel eine Apothekerin für Naturheilkunde/Homöopathie und Ernährungsberatung mit Spezialisierungen auf Spagyrik nach Zimpel, Aromatherapie und Aromapflege. Auf diese Weise können Sie Gesundheitsportale als Marketing-Instrument nutzen, um sich als Experte zu positionieren und ihren eignen Bekanntheitsgrad sowie gleichzeitig den der Apotheke fördern (◘ Tab. 5.1).

Neben bekannten Gesundheitsportalen haben auch kleinere themenbezogene Websites, Krankenkassen oder Verlage (▸ Abschn. »Medizinischer Experte für Journalisten« in ▸ Kap. 2) Bedarf an Experten, die einen fachlichen Kontrollblick auf die Texte werfen oder in Foren als Ansprechpartner zur Verfügung stehen. Solche zum Beispiel von Privatleuten oder Selbsthilfegruppen betriebenen Webangebote können auch ein guter Ort sein, Ihren Expertenstatus zu stärken.

5.3   Empfehlungsmarketing

Kunden werben Kunden – für die Vermittlung eines Kunden vergibt eine Apotheke bei Hamburg einen Produkt-Gutschein aus dem Frei- und Sichtwahlsortiment im Wert von 10 Euro. Beantragen zwei neue Kunden eine Kundenkarte, gibt es einen Gutschein für den Eintritt in ein großes Erlebnisbad oder Produkte im Wert von 25 Euro. Und bei drei Kunden bedankt sich die Apotheke mit einem 40-Euro-Gutschein. Diese Apotheke betreibt mit Konzept und einem Anreizsystem – die Wert-Gutscheine – Empfehlungsmarketing. Dabei muss nicht zwingend eine Gegenleistung erfolgen. Es kann auch ohne gut funktionieren. Mundpropaganda ist das einfachste und zugleich wirksamste Mittel, um neue Kunden zu gewinnen. Wenn zufriedene Kunden Freunden und Bekannten, aber auch anonym anderen Kunden über Bewertungsportale (▸ Abschn. 5.5) eine Apotheke weiterempfehlen, wirkt das viel stärker als jedes Werbebanner im Internet oder Zeitungsanzeigen. Eine Umfrage des Forschungsunternehmens Booz Allen Hamilton in Deutschland und der USA hat ergeben, dass 90 Prozent der Verbraucher den Empfehlungen von Freunden und Bekannten vertrauen. Die klassische Werbung hingegen hat diese Wirkung auf weniger als 10 Prozent der befragten Personen.

Zu einem Marketing-Instrument wird Mundpropaganda, wenn man sie aktiv fördert. Bislang geschieht dies eher verhalten im Gesundheitswesen: Das Empfehlungsportal »KennstDuEinen.de« und der eco Verband der deutschen Internetwirtschaft haben die Marketing-Aktivitäten verschiedener Branchen erfasst. Unter den 1.100 befragten Dienstleistern befanden sich auch Apotheken. Die Ergebnisse: 30 Prozent der teilnehmenden Apotheken gewinnen neue Kunden über Empfehlungen aus ihrer Stammkundschaft heraus. Dennoch bitten nur 3 Prozent ihre Kunden um persönliche Weiterempfehlungen. Sie investieren stattdessen zu 72 Prozent in klassische Werbung wie Anzeigen, Branchenbucheinträge und Handzettel und zu 84 Prozent in Internet-Werbung. 75 Prozent haben eine eigene Website. Aber nicht einmal 7 Prozent aller Neukunden werden durch diese Werbemaßnahmen gewonnen. Lauf-

◘ Tab. 5.1 Gesundheitsportale im Überblick

Portal	Gründung	Betreiber	Visits Quelle: IVW (wenn nicht anders angegeben: Stand 12/2011■)
www.netdoktor.de	1999	NetDoktor.de GmbH, München, seit 2007 Tochter der Holzbrinck eLAB GmbH	4.163.272
www.onmeda.de	1997	goFeminin.de GmbH, Köln	3.618.398
www.paradisi.de	2003	OC Projects, Optendrenk & Calinski GmbH, Kaarst	2.198.437
www.apotheken-umschau.de	2001	Wort & Bild Verlag, Baierbrunn bei München	2.854.973
www.qualimedic.de	1999	Oualimedic.com AG, Köln	1.038.970
www.gesundheit.de	2001	Andrae-Noris Zahn AG, Frankfurt am Main	825.061
www.lifeline.de	1997	Springer Science & Business Media (BSMO GmbH), Berlin	782.328
www.meine-gesundheit.de	1998	Medizinische Medien Informations GmbH, Neu-Isenburg	155.109
www.vitanet.de	2003	Vitanet GmbH, Mannheim	Eigene Angabe: 350.000 (Stand 01/2012)
www.gesundheit-aktuell.de	1997	Medoline Ltd., Großbritannien und Frankfurt	Eigene Angabe: 150.000
www.medical-tribune.de	1999	Medical Tribune Verlagsgesellschaft mbH, Wiesbaden	33.368
www.gesundheit-heute.de	2007	Wissenschaftliche Verlagsgesellschaft mbH, Stuttgart	Eigene Angabe: 300.000 (Jahresdurchschnittswert)
www.dr-gumpert.de Medizin online	2002	Dr. Gumpert GmbH, Taunusstein	Eigene Angabe: 2,5 Mio.
www.imedo.de	2007	Imedo GmbH, Berlin	Eigene Angabe: 1,2 Mio. (im 2. Halbjahr 2011)

kundschaft macht 63 Prozent aus. Eine Kundendatenbank haben gut 81 Prozent angelegt. 23 Prozent speichern E-Mail-Adressen ihrer Kunden, 14 Prozent nutzen diese. Diese Ergebnisse zeigen, dass das Empfehlungsmarketing durchaus ausbaufähig ist. Der Apotheker und das Team sollten daher, nachdem sie Kunden von ihrer guten Beratungsleistung, dem tollen Service und der Freundlichkeit überzeugt haben, die Empfehlungen nicht dem Zufall überlassen.

5.3.1 Strategien für Empfehlungsmarketing

Empfehlungsmarketing lässt sich aktiv forcieren oder passiv gestalten. Natürlich dürfen Apotheken und ihre Mitarbeiter beim aktiven Empfehlungsmarketing nicht zu forsch vorgehen, sonst wird dies schnell als aufdringlich empfunden. Im persönlichen Gespräch haben die Apothekenmitarbeiter die Möglichkeit, dezent entsprechende Hinweise einfließen zu lassen, beispielsweise wenn ein Kunde eine ausführliche

Fachberatung oder einen Service, zum Beispiel die Blutdruckmessung, in Anspruch genommen hat und sich bedankt. An der Reaktion merken Sie schnell, ob der Patient generell bereit ist, Sie zu empfehlen, oder ob er eher verhalten oder gar skeptisch reagiert.

Wenn die Mitarbeiter die Kunden nicht direkt ansprechen möchten, lassen Sie ein Schild für sie sprechen. Positionieren Sie auf dem HV-Tisch unaufdringliche Schilder, auf denen steht: »Wenn Sie zufrieden mit unseren Leistungen sind, empfehlen Sie uns gerne weiter!« Damit Sie jedoch nicht darauf hoffen und warten müssen, dass die Kunden Sie von zu Hause aus bewerten, geben Sie ihnen die Möglichkeit, dies direkt in der Apotheke zu tun. Stellen Sie dafür in der Nähe des Empfangs oder im Aufenthaltsraum einen kleinen PC, einen Laptop oder ein iPad auf (▶ Kap. 2). Machen Sie es den Bewertungswilligen so einfach wie möglich: Suchen Sie sich Ihren Favoriten eines Bewertungsportals aus und richten Sie direkt die Seite mit Ihrem Profil und Bewertungsmöglichkeit ein, damit die Kunden nicht noch lange suchen und klicken müssen. Auf Ihre favorisierten Portale können Sie auch direkt von der eigenen Apotheken-Website verlinken.

> **Praxistipp**
>
> Geben Sie auf Schildern oder Handzetteln Hinweise auf Online-Bewertungsportale, wo Kunden Apotheken beurteilen können. Je mehr positive Bewertungen Ihre Apotheke in den Portalen aufweisen kann, desto besser.

Im Gegensatz zum aktiven Empfehlungsmarketing setzt das passive darauf, dass Kunden die Apotheke aus Eigeninitiative heraus bewerben. Auch dafür kann die Apotheke günstige Rahmenbedingungen schaffen, indem Folgendes beachtet wird:

Die Kunden müssen von Ihrer gesamten Leistung vollkommen überzeugt sein. Es reicht nicht aus, dass sie nichts zu beanstanden haben. Die Erwartungen sollten im Idealfall übertroffen werden. Machen Sie sich mit den Zuständigen Gedanken über Ihre Stärken und Schwächen Ihres Hauses aus Sicht der Kunden. Wenn Kunden von Ihrer Leistung überrascht und begeistert sind, werden sie Ihre Apotheke von sich aus online und im Freundes- und Bekanntenkreis empfehlen.

Neben den Kunden sollte die Apotheke auch weitere Empfehlungskreise berücksichtigen: das berufliche Umfeld, also alle Mitarbeiter, Lieferanten, kooperierende Ärzte und Mitglieder aus Berufsverbänden sowie andere Player der Gesundheitsbranche, und auch das private Umfeld, wie Familie und Freunde der Mitarbeiter und auch die örtliche Umgebung, wie das Seniorenheim, Reformhaus oder Fitness-Studio. Sie alle gehören zu Ihrem Netzwerk. Das Ziel sollte sein, mit Ihrer Apotheke bei all den Gruppen bekannt zu sein, ein hohes Ansehen zu genießen und weiterempfohlen zu werden.

Kennen Sie Meinungsführer oder Multiplikatoren? Ob Persönlichkeiten aus Politik, Medien oder Sport: Diese Kontakte sind als Empfehlende besonders wertvoll. Denn wenn der jeweilige Multiplikator ein hohes Ansehen bei der breiten Öffentlichkeit genießt, folgt sie seiner Meinung oftmals ohne zu zweifeln.

Ob aktiver oder passiver Empfehler – bei beiden ist die Kontaktpflege wichtig, schließlich basiert das Empfehlungsgeschäft auf Vertrauen. Die Beziehungen zu Empfehlern sollten Apotheken aufrechterhalten und systematisch pflegen. Dazu können im elektronischen Verwaltungssystem oder in Karteikarten entsprechende Gruppen angelegt werden: für Stammkunden mit einer guten, persönlichen Beziehung bis hin zu Kunden, mit denen man nur lose verkehrt. So können Einladungen oder Hinweise zu besonderen Aktionen schnell an die entsprechende Zielgruppe adressiert werden.

Gute Hinweise für das Empfehlungsmarketing liefert eine kleine Befragung neuer Kunden: Woher und warum kommen sie in die Apotheke? So erfährt man schnell, welche Maßnahmen besonders gut funktionieren und welche weniger gut. Apotheken können Neukunden befragen oder im Zuge von Kundenbefragungen ermitteln, wie sie auf die Apotheke aufmerksam geworden sind. Um das Empfehlungsmarketing aktiv zu steuern, sollten Apotheken folgende Fragen beantworten können:

> **Fragen zur aktiven Steuerung des Empfehlungsmarketings**
>
> — Wie sind die Kunden auf Ihre Apotheke aufmerksam geworden? Zum Beispiel aufgrund von bestimmten Marketing-Ak-

tionen, wie einen Tag der offenen Tür oder Verkaufsförderungsaktionen, oder Empfehlungen?
- Wie viele Kunden empfehlen uns weiter?
- Welche Kunden sind aufgrund einer Empfehlung hier? Wie hoch ist also die Empfehlungsrate?
- Wer hat uns weiterempfohlen? Zum Beispiel eher Frauen oder Männer, welche Altersklasse?
- Warum und welche genaue Leistung wurde weiterempfohlen? Wie ist der Empfehlungsprozess abgelaufen? Gibt es erkennbare und damit wiederholbare Muster?

Die Angaben sollten von der zuständigen Person in einer Excel-Tabelle vermerkt und regelmäßig ausgewertet werden. Beziehen Sie auch Bewertungen aus den Online-Portalen mit ein. So können Sie feststellen, wie hoch der Anteil an Kunden ist, der durch Zuweiser in Ihre Apotheke kommt, von selbst über Online-Suchverzeichnisse oder durch Mund-Propaganda von Bekannten empfohlen wurde. So erfahren Sie, wie viel Engagement Sie noch in das Thema Empfehlungsmarketing investieren sollten.

5.4   Online-Bewertungsportale

Viele Menschen setzen auch bei Empfehlungen auf das Internet. Umzug in eine neue Stadt, Schließung der bisherigen Stammapotheke, Unzufriedenheit mit der Beratung oder dem Service oder ein Hausarztwechsel – es gibt verschiedene Gründe, warum Kunden eine neue Apotheke online suchen. Neben Empfehlungen von ihrem Arzt, Freunden oder Verwandten setzen immer mehr Kunden dabei auf das Internet. Das private Schwätzchen am Gartenzaun hat sich in die Öffentlichkeit verlagert: in soziale Netzwerke oder Online-Bewertungsportale, wo jeder hört, was andere zu sagen haben – gutes wie schlechtes. Im Netz tummeln sich mehr als ein Dutzend Anbieter von Bewertungsportalen für Ärzte und Kliniken. Apothekenbewertungen haben erst wenige in ihrem Angebot, die Tendenz steigt jedoch.

Die Basis dieser Portale ist meist eine Datenbank mit Adressen und Kontaktdaten wie Telefonnummer, Website, E-Mail. Apotheken können darüber hinaus weitere Angaben machen, beispielsweise zu Öffnungszeiten, zur Lage – oftmals mit Einbindung einer Karte –, Erreichbarkeit mit öffentlichen Verkehrsmitteln und zu Serviceangeboten, wie Reise- und Impfberatung oder Milchpumpenverleih. Damit sollen die Apotheken gezielter und entsprechend der Bedürfnisse der neuen Kunden gefunden werden. Meist anonym können Nutzer durch Eingabe ihrer Postleitzahl oder ihres Ortes eine nahe liegende Apotheke suchen, die vorhandenen Bewertungen lesen oder selbst beurteilen. Je nach Portalbetreiber geschieht dies über die Vergabe von Punkten, über das Schulnotenprinzip oder mit Sternen. Einige Betreiber kontrollieren jede Bewertung vor dem Freischalten, um Schmähungen oder auch Eigenlob zu vermeiden.

Für Apotheken ist es grundsätzlich gut, mit Bewertungsportalen offensiv umzugehen. Die Tatsache, dass Apotheken online anonym bewertet werden, ist nicht mehr aus der Welt zu schaffen – nun heißt es, produktiv damit umzugehen. Wie im vorhergehenden Abschnitt beschrieben, kann man zufriedene Kunden motivieren, die Apotheke zu empfehlen und so implizit für gute Bewertungen sorgen. In einer hohen Anzahl guter Empfehlungen gehen auch die wenigen schlechten Beurteilungen schnell unter.

Weitere Möglichkeiten für Apotheken, ihren Ruf im Auge zu behalten, sind in ▶ Abschn. 5.6 aufgeführt.

5.4.1   Apothekenbewertungen im Internet

www.jameda.de Hier können Nutzer Apotheken suchen und anschließend nach dem Schulnotensystem bewerten (Note 1 = sehr gut bis Note 6 = ungenügend). Folgende Fragen sollen Nutzer beantworten:
- Wie zufrieden sind Sie mit der Beratung, die Sie in dieser Apotheke erhalten?
- Wie beurteilen Sie den Service, den diese Apotheke bietet?
- Wie freundlich haben Sie das Apothekenpersonal empfunden?

— Wird in dieser Apotheke Ihrer Meinung nach ausreichend Diskretion gewahrt?

— Wie beurteilen Sie die Produktauswahl in der Apotheke?

Zusätzlich können die Nutzer freiwillige Angaben zum Gesamteindruck der Apotheke machen, zu Preisen, Lieferzeit, Öffnungszeiten, Parkmöglichkeiten, öffentliche Erreichbarkeit, zum Zeitpunkt des letzten Apothekenbesuchs sowie statistische Angaben wie Geschlecht und Alter. Ebenfalls ist ein Freitextkommentar möglich.

www.topmedic.de Auch hier können User durch Eingabe ihrer Postleitzahl oder des Ortsnamens Apotheken suchen und nach dem Schulnotenprinzip in den folgenden Kategorien bewerten: Organisation und Service, Erscheinungsbild der Räumlichkeiten, Mitarbeiter und Apotheker sowie zu der Frage, ob die Apotheke empfehlenswert ist. In einem Freitextfeld können User ihren persönlichen Eindruck nochmals in eigenen Worten in maximal 1.000 Zeichen verfassen.

www.medizinfuchs.de Dieser Anbieter ist ein Apothekenpreisvergleichsportal. Nutzer können Medikamente über Versandapotheken bestellen sowie bei lokalen Apotheken und diese dann abholen. Hier ist für die Bewertung eine anonyme Registrierung erforderlich sowie die Bestellnummer. Bewertet werden kann der Botendienst mit den Inhalten Übergabe/Verpackung, Pünktlichkeit und Vollständigkeit sowie bei Abholung die Beratung, Bestellabwicklung und Freundlichkeit im Sternen-System von »mangelhaft« (1 Stern) bis »sehr gut« (5 Sterne). Zudem ist ein Freitextkommentar von 500 Zeichen möglich.

www.google und www.qype.de Seit Ende 2010 zeigt auch der Suchmaschinengigant Google direkt in der Suchergebnis-Liste einen mit Sternchen illustrierten Link zu Bewertungen an, die sich die Suchmaschine von vielen verschiedenen Anbietern zusammensammelt. Zudem gibt es andere Anbieter, wie beispielsweise www.qype.de. Nach eigenen Angaben ist dies Europas größtes lokales Empfehlungsportal mit monatlich über 20 Millionen Besuchern, deren Mitglieder von der Behörde über Kindergarten auch Apotheken testen und bewerten.

5.5   Online-Reputation: Der Ruf von Apotheke und Apotheker

Reputation basiert auf den Erfahrungen und Erwartungen der Menschen. Jede Person und Institution, die in der Öffentlichkeit stehen, wie Politiker, Unternehmer und auch Apotheker mit ihrer Offizin, haben eine Reputation: einen guten oder schlechten Ruf. Eine positive Reputation steht auf vier Säulen: Glaubwürdigkeit, Zuverlässigkeit, Vertrauenswürdigkeit und Verantwortung.

Das soziale Internet hat die klassischen Mechanismen der Reputation völlig verändert. Nie zuvor konnte die Reputation von Unternehmen und Menschen so einfach, schnell und nachhaltig beeinflusst werden wie heute. Das liegt daran, dass die Möglichkeiten und Realitäten der Mediennutzung und -produktion grundlegend verändert wurden.

Drei Faktoren bestimmen die neuen Rahmenbedingungen, in denen Reputation entsteht:

Jeder kann heute publizieren Innerhalb weniger Minuten und ohne nennenswerte Kosten kann heute jeder Nachrichten über Blogs, Foren und soziale Netzwerke veröffentlichen – und die Verbreitung läuft ganz von allein. Die klassischen Gatekeeper des Publizierens – Journalisten und Verleger – sind im Internet bedeutungslos.

Die Anzahl der Kommunikationskanäle steigt exponential Eigene Websites lassen sich heute mühelos und praktisch ohne technische Vorkenntnisse aufsetzen – möglich wird dies durch Content-Management-Systeme (CMS) (▶ Kap. 3) und kostenlose Bloghoster (▶ Kap. 6). Wo früher wenige Hundert Printmedien existierten, sind heute Millionen von Internetseiten aktiv.

Publizierte Texte sind mühelos und dauerhaft auffindbar Früher war es mit erheblichem Aufwand verbunden, den Überblick über die Inhalte aller Medien zu behalten. Nachrichten erreichten selten ein breites Publikum und wurden schnell wieder vergessen. Heute sind publizierte Nachrichten mühelos per Stichwortabfragen über die Suchmaschinen auffindbar und werden vom Internet dauerhaft gespeichert.

Diese neuen Rahmenbedingungen machen die Reputation zu einem fragilen Konstrukt in einer schnelllebigen und komplexen Umwelt. Niemand ist heute mehr vor Kritik im Internet gefeit, nur weil er oder sie von sich aus nicht im Netz präsent ist. Die Augen zu verschließen schützt nicht vor Schaden. Nur wer selbst aktiv die Kontrolle übernimmt, kann sich den neuen Rahmenbedingungen gewachsen zeigen. Zugegeben, anders als Ärzte oder Kliniken, die sich wegen vermuteter Behandlungsfehler oder aufgrund eines Säuglingssterbens erklären müssen (für solche Fälle ist ein Krisen-PR-Konzept sehr zu empfehlen), haben Apotheker weit weniger Krisen für ihr Reputationsmanagement zu befürchten. Dennoch möchten wir Ihnen an dieser Stelle die Tipps und Hinweise nicht vorenthalten – vom Nutzwert ganz abgesehen, macht Ego-Googeln ja auch Spaß.

5.5.1 Reputationsmonitoring: Überblick verschaffen und behalten

Zum ersten Schritt eines erfolgreichen Online-Reputationsmanagements gehört, sich einen Überblick darüber zu verschaffen, was im Internet geschieht, konkret: was über einen selbst bzw. über die Apotheke geschrieben wird. Nur wer überhaupt weiß, was vor sich geht, kann zielgerichtet vorgehen und entsprechend reagieren. Das verbreitete Ego-Googeln, das Suchen nach dem eigenen Namen oder eben der Apotheke ist dabei nur die einfachste Maßnahme und auf Dauer zu aufwändig.

Die drei Phasen beim professionellen Reputationsmonitoring

1. Die Keyword- und Medien-Recherche: Dabei finden Sie heraus, welche Termini und Internetseiten Sie überwachen müssen, um einen effektiven Überblick über Ihre Online-Reputation zu erhalten.
2. Eine Ersterfassung: Verschaffen Sie sich einen Überblick über den Ist-Zustand: Was findet man über Sie und Ihre Apotheke im Netz? Wie stehen Sie und Ihre Apotheke bei den wichtigen Branchenverzeichnissen und Bewertungsportalen da?

3. Die konkrete Überwachung: Richten Sie dafür ein automatisiertes Monitoring ein, das Sie über Veränderungen auf dem Laufenden hält.

Im Folgenden werden diese drei Schritte praxistauglich erläutert und ausgewählte Tools vorgestellt, um die Umsetzung zu erleichtern.

Keyword- und Medien-Recherche

Mit Keywords sind hier jene Wörter gemeint, die ein Suchender in eine Suchmaschine eingibt (► Kap. 4). Suchmaschinen sind das erste Orientierungsinstrument im Internet – ohne sie könnte man die unendlichen Weiten des Netzes niemals sinnvoll nutzen. Konkret ist Google das Eingangstor zum Internet. Dort wird über den guten Ruf eines Apothekers bzw. einer Apotheke entschieden. Denn wer etwas über Sie oder die Apotheke erfahren will, wird in aller Regel zuerst nach den Namen googeln.

Die Treffer, die Nutzer auf den Suchergebnisseiten finden, stellen oftmals den ersten Eindruck dar. Besonders wichtig sind die obersten Treffer auf der ersten Ergebnisseite. Sie werden am häufigsten angeklickt. Je weiter hinten ein Suchergebnis auftaucht, desto unwahrscheinlicher ist es, dass es sich jemand genauer anschaut. Wegen der Gatekeeper-Funktion der Suchmaschinen ist die Überwachung passender Keywords die effektivste Form des Reputationsmonitoring. Erste Aufgabe des Reputationsmanagements ist also, ein durchdachtes Set von Keywords festzulegen, die dem jeweiligen Arzt oder der Apotheke einen ausreichenden Einblick in die Online-Reputation gibt.

Keywords für Personen Für die Erfassung der persönlichen Reputation via Suchmaschine ist der eigene Name das wichtigste Keyword. Einige Besonderheiten sind allerdings zu beachten, um die Anzahl der irrelevanten Treffer zu minimieren: Viele Nachnamen sind zugleich alltagssprachliche Begriffe (z.B. Richter, Förster) oder finden auch als Vornamen Verwendung (z.B. Steffen). Um allzu viele irrelevante Suchergebnisse zu vermeiden, setzen Sie beim Suchen Ihren Namen in Anführungszeichen. Dann wird nur die konkrete Wortkombination (»Vorname Nachname«) von

5

Google berücksichtigt. Bedenken Sie, dass Ihr Name falsch geschrieben sein könnte, weil es verschiedene Schreibweisen gibt, wie etwa »Stefan« statt »Stephan«. Verfügen Sie über einen zweiten Vornamen, den Sie zuweilen nutzen, sollten Sie nach beiden Kombinationen googeln (also »Vorname Nachname« sowie »Vorname Vorname Nachname«).Bedenken Sie, dass der Name gelegentlich umgekehrt geschrieben wird (also »Hinrich, Axel« statt »Axel Hinrich«).Wenn Sie über besonders viele Namensvetter verfügen (z.B. Peter Müller, Hans Meier), werden Sie beim Ego-Googeln sehr viele irrelevante Treffer erhalten. In diesem Fall sollten Sie Ihren Namen mit Zusätzen versehen, die die Zuordnung erleichtern (z.B. Titel, Firma, Stadt).In Extremfällen – mit vielen Namensvettern – kann die Online-Reputation von Personen via Google gar nicht sinnvoll erfasst werden, etwa wenn Ihr Namensvetter eine bekannte Persönlichkeit aus der Politik ist. Dies hat natürlich auch den Vorteil, dass man weniger angreifbar ist.

Keywords für Unternehmen Die Reputation von Apotheken via Google-Suche zu erfassen ist etwas komplexer. Minimieren Sie auch hier die Streuverluste. Die Keywords müssen durch zusätzliche Begriffe so präzisiert werden, dass sie alles Wichtige erfassen, aber so wenig wie möglich Irrelevantes einschließen, zum Beispiel durch Hinzufügen des Namens der Region/Stadt, in der die Apotheke ihren Sitz hat.

Medien unter Beobachtung Mit der Festlegung der richtigen Keywords ist die Basisarbeit noch nicht getan. Google erfasst zwar einen großen Teil des Internets, aber bei weitem nicht alles. Besonders die Kommunikation in den Social Networks läuft häufig an den Suchmaschinen vorbei, da sie oftmals durch Datenschutzmaßnahmen ausgesperrt sind. Das gilt vor allem für Social Networks und für viele Foren. Auch Beurteilungen in Bewertungsportalen werden nicht zuverlässig von den Suchmaschinen erfasst und in den Suchergebnissen ausgeworfen. Daher ist es empfehlenswert, die relevanten Social-Media-Angebote zu identifizieren und in das Monitoring einzubeziehen.

Nutzen Sie die folgenden Dienste als Recherchetools:

Recherchetools
- www.myonid.de: Personenbasierter Monitoring-Dienst, der Ihnen neben guten Suchtools und einer hilfreichen Übersicht auch die Möglichkeit bietet, ein Profil anzulegen und die vielen Treffer zu Ihrer Person zu ordnen und zu hierarchisieren
- www.yasni.de: Ähnliches Grundprinzip wie myON-ID, allerdings mit weniger Möglichkeiten beim Aufbau eines eigenen Profils
- www.howsociable.com: Eine Suchmaschine, die schnellen Überblick über die Erwähnung eines Keywords in Social-Media-Portalen, Twitter usw. gibt
- www.technorati.com: Technorati ist die führende Suchmaschine für Blogs; hier behalten Sie den Überblick über die große weite Welt der Webpublikationen

Ersterfassung der Reputation

Nach der Festlegung eines Sets von Keywords und relevanter Webdienste erfassen Sie den Ist-Zustand. Googeln Sie die festgelegten Keywords und gehen Sie die ersten 50 Suchergebnisse systematisch durch. Identifizieren Sie die für Ihre Reputation bzw. der der Apotheke förderlichen und kritischen Ergebnisse. Gibt es unter diesen Resultaten welche, die ernsthaft schädlich sind? Stellen Sie fest, welche der Ergebnisse Sie selbst unter Kontrolle haben (z.B. eigene Website, Profile in Netzwerken, online veröffentlichte Presse-Meldungen). Legen Sie bei all dem besonderes Augenmerk auf die ersten zehn Suchergebnisse. Aus den Daten der Ersterfassung können Sie im Weiteren den konkreten Handlungsbedarf ableiten.

Überwachung der Reputation

Um nicht jedes Mal wieder die Schritte der Ersterfassung wiederholen zu müssen und dabei Neuigkeiten zwischen dem vielen schon Bekannten zu übersehen, sollten Sie im dritten Schritt automatisierte Monitoring-Systeme schaffen, die Sie über jede Veränderung in Kenntnis setzen.

Google überwachen Ein einfaches und kostenloses Mittel, die Google-Suchergebnisse zu bestimmten Keywords im Blick zu behalten, ist Googles eigener

Benachrichtigungsdienst »Google Alerts«. Einen Alert für ein Keyword können Sie unter www.google.com/alerts anlegen. Geben Sie einfach den gewünschten Suchbegriff ein, legen Sie fest, wie häufig Sie eine E-Mail mit den Ergebnissen erhalten wollen, geben Sie Ihre E-Mail-Adresse ein und fertig. Google wird Sie nun im gewünschten Intervall davon unterrichten, welche neuen Ergebnisse zum gewünschten Suchterm gefunden wurden. Diese Einstellungen wiederholen Sie für alle festgelegten Keywords, und schon haben Sie ein einfaches Monitoring-System geschaffen, mit dem Sie immer auf dem Laufenden bleiben. Noch bequemer können Sie mit Google Alerts arbeiten, wenn Sie über einen Google-Account verfügen. Dann werden die Alerts automatisch Ihrem Konto zugeordnet und Sie können sie nach Wunsch bearbeiten, erweitern oder löschen. Zudem können Sie anstatt der regelmäßigen E-Mail-Benachrichtigungen auf das bequemere Abonnement eines RSS-Feeds (▶ Kap. 3) im Google Reader zurückgreifen. Auch die oben bereits erwähnten Recherchetools für die sozialen Medien wie Yasni und MyOnID bieten zum Teil Benachrichtigungsdienste an, die Sie über Veränderungen im Netz informieren.

5.5.2 Prävention: Digitalen Schutzschild aufbauen

Die Kontrolle über die eigene Reputation zu übernehmen heißt vor allem, mit eigenen Informationsangeboten die vorderen Suchergebnisse bei Google zu belegen. Es bedeutet aber auch, auf den wichtigsten Social-Media-Portalen Präsenz zu zeigen. Bauen Sie mit den folgenden Instrumenten einen digitalen Schutzschild, der es missgünstigen Zeitgenossen schwer macht, Ihre Online-Reputation anzugreifen.

Die eigene Website Ihre Apotheken-Website ist Ihre Zentrale im Internet. Hier haben Sie alles selbst in der Hand, niemand kann Ihnen die Kommunikationshoheit nehmen. Sprechen Sie alle Themen an, die für Sie und Ihre Reputation wichtig sind. Wenn die eigene Website suchmaschinenoptimiert ist, sollte sie bei Eingabe Ihres Namens bei Google sehr weit vorn gelistet werden. Optimieren Sie einzelne Seiten der Website auf unterschiedliche, für Ihre Reputation entscheidende Keywords, um so mit Ihrer eigenen Netzpräsenz ein breites Spektrum abzudecken. Geben Sie Besuchern die Möglichkeit, auf Ihrer Website mit Ihnen zu kommunizieren, zum Beispiel über Kommentare oder ein Gästebuch (▶ Kap. 3). Machen Sie sich so ansprechbar und gewinnen Sie dadurch die Möglichkeit, auf Kritik direkt einzugehen.

Social Media Zur Nutzung der sozialen Medien wurde bereits in den jeweiligen Abschnitten dieses Kapitels viel gesagt. Für die Reputation ist entscheidend, dass es auf all diesen Plattformen um Kommunikation geht. Wer hier offen auf Kritik reagiert, hat das Schlimmste meist schnell überstanden. Bedenken Sie: Auf Plattformen kann auch in Ihrer Abwesenheit über Sie gesprochen werden. Für den digitalen Schutzschild ist es wichtig, dass Sie in den Plattformen präsent sind, um gegebenenfalls zügig auf Kritik reagieren zu können.

Multimediale Inhalte: Bilder und Videos Praktisch jeder kann heute jederzeit ein Foto mit der Handykamera machen und es ins Netz laden – binnen Sekunden, und ohne Sie gefragt zu haben. Das ist zwar rechtswidrig, aber es geschieht dennoch. Peinliche Szenen werden inzwischen täglich zuhauf fotografiert: als Schnappschüsse beim Essen oder auf Firmenfeiern. Vieles davon landet inzwischen im Netz, bei Facebook oder einem der großen Bilderhoster wie Flickr oder Picasa. Bei diesen Diensten können auch auf Gruppenfotos einzelne Personen markiert und mit Namen identifiziert werden und sind dann mit der Suchmaschine hervorragend auffindbar. Zudem ist die technische Entwicklung inzwischen so weit, Gesichter auch ohne diese Identifizierungsleistung einzelnen Personen zuordnen zu können. Selbst wenn Sie keine Bilder von sich ins Netz stellen, können es andere jederzeit tun. Bauen Sie daher einen Schutzschild auf und schaffen Sie Bilderwelten, über die Sie selbst entscheiden. So übernehmen Sie die Kontrolle über die Bilder, die von Ihnen im Netz verfügbar sind. Und andere, Ihrer Reputation weniger schmeichelhafte, gehen in der Masse unter. (Weitere Informationen zum Thema Praxis-Bilder finden Sie in ▶ Kap. 2.)

5

Stellen Sie Fotos zu Ihren Profilen in die Netzwerke. Bieten Sie eine Bildergalerie von Ihrer Apotheke an. Sind Sie vielleicht als Referent auf Kongressen tätig? Lassen Sie von sich Bilder machen und richten Sie dafür Galerien bei den Bilderhostern Flickr und Picasa ein.

Auch bewegte Bilder erfreuen sich einer immer größeren Beliebtheit im Netz. Ebenso wie Bilder können mit Handykameras Videos aufgenommen und ins Netz gestellt werden. Auch hier sollten Sie mit selbst geschaffenen Bildwelten die Kontrolle übernehmen. Die Plattform mit der stärksten Reichweite für Videos ist YouTube. Versuchen Sie, hier mit eigenem Material präsent zu sein. (Weitere Informationen zum Thema Imagefilm finden Sie in ► Kap. 2.)

Experten-Interview mit Bodo Schmitz-Urban, Dipl. Marketing-Kommunikationswirt, Apotheker und Inhaber der Falken Apotheke, Wuppertal

Eignen sich die neuen Medien, wie Facebook, Twitter oder ein Blog, zur Kundenkommunikation, und welche Maßnahmen können Sie noch empfehlen?
»Absolut, denn Social Media gibt Unternehmen die Möglichkeit, seine Kunden über diese Online-Kommunikationsmaßnahmen kennenzulernen und zu binden. Ich rate darüber hinaus dazu, lokale Foren zu beobachten und dort aktiv mitzureden. Das Businessnetzwerk Xing eignet sich gut für die Mitarbeiter- oder Geschäftspartnersuche.«

Warum haben Sie sich für eine Facebook-Präsenz entschieden?
»Apotheken-Marketing geht über Standort, Service und Team hinaus. Über Social Media lassen sich alle drei Faktoren auf bestimmte Zielgruppen ausrichten. Permanente Erreichbarkeit und kurze, neue

Kommunikationswege verschaffen Social-Media-aktiven Apotheken Wettbewerbsvorteile.«

Wer betreut die Seite in Ihrer Apotheke, und welche Inhalte posten Sie?
»Wir nutzen den Facebook-Service von apoconcepts: Angefangen bei einem Coaching zum Thema Facebook, einer professionellen Seitenerstellung mit Logo und Fotos sowie regelmäßigen Inhalten einer kunterbunten Mischung. Wir posten Rabatt- und Gutscheinaktionen, weisen auf Beratungsthemen und -termine hin, berichten von Spendenaktionen, einem Abschied einer Kollegin, erzählen, wie vor 120 Jahren die Falken-Apotheke in Vohwinkel entstanden ist oder stellen Schnappschüsse online, zum Beispiel von der weißen Winterpracht in unserem Ort.«

Was sollten Apotheken bei der Planung und Umsetzung beim Einsatz von Social Media beachten?
»Wenn sich Apotheken nach genauer Überlegung für eine Facebook-Präsenz entscheiden, ist das A und O, regelmäßig frischen Content zu veröffentlichen.«

Was halten Sie von Guidelines für Angestellte im Umgang mit Social Media?
»Ich finde Guidelines wichtig und richtig, denn in Zeiten, in denen Angestellte über ihr Smartphone quasi 24 Stunden am Tag online sind, kann es nach einem Ärger mit Kunden oder dem Vorgesetzten schnell zu negativen Konsequenzen für das Unternehmen kommen, wenn der Mitarbeiter über Social-Media-Kanäle seinen Frust abbaut.«

Ein Blog für die Apotheke

Während in anderen Branchen auch von kleinen Unternehmen Blogs längst als erfolgreiches Marketing-Tool genutzt werden, ist es für die wenigen bloggenden Apotheker eher ein Freizeitvergnügen. Dabei hat der Einsatz von Blogs zur Imagepflege und Kundenbindung in vielen Branchen inzwischen gute Tradition. Ungezählte Unternehmen betreiben Blogs, in denen Chefs oder Mitarbeiter im Plauderton aus dem Arbeitsalltag erzählen, Aktionen ankündigen oder Branchen-News kommentieren. Der Vorteil von Blogs gegenüber einer normalen Website (▶ Kap. 3) ist: Das Medium wirkt ungezwungen und authentisch. Hier bekommt ein Unternehmen Gesicht und Charakter. Was vielfach schon verloren schien, wird hier wieder erlebbar: der persönliche Kontakt zu einem Dienstleister oder einer Institution.

Auch für Apotheken bietet das Bloggen als Kommunikationsform vielfältige Chancen. Sind die Hürden – gesetzliche Einschränkungen und verfügbare Ressourcen – erst einmal überwunden, kann das Bloggen völlig neue Wege eröffnen, um mit Kunden und Kollegen ins Gespräch zu kommen, neue Kunden zu gewinnen und seinen Ruf als Fachmann (▶ Kap. 5) auszubauen.

6.1   Was ist eigentlich ein Blog?

Der Begriff »Blog« ist eine Abkürzung für das englische Wort »Weblog«. Also ein öffentliches Internet-Tagebuch oder – bei mehreren Autoren – eine Art Zeitung im Internet. Artikel werden von ihren Autoren dort veröffentlicht und erscheinen gewöhnlich chronologisch sortiert, mit dem neuesten ganz oben. Die Einsatzmöglichkeiten dieses Grundprinzips sind vielfältig: vom einfachen Webtagebuch, in dem jemand Interessantes aus seinem Alltag publiziert, bis zum professionellen Serviceblog eines Weltkonzerns. Manche Blogs sind im Laufe der Jahre zu sehr erfolgreichen Nachrichten- oder Themenmagazinen avanciert.

Die Welt der Blogs, deren Anzahl auf weltweit fast 150 Millionen geschätzt wird, heißt Blogosphäre. In ihr kommunizieren die Blogger – die Autoren der Blogs – miteinander und mit ihren Lesern. Die Blogosphäre ist eng vernetzt. Kommunikativität ist ein wichtiges Grundelement des Bloggens

und unterscheidet das Bloggen deutlich vom Publizieren traditioneller Magazinartikel. Blogartikel sind dazu da, diskutiert zu werden, und nicht selten misst man den Erfolg eines Artikels daran, wie leidenschaftlich die Diskussion in der darunter stehenden Kommentarspalte abläuft. Wegen dieser Charakteristika zählen Blogs auch zu Social Media (▶ Kap. 5).

Die Anzahl der Blogs zeigt deutlich, dass es sich dabei längst nicht mehr um ein Nischenphänomen handelt, das von einigen Internet-Freaks als Privatvergnügen betrieben wird. Bei fast beliebigen Recherchen in Suchmaschinen werden Blogartikel oft sehr prominent angezeigt. Die enorme Popularität und Breitenwirkung von Blogs beruht auf vier Säulen:

> **Die vier Säulen der Blog-Popularität**
> - Unabhängigkeit: Hier publizieren scheinbar Menschen »wie du und ich«, also keine von etablierten Verlagen angestellten Journalisten. Das hat den Reiz unverfälschter Information.
> - Persönlichkeit: Blogger schreiben selten in objektivierendem Stil, sondern meist explizit aus ihrer Sicht. Sie bringen ihre Person und Meinung offen ein.
> - Originalität: Oft schreiben Blogger über Themen, die in den großen Medien kaum behandelt werden.
> - Kommunikation: Durch die Möglichkeit, über Artikel zu diskutieren, entsteht eine enge Leserbindung.

Auf diese vier Säulen können Unternehmen geschicktes Marketing aufbauen und die Kommunikationsform des Bloggens für sich nutzbar machen. Solche geschäftlichen Blogs heißen auch »Corporate Blogs«.

6.2   Einsatzmöglichkeiten in der Apotheke

Apotheker können einen Blog vor allem einsetzen, um ihren bestehenden Kundenstamm besser zu erreichen und zu informieren und um neue Kunden auf sich aufmerksam zu machen. Dabei lassen sich die eigentlichen Stärken der Apotheke gut ausspielen: Nähe zum Menschen, Vertrauen und Kompetenz werden in einem Blog besonders gut kommuniziert.

Dafür müssen allerdings zwei Grundprinzipien eingehalten werden:

Keine Werbefloskeln Der Blog ist nicht dazu da, Pressemitteilungen zu veröffentlichen. Blogleser wollen brauchbare Informationen von echten Menschen. Niemand möchte hier das klassische Marketing sehen.

Regelmäßigkeit Um einen Blog zum Erfolg zu führen, muss er regelmäßig aktualisiert werden. Ein Artikel pro Woche ist Pflicht, um Leser zu binden.

6.2.1 Ziele festlegen

Wozu genau soll der Blog da sein? Verschiedene Zielstellungen lassen sich mit einem Blog erreichen – nicht alle davon sind kompatibel:

Neue Kunden gewinnen Um neue Kunden über einen Blog anzusprechen, muss dieser vor allem sachbezogene Informationen anbieten, die über Suchmaschinen auffindbar sind. Denn Neukunden werden überwiegend über die Suchmaschinen auf den Blog stoßen. Die Informationen im Blog müssen laienverständlich sein und sollen vor allem Vertrauen in die Kompetenz des Apothekers schaffen.

Information des bestehenden Kundenstamms Stammkunden erwarten vom Blog ihres Apothekers vor allem, über aktuelle Entwicklungen informiert zu werden. Das betrifft sowohl die Apotheke selbst als auch etwaige medizinische oder gesundheitspolitische Neuigkeiten, die sie als Patienten betreffen könnten.

Die Apotheke und der Apotheker als Marke Durch Themenspektrum und Stil des Blogs lässt sich die Apotheke wesentlich besser als Marke etablieren, als dies durch eine klassische Apotheken-Website möglich ist. Apotheker und das Team treten durch selbst verfasste Artikel als Persönlichkeiten auf und

zeigen ihre Kompetenzen fern vom üblichen Marketing-Duktus, gegenüber dem viele Menschen bereits recht abgestumpft sind (◙ Abb. 6.1).

Fachliche Reputation Auch der Aufbau eines Rufs als Fachmann unter Kollegen ist ein Ziel, das sich mit einem Blog gut erreichen lässt. Hierfür muss sich der Blog primär an andere Pharmazeuten in Apotheke und Forschung richten und mit fachlich soliden Beiträgen punkten. Diese Strategie könnte für einen hochspezialisierten Apotheker zur Pflege und zum Ausbau von Netzwerken von Vorteil sein. (Mehr zum Reputationsmanagement lesen Sie in ▶ Kap. 5.)

Während sich das erste und das zweite Ziel noch gut mischen lassen und beide mit dem dritten Ziel kombinierbar sind, ist es kaum möglich, das vierte Ziel – die fachliche Reputation – in einem Blog mit den anderen Ebenen zu verbinden. Die Kommunikation mit Kollegen und die Ansprache von Kunden sollten in der Regel nicht auf derselben Plattform geführt werden.

6.2.2 Themen finden

Die meisten Apotheker, die über einen Blog nachdenken, stellen schnell die Frage: Woher soll das Material für 1–2 Artikel pro Woche kommen? Worüber soll ich eigentlich schreiben? Blogartikel sind keine offiziellen Verlautbarungen, wie etwa Pressemitteilungen oder Werbeanzeigen. Blogs erzählen Geschichten aus dem Apotheken-Alltag und geben Hintergrundinformationen. Wie voll der Alltag von Begebenheiten ist, die es sich zu erzählen lohnt, und von Fragen, die einer Antwort bedürfen, merken Apotheker häufig erst, wenn sie beginnen, ernsthaft nach Themen zu suchen.

Einige Anhaltspunkte für die Themensuche sind:

Erlebter Apotheken-Alltag Skurrile oder anrührende Geschichten aus dem Alltag der Apotheke werden viele Leser interessieren. Dabei muss es nicht zwangsläufig um Beratungs- und Verkaufssituationen gehen. Auch ein Vertreter-Besuch, skurrile Post oder die Inventur können beispielsweise Anlässe für einen Artikels sein.

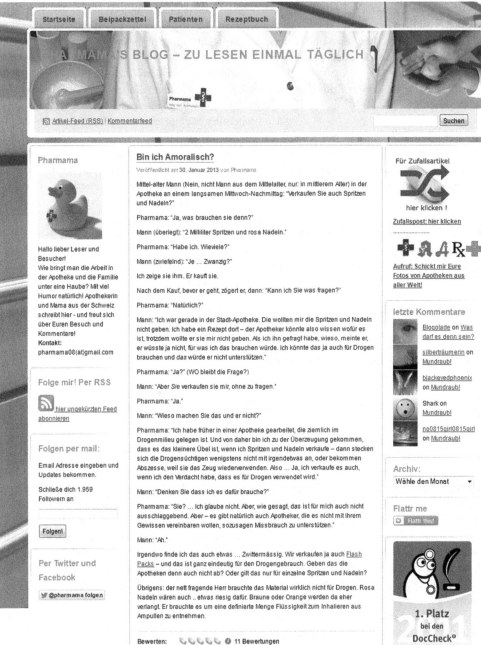

Bin ich Amoralisch?

Veröffentlicht am 30. Januar 2013 von Pharmama

Mittel-alter Mann (Nein, nicht Mann aus dem Mittelalter, nur: in mittlerem Alter) in der Apotheke an einem langsamen Mittwoch-Nachmittag: "Verkaufen Sie auch Spritzen und Nadeln?"

Pharmama: "Ja, was brauchen sie denn?"

Mann (überlegt): "2 Milliliter Spritzen und rosa Nadeln."

Pharmama: "Habe ich. Wieviele?"

Mann (zwiefelnd): "Je … Zwanzig?"

Ich zeige sie ihm. Er kauft sie.

Nach dem Kauf, bevor er geht, zögert er, dann: "Kann ich Sie was fragen?"

Pharmama: "Natürlich?"

Mann: "Ich war gerade in der Stadt-Apotheke. Die wollten mir die Spritzen und Nadeln nicht geben. Ich habe ein Rezept dort – der Apotheker könnte also wissen wofür es ist, trotzdem wollte er sie mir nicht geben. Als ich ihn gefragt habe, wieso, meinte er, er wüsste ja nicht, für was ich das brauchen würde. Ich könnte sie ja auch für Drogen brauchen und *das* würde er nicht unterstützen."

Pharmama: "Ja?" (WO bleibt die Frage?)

Mann: "Aber *Sie* verkaufen sie mir, ohne zu fragen."

Pharmama: "Ja."

Mann: "Wieso machen Sie das und er nicht?"

Pharmama: "Ich habe früher in einer Apotheke gearbeitet, die ziemlich im Drogenmilieu gelegen ist. Und von daher bin ich zu der Überzeugung gekommen, dass es das kleinere Übel ist, wenn ich Spritzen und Nadeln verkaufe – dann stecken sich die Drogensüchtigen wenigstens nicht mit irgendetwas an, oder bekommen Abszesse, weil sie das Zeug wiederverwenden. Also … Ja, ich verkaufe es auch, wenn ich den Verdacht habe, dass es für Drogen verwendet wird."

Mann: "Denken Sie dass ich es dafür brauche?"

Pharmama: "Sie? … Ich glaube nicht. Aber, wie gesagt, das ist für mich auch nicht ausschlaggebend. Aber – es gibt natürlich auch Apotheker, die es nicht mit ihrem Gewissen vereinbaren wollen, sozusagen Missbrauch zu unterstützen."

Mann: "Ah."

Irgendwo finde ich das auch etwas … Zwittermässig. Wir verkaufen ja auch Flash Packs – und das ist ganz eindeutig für den Drogengebrauch. Geben das die Apotheken denn auch nicht ab? Oder gilt das nur für einzelne Spritzen und Nadeln?

Übrigens: der nett fragende Herr brauchte das Material wirklich nicht für Drogen. Rosa Nadeln wären auch .. etwas riesig dafür. Braune oder Orange werden da eher verlangt. Er brauchte es um eine definierte Menge Flüssigkeit zum Inhalieren aus Ampullen zu entnehmen.

Abb. 6.1 Screenshot: Startseite eines Apothekenblogs. (Bildrechte: Pharmama)

Bei Episoden aus dem Apotheken-Alltag müssen Sie besondere Vorsicht walten lassen. Sowohl die Prinzipien der Schweigepflicht als auch allgemeine Datenschutzbestimmungen müssen gewahrt bleiben. Vermeiden Sie auf jeden Fall, dass man Beteiligte wiedererkennen kann.

Apotheken-News Alle Veränderungen in der Apotheke können im Blog berichtet werden, ob es sich um Personalwechsel, Renovierungsarbeiten, neue Services oder Geräte sowie die Ankündigung von Urlaub, Vertretungen und Notdiensten handelt. Nebenbei ergibt sich hier die Gelegenheit, die News zu kommentieren und zu erklären.

Ihre Stammkunden interessiert zum Beispiel, wer die neue Auszubildende ist. Mit solchen Informationen erhöhen Sie die Bindung der Kunden an Ihre Apotheke. Für den Text und die Fotoabbildung benötigen Sie das Einverständnis der jeweiligen Person. Oder noch besser: Lassen Sie das neue Team-Mitglied selbst etwas schreiben.

Persönliches Auch persönliche Informationen vom Apotheken-Inhaber werden viele Stammkunden sehr interessieren. Wie mitteilungsfreudig man dabei ist, muss jeder Apotheker selbst entscheiden. Zu privat sollte man keinesfalls werden, aber ab und zu ein paar nette Artikel über Urlaubsziele, Hobbys u.Ä. machen die Apotheken-Inhaber menschlicher, sympathischer und ansprechbar. Aber Achtung: Je nach Zusammensetzung des Kundenstamms muss entschieden werden, ob beispielsweise Golf oder teurer Rotwein passende Themen für die Artikel sind (◘ Abb. 6.2).

Angebote Ob preisreduzierte Waren, zeitlich begrenzte Aktionen oder Services sowie die neue »Apotheken Umschau« – im Blog können Sie alle besonderen Angebote ankündigen und ausführlich kommentieren.

Neuigkeiten aus der Medizin Die Wissenschaft steht nicht still. Neue Forschungsergebnisse, Arzneimittel und Hilfsmittel gelangen regelmäßig an die Öffentlichkeit und auf den Markt. Auch Apotheken-Kunden interessieren sich für diese Fortschritte. Natürlich müssen sie laiengerecht aufgearbeitet werden. Apotheker vermitteln so den Kunden das Gefühl, dass sie sich am Puls der Zeit befinden. Für spezialisierte Apotheken ist dieses Themenfeld von besonderem Interesse – sowohl für die Kunden als auch für die Fach-Kommunikation.

Auseinandersetzungen Viele Kunden beschäftigen sich ernsthaft mit ihrer Gesundheit, möglichen Präventionsmaßnahmen und Behandlungsformen. Sie finden Auskünfte online und in Zeitschriften. Oftmals ärgern sich Apotheker über die Qualität der Informationen, die ihre Kunden dort finden. Im eigenen Blog können Sie den Kampf gegen Fehlinformationen aufnehmen und die Auseinandersetzung mit fadenscheinigen Angeboten führen. So hat man zumindest die Chance, den eigenen Kundenstamm besser aufzuklären.

Gesundheits-Tipps Ob saison-, situationsbedingt oder ganz allgemein: Gesundheits-Tipps kann jeder Apotheker zuhauf liefern: Von Allergie-Tipps im Frühjahr über die Reiseapotheke und Sonnenschutz im Urlaub bis hin zu Tipps für die gesunde Ernährung oder passende Nahrungsergänzung gibt es ein nahezu unerschöpfliches Reservoir an Themen, mit denen sich ein Blog füllen lässt.

Aktuelle Gesundheitsthemen Fast immer gibt es aktuelle Gesundheitsgefährdungen, die von den Medien aufgegriffen werden. 2005/2006 war es die Vogelgrippe, 2010 die Schweinegrippe, 2011 die EHEC-Infektion. Solche, aber auch andere wiederkehrende saisonale Themen, wie Impfungen zur Reise- oder Grippezeit, können Apotheker aufgreifen. Von ihrem Apotheker erwarten Menschen Informationen über die tatsächliche Gefährdungslage und Maßnahmen, die sie treffen sollen. Ein Blog ist ein geeignetes Instrument für solche Informationen. Diese müssen nicht originell sein. Es genügt, Informationen von Forschungsinstituten, zum Beispiel vom Robert Koch-Institut und der WHO,

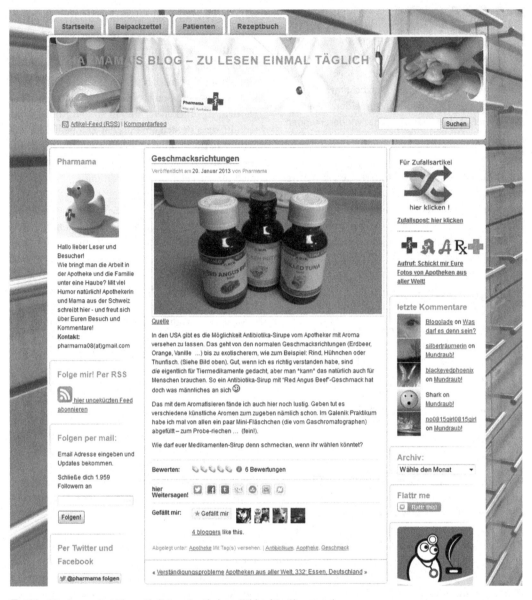

Abb. 6.2 Screenshot: Blogartikel eines Apothekers. (Bildrechte: Pharmama)

oder auch von Fachgesellschaften für die eigenen Kunden aufzubereiten.

Gesundheitspolitik Natürlich sollten Apotheker nicht all ihren Frust über die Gesundheitspolitik bei den Kunden ausschütten. Doch manchmal ist es gut, die Kunden wissen zu lassen, dass man auf derselben Seite wie sie steht – und ihnen zu erklären, was es mit Rabattverträgen, Zuzahlungen und anderen Segnungen auf sich hat und wie sie die Apotheke beeinflussen. Besonders wichtig sind praxisrelevante Informationen für Kunden, wenn sich wieder einmal Vorschriften geändert haben.

Meinungsumfragen Um eine Beteiligung auf Ihrer Blog- oder auch Facebook-Seite anzuregen, stellen Sie hin- und wieder Fragen. So erfahren Sie mehr über Wünsche und Ansichten Ihrer Kunden und können selbst einen Nutzen daraus ziehen. Fragen Sie beispielsweise, wer Nahrungsergänzungsmittel nutzt, zu welchen Arzneimitteln Kunden bei Kopfschmerzen greifen oder was sie von Preisvergleichsportalen für Medikamente halten. Hier müssen Sie sich auf einige Kommentare einstellen, aber schließlich ist der Blog für Kommunikation und Austausch gedacht. Wie Sie mit Kommentaren umgehen, lesen Sie im folgenden Abschnitt.

> **Praxistipp**
>
> Achten Sie auf Fragen der Kunden oder kontroverse Themen im Beratungs- und Verkaufsgespräch. Dies sind oft gute Ansätze für einen Blogbeitrag. Auch können Sie auf Ihrer Website, auf Flyern oder Kundenfragebögen für den Blog werben und ein Feedback-Feld für Themenvorschläge einrichten.

6.2.3 Dialog mit den Lesern

Zu einem echten Blog gehört die Kommentarfunktion. Auf gar keinen Fall sollte sie aus Angst vor Kritik oder Spam total deaktiviert werden. Wer sich der offenen Kommunikation verweigert, schießt sich in der Blogosphäre selbst ins Aus und beraubt sich einer interessanten Feedback-Quelle.

Kommentare managen

Apotheker müssen besondere Sorgfalt im Umgang mit Blogkommentaren an den Tag legen. Sowohl die Schweigepflicht als auch die gesetzlichen Anforderungen – insbesondere die des Heilmittelwerbegesetzes – machen dies erforderlich. Sie sind als Betreiber eines Blogs im Zweifelsfall für alles verantwortlich, was dort veröffentlicht wird. Das gilt in gewissem Umfang auch für Kommentare.

In der Regel erlaubt es die Blog-Software, Kommentare erst nach einer Prüfung durch eine befugte Person online zu veröffentlichen. So kann vermieden werden, dass schädliche oder gar rechtswidrige Kommentare für eine gewisse Zeitspanne unbemerkt im Blog stehen – diese können nicht nur von Kunden kommen, sondern auch von Seiten der Industrie oder Neidern. Eine E-Mail-Benachrichtigung, sobald ein Kommentar auf Freischaltung wartet, hilft zusätzlich. Denn Sie sollten zeitnah reagieren – sonst ist der Blog nicht das richtige Online-Marketing-Instrument für Sie. Der Kommentarstrang ist ein Kommunikationsraum. Die meisten Kunden, die einen Beitrag kommentieren, werden eine Antwort erwarten. In der Regel sollte der Autor des Blogartikels oder ein Vertreter noch am selben Tag auf den Kommentar reagieren (◘ Abb. 6.3).

Oft stellen Kunden Fragen und erwarten Rat vom Apotheker. Vorsicht dabei mit allzu konkreten Tipps: Nur allgemeine Ausführungen sind zulässig, für alles andere bitten Sie die Kunden zum Beratungsgespräch. Beachten Sie auch das Verbot von Heilsversprechen, wenn es in einer Diskussion um bestimmte Arzneimittel geht, sowie die Schweigepflicht. Denn alle Kommentare erscheinen nach der Freischaltung für jeden sichtbar online. Es sollte Ihren Bloglesern in jedem Fall möglich sein, anonym zu kommentieren – gerade bei sensiblen Themen nimmt das die Scheu, sich aktiv zu beteiligen.

Umgang mit Kritik

Kritiker gibt es immer. Nicht selten ist ihre Kritik aus einer gewissen Perspektive sogar berechtigt. Auf keinen Fall sollte man kritische Kommentare einfach löschen. Kritik, die im eigenen Blog diskutiert wird, hat man wenigstens unter Kontrolle und kann angemessen reagieren. Eine seriöse und offene Antwort nimmt dem Kritiker oft den Wind aus den Segeln. Sie bietet die Chance, zu erklären, wie es zu einem Missstand kam und was man dagegen unternimmt. Beschimpfungen oder Beleidigungen müssen Sie natürlich nicht dulden. Löschen Sie solche Kommentare einfach.

> **Praxistipp**
>
> Seien Sie ansprechbar und kommunikationsfreudig. Begreifen Sie Kritik als wertvolle Rückmeldung, die vielleicht Veränderungen anstoßen kann, und als Chance, den Lesern Ihre eigene Sicht der Dinge darzulegen.

36 Antworten

the eye of the turtle, am 23. März 2013 um 11:24 sagte:

Irgend ein Inscheniör baut aus CMOS-Sensoren und jede Menge Kabel gerne eine künstliche Netzhaut…
Antwort

    Pharmama, am 24. März 2013 um 11:12 sagte:

    Vielleicht irgendwann mal, aber bis das so weit ist …
    ausserdem: ich glaube nicht dass das je so gut sein wird, wie das Original
    (sage ich – mit Brille).
    Antwort

        turtle of doom, am 25. März 2013 um 22:24 sagte:

        Ein Mann aus New York hat so eine künstliche Augennetzhaut.
        Schlechte Auflösung und nur Schwarz-Weiss…
        Antwort

G, am 23. März 2013 um 11:31 sagte:

Cannabis?
Antwort

    Pharmama, am 24. März 2013 um 11:14 sagte:

    Wenn es für das eine Packungsbeilage gäbe, würde sie es sicher
    auch nicht nehmen wollen.
    Antwort

        turtle of doom, am 25. März 2013 um 22:27 sagte:

        Von "Huuust-huust-hust!" bis zu "Shit, was ist da drin?" habe
        ich alles erlebt. Bei nur vier Joints in meinem ganzen Leben.

        Eben, ich rauch es auch nicht mehr. Das Gefühl zu haben, im Kopf
        befänden sich fünf Kilo nasse Watte den restlichen Tag lang… :-/
        Antwort

pateco, am 23. März 2013 um 12:48 sagte:

Jaja, sich über Nebenwirkungen von Augentropfen beschweren, aber vor die
Haustür gehen!
Man hätte eine Sonnenallergie bekommen können, von einem Auto überfahren
werden, sich mit der Grippe angesteckt, auf einer Bananenschale ausrutschen und
sich alle Rippen brechen können!
Antwort

    Pharmama, am 24. März 2013 um 11:15 sagte:

    Es könnte einem auch ein Meteorit oder ein Flugzeug auf's Haus
    fallen. Manche Nebenwirkungen, die angegeben werden scheinen auch kaum
    häufiger zu sein als das.
    Antwort

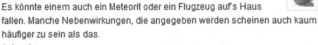

■ **Abb. 6.3**   Screenshot: Kommentarthread eines Apothekerblogs. (Bildrechte: Pharmama)

6.3 Aufwand versus Nutzen

Unumstritten: Das Bloggen macht Arbeit. Ein oder mehrere Artikel pro Woche plus Kommentarmanagement – da kommen schnell einige Wochenstunden zusammen. Sie müssen also genau abzuwägen, ob sich der Aufwand für Ihre Apotheke lohnt.

6.3.1 Was bringt ein Blog?

Die möglichen Vorteile eines Blogs sind sehr von den konkreten Zielstellungen und dem Grad des Engagements abhängig, mit denen der Blog betrieben wird.

- In jedem Fall gibt ein Blog Apothekern die Möglichkeit, Kunden und andere Zielgruppen anzusprechen, ohne dabei auf Journalisten als Mittler angewiesen zu sein.
- Neben der eigentlichen Apotheken-Website ist der Blog eine weitere Website, mit der neue Kunden via Suchmaschinen auf die Apotheke aufmerksam werden können. Durch die Themenauswahl lässt sich sogar besonders gut steuern, welche Art von Kunden dies sind. Wenn etwa ein Apotheker Kunden für OTC-Produkte aus dem Segment Nahrungsergänzungsmittel gewinnen möchte, könnte er sogar einen Spezialblog nur zu diesem Thema aufsetzen. Über diesen Weg wird er Kunden gewinnen, die speziell an diesen Produkten interessiert sind.
- Die Markenbildung von Apotheker und Apotheke lässt sich durch spezifische Themenkonzentrationen unterstützen. Dies stärkt besonders die Öffentlichkeitsarbeit von spezialisierten Apotheken.
- In einer Zeit, in der immer weniger Gelegenheit für längere Beratungsgespräche zur Verfügung steht, dient der Blog als wertvoller Feedback-Kanal. Hier können Apotheker Diskussionen anstoßen, die ihnen helfen, ihre Kunden und deren Wünsche und Probleme besser zu verstehen. Es ist auch möglich, über Umfragen eine kleine Marktforschung zu entwickeln und Stammkunden direkt in manche Entscheidungen einzubinden.

- Der Blog dient dazu, Kunden zu binden und neue hinzuzugewinnen. Ein gut gemachter Blog lässt die Apotheker und ihre Teams sympathisch, offen und kompetent wirken – wie Menschen, denen man sich gern anvertraut.
- Wenige Apotheker bloggen bislang – wer es doch tut, ist etwas Besonderes und hebt sich aus der Masse ab. So lässt sich für Apotheker und Apotheke zusätzliche Aufmerksamkeit erzeugen.
- Nicht zuletzt kann Bloggen auch Spaß machen und zum regelrechten Hobby werden. Auch der Effekt, der einsetzt, wenn man sich etwas von der Seele geschrieben hat, ist nicht zu unterschätzen.
- Es ist nicht einfach, den Erfolg langfristiger Marketing-Maßnahmen, wie einen Blog, einzuschätzen. Er dient mehr der Imagebildung und benötigt einen langen Atem, um volle Wirkung zu entfalten. Indizien sind die Zugriffszahlen und die Anzahl der Kommentatoren.

> **Praxistipp**
>
> Beobachten Sie, ob es Ihnen gelingt, mit Ihren Informationen zu den Kunden durchzudringen und Impulse zu setzen. Den Blog können Sie auch im Beratungs- und Verkaufsgespräch kurz erwähnen, wenn es thematisch passt.

6.3.2 Wer soll bloggen?

Im Blog einer Apotheke sollten regelmäßig Beiträge des Inhabers erscheinen. Unabhängig davon ist es sinnvoll, den Blog von Anfang an auf eine breite Grundlage zu stellen. Je nach Interesse und Talent sollten weitere Mitarbeiter schreiben. Das hat nicht nur den Vorteil, dass die Arbeitslast auf mehrere Schultern verteilt wird, sondern auch den, dass mehrere Perspektiven aus unterschiedlichen Bereichen und Hierarchien an den Tag kommen. Jedes bloggende Mitglied des Teams wird zum Markenbotschafter der Apotheke. Implizit zeigt es auch, dass ein offenes und kollegiales Klima in der Apotheke herrscht. Auch befreundete Ärzte oder Lokalpolitiker haben Ihrer Zielgruppe Interessantes mitzuteilen – binden Sie sie als Gastautoren ein. Das lockert den Blog weiter auf und zeigt, dass Ihre Apotheke in der Region verankert ist.

Insbesondere das Management der Kommentare kann problemlos eine erfahrene Pharmazeutisch-Technische Assistentin (PTA) übernehmen. Diese kann nach einer ausführlichen Schulung eigenständig Kommentare freischalten, moderieren und beantworten – bei Bedarf und entsprechendem Vertrauen auch im Namen des Apotheken-Inhabers.

Jeder mit dem Blog befasste Mitarbeiter muss die rechtlichen Bestimmungen genau kennen und das Content-Management-System, die Software des Blogs, eigenständig bedienen können. Die Alternative ist, dass der Apotheken-Inhaber jeden Beitrag kontrolliert und selbst veröffentlicht, was den Zeitaufwand pro Beitrag jedoch deutlich erhöht. Natürlich ist bei einer Autorenschaft von mehreren Personen ein gewisses Maß an Planung notwendig. Eine monatliche Redaktionssitzung, bei der Themen aufgelistet werden und ein Zeitplan erstellt wird, genügt als Abstimmung. Dies kann persönlich, bei Zeitmangel auch per Rund-Mail erfolgen, bei der Vorschläge ergänzt werden können.

Praxistipp

Versuchen Sie über den üblichen Autorenstamm hinaus hin und wieder Gastautoren zu gewinnen, die zu einem interessanten Thema schreiben. Das können beispielsweise kooperierende Ärzte sein, vielleicht auch ein Lieferant oder sogar Apothekenkunden.

6.3.3 Aufwand kontrollieren

Damit der Zeitaufwand nicht aus dem Ruder läuft, ordnen Sie jedem bloggenden Mitarbeiter ein festes Kontingent an Arbeitszeit zur Themenfindung und zum Bloggen zu. Für einen Blogbeitrag von normaler Länge braucht ein Autor mit etwas Übung 30–60 Minuten. Wenn zuvor noch Fakten recherchiert oder bestätigt werden müssen, kann es deutlich länger dauern. Hinzu kommt der Aufwand für das Kommentar-Management, der bei einem gut besuchten Blog ein beachtliches Ausmaß erreichen

kann. Auf gar keinen Fall sollte der Zeitaufwand unbeaufsichtigt wachsen. Die tatsächlich benötigte Zeit sollten die Mitarbeiter erfassen und monatlich auswerten. Das hilft, den Aufwand im Blick zu behalten und gegebenenfalls regulierend einzugreifen.

6.3.4 Unterstützung durch externe Dienstleister

Eine Möglichkeit, die interne Arbeitslast zu reduzieren, besteht darin, eine Agentur, ein Redaktionsbüro oder Freie Blogger, etwa selbstständige spezialisierte Journalisten, zu beauftragen, die Blogbeiträge zu liefern. Dagegen sprechen die nicht unerheblichen Kosten für eine solche Dienstleistung und noch etwas anderes: Es ist kompliziert, eine auswärtige Agentur einzuweisen und sich permanent mit dieser abzustimmen. Kaum eine Agentur hat echten Einblick in den Alltag einer Apotheke. So wird es schwerfallen, authentische Beiträge zu verfassen. Artikel, die von außerhalb der Apotheke kommen, wirken in der Regel genau so: unbeteiligt und unpersönlich. Was bei großen Konzernen und Marken funktionieren mag, ist in der kleinen Welt der Apotheke eher zum Scheitern verurteilt. Das schließt jedoch nicht aus, dass ein Redaktionsbüro oder eine Agentur Beiträge vorrecherchiert oder Rohtexte liefert. Besonders im Themensegment Gesundheitsinformationen, -politik und Gesundheits-Tipps können solche Zuarbeiten viel Arbeit ersparen, denn meistens sind auch die PTAs bereits mit ihren ureigenen Tätigkeiten voll ausgelastet.

6.4   Die technische Basis

In aller Regel erstellen Sie Blogs mit einem einfachen Content-Management-System (CMS). Über eine benutzerfreundliche Bedienoberfläche stellen Sie die Artikel ein, weisen Schlagwörter und Kategorien zu und klicken auf »Veröffentlichen«. Es gibt im Wesentlichen zwei Wege, einen Blog einzurichten: bei einem kostenlosen Bloghoster oder auf einem eigenen Webserver.

Sie verschaffen sich einen wesentlichen Vorteil, wenn Sie den Blog nicht als Untereinheit auf Ihrer Apotheken-Website anlegen, sondern diesen eigenständig unter eigener Domain betreiben. Suchmaschinen nehmen beide Seiten dann als unabhängige Auftritte wahr. Im Idealfall schaffen Sie es so, mehrere gute Treffer in den Suchergebnissen zu landen.

> **Praxistipp**
>
> Eine nutzerfreundliche Domain für den Apotheken-Blog kreieren Sie, indem Sie an die Webadresse der Apotheken-Website ein »-blog« anhängen, zum Beispiel www.apotheke-mustermann-stadt-blog.de.

6.4.1 Bloghoster

Mit nur wenig technischen Voraussetzungen und ohne nennenswerte Zusatzkosten lässt sich ein Blog in kurzer Zeit selbst einrichten – vorausgesetzt, man möchte auf einen der kostenlosen Bloghoster im Internet zurückgreifen. Die beiden bedeutendsten sind WordPress.com und Blogger.com, ein Service von Google. Die Einrichtung ist spielend einfach: Man legt einen Benutzernamen an, der zugleich als Blogadresse dient. Schon ist ein rudimentärer Blog funktionsbereit. Mit einer Reihe vorgefertigter Designs lässt sich der Blog individuell gestalten – auch das Apotheken-Logo ist schnell eingebaut. Und dem Bloggen steht nichts mehr im Wege.

So einfach die Einrichtung ist, die Nutzung der kostenlosen Bloghoster hat auch ihre Nachteile. Der größte davon: Die Daten – Blogartikel, Bilder und Kommentare – liegen auf dem Server des Bloghosters. Der damit einhergehende Kontrollverlust ist beträchtlich. Es ist nicht so einfach, die Daten zu sichern und zu übertragen, wenn man zum Beispiel irgendwann auf ein anderes System umsteigen will. Die meisten Bloghoster blenden außerdem vollautomatisch Werbung ein, über deren Inhalt und Platzierung der Blogger selbst praktisch keinen Einfluss hat. Nicht zuletzt sind Speicherplatz und Funktionalitäten begrenzt.

6.4.2 Den Blog selbst hosten

All diese Einschränkungen entfallen, wenn Apotheken ihren Blog selbst hosten, also auf einem eigenen oder gemieteten Webserver installieren. Dies ist mittlerweile mit etwas Einarbeitung auch für Nicht-Profis zu bewerkstelligen. Blogger benötigen dazu zunächst Speicherplatz auf einem geeigneten Webserver, den man beispielsweise bei einem Webhoster für eine überschaubare Monatsmiete (üblicherweise 4–10 Euro) buchen kann. Dann muss eine Blogsoftware ausgewählt und installiert werden. Bekannte Systeme sind beispielsweise Serendipity, Nucleus und das besonders weit verbreitete Wordpress. All diese Systeme können kostenlos aus dem Internet heruntergeladen werden und liefern gut verständliche Anleitungen für die Installation und Grundeinrichtung mit.

Der Vorteil dieser aufwändigeren Variante ist vor allem, dass man selbst die Hoheit über alle Daten behält und nicht von den Schicksalen eines Webdienstes abhängig ist. Zudem gibt es keine Beschränkungen, was das Design und die Funktionsbreite des Blogs anbelangt. Die Nachteile sind jedoch ebenso deutlich: mehr Aufwand, mehr Verantwortung und natürlich die Kosten für das Webhosting.

Achten Sie darauf, dass eine gängige Blogsoftware benutzt wird, damit Sie sich nicht zu sehr von einem einzigen Programmierer oder Webdesigner abhängig machen.

> **Praxistipp**
>
> Lassen Sie die grundlegende Einrichtung und das Design des Blogs von einem Webdesigner aufsetzen – es sei denn, Sie haben Zeit dazu und Spaß am Tüfteln. Lassen Sie sich selbst und mindestens einen Mitarbeiter als Vertretung vom Webdesigner in die Handhabung der Blogsoftware einweisen.

6.5 Bekannt werden

Ein Blog ist gestaltet, und die ersten Artikel sind veröffentlicht – aber niemand weiß davon, niemand liest sie? Obwohl der Blog Werbung sein soll, muss auch er selbst zunächst beworben werden. Um einen neuen Blog im Internet bekannt zu machen, ist es sinnvoll, die Strukturen der Blogosphäre zu nutzen. Es gibt viele Blogverzeichnisse im Netz, die Unmengen von Blogs nach Themen geordnet auflisten. Bei diesen können sich Blogger ohne Gegenleistung anmelden, zum Beispiel bei Bloggeramt. de oder Blogscene.de. Andere Verzeichnisse wie Bloggerei.de oder TopBlogs.de wollen einen Link im Blog als Gegenleistung für die Auflistung – was aus SEO-Gründen eher nicht zu empfehlen ist.

Neben den Maßnahmen, die für eine solide Vernetzung im Internet sorgen, müssen Sie die Blog-Bekanntheit vor allem bei den eigentlichen Zielgruppen steigern. Dazu sollte die Webadresse des Blogs neben den Online-Präsenzen auf allen Informationsmaterialien zur Apotheke auftauchen – von Info-Flyern bis zur Visitenkarte und der E-Mail-Signatur. Es bietet sich ebenfalls an, mit Presseinformationen (▶ Kap. 2) die Lokalpresse über das neue Angebot zu informieren und sie mit spannenden Meldungen auf dem Laufenden zu halten.

Experten-Interview mit Thomas Anthes, Inhaber der Sander Apotheken in Bremerhaven (eigener Apothekenblog: www.blog.sander-apotheken.de)

Warum sollte eine Apotheke bloggen wollen? Was hat Sie dazu motiviert?

»Es gibt eine Vielzahl von Gründen, einen Blog zu eröffnen. Einer ist sicher das Teilen von Wissen. Vor allem aber entsteht ein Podium, auf dem Inhalte und Meinungen diskutiert werden können. Für mich als 'non-personal'-Blogger war die Hauptmotivation, meinem Unternehmen auch im Netz eine menschliche Seite zu verleihen und mit meinen Kunden in einen Dialog zu treten. Das versuchen wir über Inhalte und Geschehnisse aus unserem Unternehmen zu erreichen, es also auch mal menscheln zu lassen. Dem Trend, dies ausschließlich bei Facebook zu machen, sind wir nicht gefolgt, da unsere Inhalte auch weiterhin uns und nicht Mark Zuckerberg gehören sollen.«

Welche Themen sind für einen Apotheken-Blog geeignet? Welche eher nicht?

»Wir bloggen über aktuelle Gesundheitsthemen, aber auch über Gesundheitspolitik. Daneben vor allem über Gegebenheiten aus unseren Filialen und über Kundenbegegnungen. Wir vermeiden Themen aus Religion und Politik.«

Wie wird Ihr Blog von Kollegen und Kunden wahrgenommen?

»Der Blog wird wahrgenommen. Häufig kommen Nachfragen zu Artikeln, die sich mit Gesundheitsthemen beschäftigen, in unseren Filialen. Allerdings sind unsere Leser keine allzu aktiven Poster, sodass die Kommunikation leider selten den Dialogstatus erreicht. Aber wir arbeiten daran.«

Sehen Sie Ihren Blog (auch) als Marketing-Instrument für Ihre Apotheke?

»Selbstverständlich ist unser Blog als Instrument der Kundenkommunikation auch ein Marketing-Instrument. Hier erreichen wir unsere Kunden mit anderen Botschaften und auf anderen Wegen. Vorbild ist für mich das Unternehmen Frosta, das über seinen Blog einen Groß-teil der Kundenkommunikation sowie Marktforschung betreibt. Daneben ist der Blog ein effektives Instrument zur Suchmaschinenoptimierung.«

Was würden Sie anderen Apothekern raten, die auch bloggen wollen?

»Tun Sie es! Nehmen Sie sich Themen vor, die Sie berühren oder über die Sie Wissen vermitteln wollen. Es ist nicht notwendig, täglich einen Artikel zu veröffentlichen, wie die bekannte Pharmama. Schreiben Sie nur über Themen, die zu Ihrem Unternehmen passen. Und versuchen Sie einen Tonfall zu wählen, der nicht zu flapsig, aber auch nicht zu geschäftsmäßig ist.«

Rechtsvorschriften für Apotheker

Apothekern ist berufswidrige Werbung untersagt – ein generelles Werbeverbot für Apotheker besteht jedoch nicht. Ursprünglich waren die Werbeverbote eingeführt worden, damit sich die Tätigkeit des Apothekers an medizinischen Notwendigkeiten, nicht an wirtschaftlichen Zielen orientieren sollte. Außerdem herrschte die Meinung vor, dass Apotheker aufgrund ihres Berufs eine solche Autorität besitzen, dass Kunden ihrem Urteil uneingeschränkt vertrauen und diesen annähernd blind folgen.

Um die Kosten im Gesundheitswesen zu verringern, setzt der Gesetzgeber in den vergangenen Jahren stärker auf Wettbewerb im Gesundheitswesen. Die Gerichte, allen voran das Bundesverfassungsgericht, haben im Gegenzug die Rechtsprechung liberalisiert und dafür gesorgt, dass Apotheker ebenso wie die Leistungserbringer selbst mehr Freiheit in Bezug auf die eigene Werbung haben, um an dem geforderten Wettbewerb teilnehmen zu können.

Urteile zur Apothekerwerbung
- Apotheker dürfen nicht mit »Rezeptprämie« werben (OVG Rheinland-Pfalz am 8.10.2012, Az. LBG-H A 10353/12)
- Geringwertige »Apotheken-Taler« für rezeptpflichtige Arzneimittel sind zulässig (VG Braunschweig am 23.5.2012, Az. 5 A 34/11)
- Selbstbezeichnung einer Apotheke als »Die preiswerte Apotheke« ist irreführend (OLG Dresden am 3.8.2011, Az. 14 U 651/11)
- Nahrungsergänzungsmittel zur Cholesterinsenkung sind nicht als Arzneimittel einzustufen (OVG Niedersachen am 3.2.2011, Az. 13 LC 92/09)
- Werbung mit Produkt, dessen Wirksamkeit nicht hinreichend wissenschaftlich belegt ist, ist irreführend (OLG Düsseldorf am 13.7.2010, Az. 20 U 17/10)
- Pflanzengranulate der TCM sind als Arzneimittel einzustufen (VGH Bayern am 24.8.2009, Az. CS 09.1023)
- Bezeichnung »Internationale Apotheke« ist irreführende Werbung (OVG Nordrhein-Westfalen am 11.12.2006, Az. 13 A 2771/03)
- Internetapotheken müssen die Wirkstoffe von Medikamenten nennen (OLG Naumburg am 6.4.2006, Az. 10 U 58/05)

Generell ist es Apothekern erlaubt, Kollegen und Kunden sachlich und wahrheitsgemäß zu informieren. Dabei können sich Apotheker sowohl auf Artikel 5, Satz 1 des Grundgesetzes berufen – das Recht auf freie Meinungsäußerung – als auch auf das Grundrecht der Berufsfreiheit (Artikel 12, Satz 1 des Grundgesetzes). Diese Grundrechte dürfen nur eingeschränkt werden, wenn das Gemeinwohl gefährdet ist, etwa wenn Apotheker ihre berufliche Autorität missbrauchen, um für Produkte zu werben, die nicht notwendig bzw. gefährlich sind, oder wenn sie für Produkte auf unzulässige Weise werben (Ries et al. 2007).

7.1 Berufsordnung

Jede Landesapothekerkammer erlässt eine eigene Berufsordnung für diejenigen Apotheker, für die sie zuständig ist. Es gibt keine einheitliche Berufsordnung, die für alle Apotheker in Deutschland gilt.

Wichtig ist, sich zu verdeutlichen, dass die Berufsordnungen von Apothekervertretern beschlossen werden, wohingegen die gesetzlichen Regelungen von der Legislative, also dem Bundestag und dem Bundesrat, festgelegt werden. Diese müssen also nicht übereinstimmen. Sie können sich sogar widersprechen.

7.1.1 Vorschriften

Nach allen Berufsordnungen ist selbstverständlich die sachliche Information von Verbrauchern und von Angehörigen der Heilberufe gestattet. Berufswidrige Werbung ist Apothekern hingegen verboten. So heißt es in der Berufsordnung der Apothekerkammer Hessen: »Das Wettbewerbs- und Werbeverhalten muss mit den Besonderheiten des Apothekerberufes vereinbar sein und darf die berufliche Integrität des Apothekers und seine Vertrauensstellung als Angehöriger eines Heilberufes nicht gefährden.« Vor allem darf die Werbung nicht irreführend sein oder Mehrverbrauch oder Fehlgebrauch von Arzneimitteln begünstigen. Berufswidrige Werbung dürfen Apotheker weder anweisen noch dulden.

Irreführend ist beispielsweise, wenn Apotheker ihre Apotheke mit der Bezeichnung »Die preiswerte Apotheke« oder »Discountapotheke« bewerben.

Das entschied das Oberlandesgericht Dresden am 30. August 2011 (Az. 14 U 651/11). Durch die Bezeichnungen werde dem Kunden suggeriert, dass die Apotheke besonders günstige Preise habe, obwohl ein Großteil des Sortiments aus preisgebundenen Produkten bestehe. Die Werbung sei also irreführend und wettbewerbswidrig.

7.2 Heilmittelwerbegesetz

Das Heilmittelwerbegesetz (HWG) heißt eigentlich »Gesetz über die Werbung auf dem Gebiete des Heilwesens«. Es gilt für die Werbung für Arzneimittel, Medizinprodukte sowie »andere Mittel, Verfahren, Behandlungen und Gegenstände«, die sich auf die »Erkennung, Beseitigung oder Linderung von Krankheiten, Leiden, Körperschäden oder krankhaften Beschwerden bei Mensch oder Tier« beziehen. Online-Marketing-Maßnahmen, in denen Apotheker Arzneimittel und andere unter das HWG fallende Produkte bewerben, sind also eingeschlossen. Nicht erfasst ist hingegen die sogenannte Imagewerbung von Apotheke und Apotheker.

Die Grenzen zwischen Imagewerbung und Produktwerbung (Werbung für Arzneimittel) sind fließend. Eine Apotheken-Website ist zwar vom Prinzip her Imagewerbung, dennoch kann es vorkommen, dass etwa als Sonderangebot ein Produkt beworben wird. In einem solchen Fall könnte ein Gericht den ganzen Internetauftritt als Produktwerbung einstufen. Daher sollten sich Apotheker im Zweifelsfall stets an die Vorgaben aus dem Heilmittelwerbegesetz halten, um rechtlich auf der sicheren Seite zu sein.

7.2.1 Innerhalb der Fachkreise

Für die Apothekerwerbung gelten unterschiedliche Maßstäbe, je nachdem, an welche Zielgruppe sie gerichtet ist. Werbung innerhalb der Fachkreise hat weniger strenge Richtlinien als Werbung, die sich an Verbraucher richtet. Für Apotheker, die Online-Marketing betreiben, bedeutet dies: Für die Website gelten die strengen Vorschriften, da diese öffentlich zugänglich ist. Haben Apotheker jedoch einen geschlossenen Bereich für Heilberufler in ihrem

Internetauftritt oder versenden sie einen Newsletter an Angehörige der Gesundheitsberufe, gelten dort nur die Vorschriften innerhalb der Fachkreise.

Irreführende Werbung Werbung ist nach dem Heilmittelwerbegesetz dann irreführend (§ 3 HWG), wenn den beworbenen Mitteln oder Verfahren Wirkungen beigelegt werden, die sie nicht haben. Oder wenn fälschlicherweise der Eindruck erweckt wird, dass sich mit Sicherheit ein Erfolg erwarten lässt (Heilversprechen) oder dass sie keine schädlichen Nebenwirkungen haben. Zudem muss deutlich sein, dass die Werbung zum Zweck des Wettbewerbs veranstaltet wird. Außerdem dürfen die Zusammensetzung und Beschaffenheit der Produkte sowie die Art und Weise der Verfahren nicht fälschlich oder täuschend angegeben werden. Das gilt auch für alle Aussagen über den Hersteller oder Erfinder sowie andere beteiligte Personen.

Geschenke Wenn Apotheken mit Geschenken werben, dürfen diese nur einen geringen Wert haben (§ 7 HWG). Ein bestimmter Geldwert ist dabei nicht festgelegt, ab 50 Cent kann es nach laufender Rechtsprechung jedoch problematisch werden. Typische Give-aways, wie Kugelschreiber oder Aufkleber, sind nach dem Heilmittelwerbegesetz erlaubt. Für das Online-Marketing kommen solche Sachgeschenke ohnehin nicht in Betracht, doch gilt dies auch für Gutscheine. Technisch ist es möglich, mit Gutscheinen über die Website oder einen Newsletter zu werben. Dies ist juristisch aber unzulässig.

Das Verwaltungsgericht Braunschweig hat am 23. Mai 2012 die Abgabe von »Apotheken-Talern« im Wert von 50 Cent pro Rezept erlaubt, weil es sich dabei um einen geringen Wert handele (Az. 5 A 34/11).

Fernbehandlung Im Heilmittelwerbegesetz gibt es auch Vorschriften, die für Apotheker eher irrelevant sind, beispielsweise der § 9 zu Fernbehandlungen. Apothekern ist die Ausübung der Heilkunde ohnehin verboten. Dies gilt aber natürlich nicht nur für das Beratungsgespräch, sondern auch für die Kommunikation auf der Website oder in sozialen Netzwerken.

7.2.2 Außerhalb der Fachkreise

Für die Werbung gegenüber Verbrauchern gelten zusätzlich zu den bisher genannten Vorschriften innerhalb der Fachkreise weitere.

Empfehlungen Apotheker dürfen nicht mit Empfehlungen von Wissenschaftlern oder Prominenten für Produkte werben. Sie dürfen auch nicht auf diese hinweisen. Dadurch könnten sich Verbraucher unsachgemäß beeinflussen lassen, so die Befürchtung.

Fotos in Berufskleidung Das sogenannte Kittelverbot war für Apotheker ohnehin nie so relevant wie für Ärzte. In der HWG-Novelle von 2012 ist diese Vorschrift gestrichen worden, das Kittelverbot ist also Geschichte.

Vorher-Nachher-Bilder Fotos von Veränderungen des menschlichen Körpers, beispielsweise bei Geschwüren, dürfen nicht zu Werbezwecken eingesetzt werden. Das gilt auch für die Gegenüberstellung solcher Fotos mit normalen Bildern, also etwa ein Bild vom menschlichen Körper vor und nach der Anwendung eines Medikaments oder Verfahrens. Auch der Wirkungsvorgang selbst darf nicht auf Fotos gezeigt werden, falls er sich bildlich darstellen lässt.

Gesundheitsbeeinträchtigung Werbung, die den Eindruck erweckt, dass durch Nichtverwendung eines Arzneimittels die Gesundheit beeinträchtigt werden könnte, ist Apothekern nicht erlaubt. Eine abschreckende (Anti-)Werbung, wie sie auf Zigaretten-Packungen in Deutschland betrieben wird (»Rauchen kann tödlich sein«), wäre als Werbung für Heilmittel undenkbar.

Dankesschreiben Äußerungen Dritter durften Apotheker nach altem HWG nicht zu Werbezwecken einsetzen. Diese Vorschrift wurde 2012 gelockert. Sie betrifft nur noch Dankesschreiben, Anerkennungs- und Empfehlungsschreiben, wenn diese »in missbräuchlicher, abstoßender oder irreführender Weise erfolgen«. Insofern sind Gästebücher auf Websites und die Pinnwand bei einer eigenen Facebook-Präsenz stetig zu kontrollieren (▶ Kap. 3 und ▶ Kap. 5). Das gilt ebenfalls für die Darstellung von Krankheitsverläufen. Apotheker

dürfen Krankheitsverläufe oder Patientengeschichten zu Werbezwecken nur einsetzen, wenn sie nicht missbräuchlich, abstoßend oder irreführend sind. Zudem dürfen solche Geschichten nicht durch eine zu ausführliche Darstellung zu einer falschen Selbstdiagnose verleiten.

Minderjährige Werbung, die sich ausschließlich oder überwiegend an Kinder unter 14 Jahren richtet, ist verboten.

Preisausschreiben Verfahren, deren Ausgang vom Zufall abhängig ist, wie Preisausschreiben und Verlosungen, sind für Werbezwecke verboten – wenn sie einer »unzweckmäßigen oder übermäßigen Verwendung von Arzneimitteln Vorschub leisten«.

Muster und Proben Werbung zu betreiben, indem Apotheker Muster und Proben von Arzneimitteln oder Gutscheine dafür verteilen, ist untersagt.

Spezielle Krankheiten Neben den genannten Arten, für Produkte oder Verfahren zu werben, gibt es auch Krankheitsbilder, für deren Therapie Werbung generell verboten ist. Es geht dabei um Suchtkrankheiten, mit Ausnahme der Nikotinsucht, alle Arten von Krebs, Komplikationen im Zusammenhang mit der Schwangerschaft und Geburt sowie alle meldepflichtigen Krankheiten. Das heißt, auch wenn sich Werbung für ein bestimmtes Krebsmedikament an alle zuvor genannten Kriterien halten würde, wäre sie immer noch verboten.

Mehr zum Thema »Zulässige und unzulässige Werbung« lesen Sie im Fazit (▶ Abschn. 7.7).

7.3 Wettbewerbsrecht

Das Gesetz gegen den unlauteren Wettbewerb (UWG) regelt den fairen gewerblichen Wettbewerb. Es soll Verbraucher, Mitbewerber und sonstige Marktteilnehmer vor unlauteren geschäftlichen Handlungen schützen. Das Gesetz wurde im Jahr 2004 umfassend novelliert und 2008 noch einmal modifiziert. Dabei wurden überwiegend EU-Vorgaben umgesetzt. Für Apotheker findet es dort Anwendung, wo sie sich gegenüber Kollegen einen Vorteil verschaffen, beispielsweise durch unlautere Werbung. Viele Vorschriften aus dem UWG zur Werbung sind ebenfalls durch das HWG verboten. Das UWG umfasst aber nicht nur Werbung, sondern alle Arten geschäftlicher Handlungen. Zudem betrifft es – anders als das HWG – auch Imagewerbung.

Unlauter sind diese, wenn sie die Interessen der Kunden, Konkurrenten oder sonstigen Marktteilnehmern spürbar beeinträchtigen. Zu den sonstigen Marktteilnehmern gehören nicht nur andere Gesundheitsdienstleister wie Ärzte, Physiotherapeuten und Pharmaunternehmen. Auch Webdesigner und Fotografen können sich unlauter behandelt fühlen, etwa wenn Apotheker beim Bau ihrer Website deren Rechte missachten.

7.3.1 Verbot unlauterer geschäftlicher Handlungen (§ 3)

Unlautere geschäftliche Handlungen sind unzulässig, wenn sie geeignet sind, die Interessen von Mitbewerbern, Verbrauchern oder sonstigen Marktteilnehmern spürbar zu beeinträchtigen.

Apotheker dürfen Kunden für die Einlösung eines Rezeptes keinen Einkaufsgutschein als »Rezeptprämie« übergeben. Dieses Verfahren verstößt gegen die Arzneimittelpreisbindung, die Apotheker vor einem ruinösen Preiswettbewerb schützen soll. Dies beschloss das Oberverwaltungsgericht Rheinland-Pfalz am 8. Oktober 2012 (Az. LBG-H A 10353/12).

7.3.2 Beispiele für unlautere geschäftliche Handlungen (§ 4)

Ein Marktteilnehmer darf keinen Druck ausüben oder auf menschenverachtende Weise handeln. Ebenfalls dürfen keine Zwangslage oder die Leichtgläubigkeit, das Alter oder körperliche Gebrechen ausgenutzt werden. Natürlich verdienen Apotheker daran, dass ihre Kunden »körperliche Gebrechen« haben. Sie tragen aber zu deren Besserung bei und nutzen sie nicht aus. Insofern liegt hier selbstverständlich keine unlautere Handlung vor.

Verboten ist weiterhin, den Werbecharakter zu verschleiern, wenn es sich um Werbung handelt. Auch negative Äußerungen über Mitbewerber sind untersagt. Apotheker dürfen ihre Kollegen nicht verunglimpfen oder herabsetzen.

Darüber hinaus gibt es im Wettbewerbsrecht Vorschriften, die für Apotheker irrelevant sind, etwa Sonderreglungen zu Preisausschreiben und Rabattaktionen. Diese sind Apothekern durch das Heilmittelwerbegesetz aber ohnehin untersagt. Außerdem gibt es im Wettbewerbsrecht die Vorschrift, dass Unternehmer mit ihren Dienstleistungen nicht ihre Mitbewerber nachahmen dürfen. Apotheker hingegen sind verpflichtet, Kunden nach dem aktuellen Stand der Forschung zu beraten.

7.3.3 Irreführende geschäftliche Handlungen (§ 5)

Geschäftliche Handlungen dürfen nicht irreführen, das heißt, sie müssen stets der Wahrheit entsprechen. Das betrifft zum Beispiel die Merkmale der Dienstleistungen und der Waren, also bei Apothekern: Informationen über die Produkte. Diese müssen immer wahr sein. Apotheker unterliegen aber ohnehin einer Informationspflicht, die wesentlich strenger ist als das UWG für allgemeine geschäftliche Handlungen. Auch Angaben zum Preis müssen wahr sein. Im allgemeinen Geschäftsbereich betrifft diese Vorschrift zum Beispiel Sonderangebote. Manche Unternehmen weisen auf angeblich kurzfristige Sonderangebote hin, die aber in Wirklichkeit der Dauerpreis sind. Das ist unzulässig.

Auch Verwechslungen mit anderen Marken sind unlauter. Ein Apotheker darf beispielsweise nicht das Unternehmens-Logo eines anderen Apothekers übernehmen und nur die Namen austauschen. Dabei wäre zudem auch das Urheberrecht am Logo zu beachten (▶ Abschn. 7.6).

7.3.4 Irreführung durch Unterlassen (§ 5a)

Irreführend und damit unlauter kann eine Handlung auch sein, wenn bestimmte Tatsachen verschwiegen werden. Das Verschweigen muss sich eignen, die Entscheidung eines Kunden oder Unternehmens zu beeinflussen. Falls Unternehmer eine Leistung über ein Kommunikationsmittel anbieten, wo ein Geschäft abgeschlossen werden kann, müssen diverse Pflichtangaben gleich ersichtlich sein. Diese Regelung bezieht sich beispielsweise auf einen

Online-Shop von Apotheken. Da müssen der Preis, das Produkt (mit allen Pflichtinformationen), das Unternehmen, der tatsächliche Endpreis inklusive möglicher Versandkosten, Zahlungs- und Lieferbedingungen und das Widerrufsrecht genannt sein.

7.3.5   Vergleichende Werbung (§ 6)

Um vergleichende Werbung handelt es sich, wenn Apotheker andere Apotheken oder Einzelhändler vergleichend erwähnen. Stellt ein Apotheker auf seiner Website dar, dass er Weiterbildungen bei der Apothekerkammer durchführt, ist zwar eine andere Einrichtung genannt, jedoch nicht vergleichend. Behauptet ein Apotheker hingegen, dass die Beratungsqualität in seiner Apotheke besser sei als in der des Kollegen auf der anderen Straßenseite, ist es vergleichend. Nach dem UWG ist vergleichende Werbung nicht grundsätzlich verboten – es müssen jedoch klare Richtlinien eingehalten werden. Insbesondere die Objektivität und Konkretheit des Vergleichs ist entscheidend. Ein Preisvergleich wäre also zulässig, wenn es sich um dasselbe Produkt handelt und das Datum der Preiserhebung vermerkt ist. Ein Vergleich der Beratungsqualität hingegen dürfte wegen der fehlenden Objektivierbarkeit immer problematisch sein.

7.3.6   Unzumutbare Belästigungen (§ 7)

Geschäftliche Handlungen dürfen keine anderen Marktteilnehmer unzumutbar belästigen. Das gilt sowohl für Privatpersonen als auch für juristische Personen, also Unternehmen. Die Belästigung bezieht sich vor allem auf Werbung. Wenn ein Marktteilnehmer keine Werbung geschickt bekommen möchte, darf er auch keine mehr erhalten.

Im Gesetzestext gibt es einen Unterschied zwischen Verbrauchern und anderen Marktteilnehmern. Bei der Kommunikation zwischen zwei Unternehmen (business-to-business = B2B) gelten andere Grundsätze als bei der Werbung an Verbraucher (business-to-consumer = B2C). Die Werbung gegenüber Verbrauchern unterliegt noch strengeren Regeln. Für Apotheker hat dies Auswirkungen auf zwei Ebenen: Zum einen müssen sie sich an die Werbevorgaben gegenüber Verbrauchern halten. Zum anderen dürfen andere Unternehmen wie

Pharma- und Medizintechnikfirmen Apotheken gegenüber nach B2B-Kriterien werben – jedenfalls so lange, wie die Werbung an die betriebliche (E-Mail-)Adresse gerichtet ist. Die privaten Kontaktadressen der Apotheker unterliegen dem Schutz, dem alle Adressen privater Verbraucher unterstehen.

Generell darf keine Ansprache per E-Mail, Fax, Telefon oder Brief erfolgen, wenn die angeschriebene Person dies explizit nicht wünscht. Für Telefonwerbung müssen Verbraucher ausdrücklich zustimmen, bei Geschäftskunden reicht die mutmaßliche Einwilligung. Für Werbung per E-Mail, Fax oder mit einer automatischen Anrufmaschine muss sowohl bei Verbrauchern als auch bei Geschäftskontakten stets die ausdrückliche Einwilligung vorliegen. Außerdem muss bei jeder Ansprache deutlich sein, wer der Absender ist. Die Angesprochenen müssen darüber hinaus stets die Möglichkeit haben, weitere Werbung durch eine Standardantwort unterbinden zu können. Diese Vorschriften sind beispielsweise besonders beim Direktmarketing zu beachten (▶ »Geschichte der Rechtsvorschriften des Direktmarketings« sowie ▶ Kap. 2).

Ausnahmen

Per E-Mail dürfen Unternehmer werben, wenn sie von Kunden die E-Mail-Adresse beim Kauf einer Ware erhalten haben. Sie müssen aber darauf hinweisen, dass die Kunden dem jederzeit widersprechen können. Apotheker sollten sich dennoch die schriftliche Einwilligung ihrer Kunden für die Werbeansprache per E-Mail einholen und darauf hinweisen, dass sie dem jederzeit widersprechen können.

> **Praxistipp**
>
> Nehmen Sie die Vorgaben gleich in Ihre Kundenkartei auf. Fragen Sie schriftlich nach der E-Mail-Adresse. Weisen Sie darauf hin, dass Sie Informationen zusenden möchten, und geben Sie an, dass Ihre Kunden dies jederzeit per E-Mail widerrufen können.

7.3.7   Blacklist (Anhang)

Im Anhang an das Gesetz gegen den unlauteren Wettbewerb gibt es eine sogenannte Blacklist – eine

Geschichte der Rechtsvorschriften des Direktmarketings

Der Passus zu »unzumutbaren Belästigungen« wurde bei der letzten Gesetzesreform von 2008 noch einmal deutlich verschärft. Unzumutbare Belästigungen kommen vor allem bei Direktmarketing vor. Bis zum Jahr 2008 war es Unternehmen erlaubt, Verbrauchern Werbung zu schicken, wenn eine mutmaßliche Einwilligung vorliegt. Eine mutmaßliche Einwilligung ist es dann, wenn eine Person beispielsweise ein ähnliches Produkt gekauft hat wie das, auf das er nun hingewiesen wird.

Diese Regelung hatte dazu geführt, dass Adress-Broker beispielsweise die Kundendaten von Versandhäusern gekauft und an andere Versandhäuser weiterverkauft haben. Wer bereits bei Versandhaus A gekauft hat, so die Rechtsprechung der Gerichte, hat mutmaßlich Interesse am Angebot von Versandhaus B. Durch die Technisierung innerhalb der vergangenen Jahre kam es allerdings dazu, dass Verbraucher per E-Mail oder Anruf-Maschinen mit Werbung überhäuft wurden, die sie zunehmend als Belästigung empfunden haben. Deshalb ist Werbung gegenüber Verbrauchern nur erlaubt, wenn diese ausdrücklich zugestimmt haben. Ausnahme: Werbung per Brief. Diese ist vergleichsweise kostenintensiv, sodass es sich kein Unternehmen dauerhaft leisten kann, Verbraucher damit übermäßig zu belästigen.

Liste mit unzulässigen geschäftlichen Handlungen. Dazu gehören u.a.:

- fälschlicherweise zu behaupten, man habe einen Verhaltenskodex unterschrieben,
- sich mit Gütesiegeln ohne Genehmigung auszuzeichnen,
- die unwahre Behauptung, gesetzlich bestehende Rechte stellten eine Besonderheit des Angebots dar,
- redaktionelle Inhalte in Medien zu kaufen, um so die Werbung zu verschleiern,
- darzustellen, eine Person hätte bereits einen Preis gewonnen, wenn es den Preis nicht gibt oder der Preis daran gekoppelt ist, dass die Person weitere Kosten übernimmt,
- die Werbung so zu verschleiern, als wäre der Absender nicht der Apotheker, sondern eine Privatperson,
- die Werbung gemeinsam mit einer Rechnung zu verschicken und damit den Eindruck zu vermitteln, die Dienstleistung oder Ware sei bereits bestellt,
- zu schreiben, dass der Arbeitsplatz des Apothekers bzw. seine Apotheke gefährdet wären, wenn der Patient sie nicht weiter besucht oder bestimmte Leistungen in Anspruch nimmt.

7.4 Das Telemediengesetz

Das Telemediengesetz (TMG) wird umgangssprachlich auch Internetgesetz genannt. Es fasst drei Gesetze zusammen, die mit seiner Einführung außer Kraft getreten sind: das Teledienstegesetz, das Teledienstedatenschutzgesetz und weitestgehend auch den Mediendienste-Staatsvertrag. Das TMG gilt für alle elektronischen Informations- und Kommunikationsdienste, wenn sie nicht durch Teile des Telekommunikationsgesetzes abgedeckt sind. Das Telekommunikationsgesetz bezieht sich vor allem auf Access-Provider, also das Aussenden, Übermitteln und Empfangen von Daten. Für Apotheker, die einen eigenen Internetauftritt betreiben und die Werbung per E-Mail versenden wollen, gelten die Vorschriften des Telemediengesetzes (Hoeren 2007).

Das TMG hat eine Unterscheidung in Teledienste und Mediendienste hinfällig gemacht. Jetzt gelten für alle Dienste dieselben Vorschriften. Unterschieden wird hingegen in wirtschaftsbezogene und in inhaltsbezogene Anforderungen. Die wirtschaftsbezogenen betreffen vor allem Regelungen, wer verantwortlich ist. Bei den inhaltsbezogenen geht es um journalistische Sorgfaltspflichten und die Impressumspflicht.

7.4.1 Allgemeine Informationspflichten (§ 5)

Für Internetseiten gilt Impressumspflicht. Das bedeutet, dass spätestens innerhalb von zwei Klicks ein Internetbenutzer zu einem Impressum gelangen kann, das folgende Pflichtangaben enthält:

- den Namen des Betreibers, bei juristischen Personen zusätzlich die Rechtsform und den Vertretungsberechtigten,
- die Anschrift (ein Postfach reicht nicht aus),
- eine Kontaktmöglichkeit, die die schnelle elektronische Kontaktaufnahme ermöglicht, also eine E-Mail-Adresse oder ein Kontaktformular,
- Angaben zur zuständigen Aufsichtsbehörde (zuständige Apothekerkammer),
- Angaben zum Handelsregister/Vereinsregister/Partnerschafts- oder Genossenschaftsregister sowie die entsprechende Registernummer,
- Angaben zur gesetzlichen Berufsbezeichnung und den Staat, in dem die Berufsbezeichnung verliehen wurde,
- die Bezeichnung der berufsrechtlichen Regelungen und dazu, wie diese zugänglich sind,
- die Umsatzsteueridentifikationsnummer oder die Wirtschafts-Identifikationsnummer.

Hinweis: Im Impressum müssen keine Angaben zur Berufshaftpflichtversicherung stehen.

7.4.2 Besondere Informationspflichten (§ 6)

Bei der kommerziellen Kommunikation gelten besondere Informationspflichten. Diese treffen für Apotheker zu, wenn sie beispielsweise eine Apotheken-Website betreiben. Sie berühren nicht private Internetauftritte. Bei Profilen in sozialen Netzwerken muss im Einzelfall entschieden werden, ob das Profil privat oder betrieblich genutzt wird.

Die Vorschriften

Wenn Apotheker elektronische Medien zur Kommunikation beruflich nutzen, muss der kommerzielle Hintergrund klar als solcher erkennbar sein. Die Apotheke oder der Apotheker, in deren Auftrag die Kommunikation stattfindet, muss ebenfalls deutlich zu identifizieren sein. Bei E-Mails darf die Kopf- und die Betreffzeile nicht den Absender oder den kommerziellen Charakter verschleiern. Das bedeutet: Sie müssen bei E-Mails ihre Apotheke als Absender angeben. Und die Betreffzeile muss deutlich den Inhalt der E-Mail wiedergeben. Außerdem

sollten die E-Mails eine Signatur enthalten, in welcher der Absender mit Kontaktdaten aufgeführt ist. (Mehr zum Thema E-Mail erfahren Sie in ▶ Kap. 2.)

7.4.3 Datenschutz im TMG (Abschnitt 4)

Generell dürfen Apotheken bei ihren Internetauftritten Daten erheben und verwenden. Dazu müssen die Nutzer aber ihre Einwilligung geben. Damit die Nutzer wissen, in was sie einwilligen, muss die Seite eine Datenschutzerklärung enthalten. (Ein Muster dazu finden Sie in ▶ Kap. 3.)

Wenn Nutzer einer Internetseite Kontaktformulare ausfüllen, senden sie Daten von sich: im Allgemeinen den Namen und die E-Mail-Adresse. Falls Apotheker eine E-Mail-Adresse verlinkt (anklickbar) auf ihrer Internetseite eingebunden haben und Nutzer an diese E-Mail-Adresse schreiben, wird ebenfalls mindestens die E-Mail-Adresse gesendet. Damit die Nutzer wissen, was mit ihren Daten geschieht, können sie die Datenschutzerklärung lesen und der Speicherung ihrer Daten zustimmen. In der Datenschutzerklärung muss deutlich aufgeführt sein, welche Daten zu welchen Zwecken und über welche Dauer gespeichert werden. Die Einwilligung der Nutzer kann elektronisch erfolgen. Die Anbieter, also die Website-Betreiber, müssen sicherstellen, dass die Nutzer ihre Einwilligung bewusst und eindeutig erteilt haben, dass diese Einwilligung protokolliert wird, dass die Nutzer den Inhalt der Einwilligung jederzeit abrufen können – daher die Datenschutzerklärung – und dass sie die Einwilligung widerrufen können.

Auch wenn Apotheken kein Kontaktformular und keine verlinkte E-Mail-Adresse in ihren Internetauftritt eingebunden haben, werden Daten erhoben. Denn die IP-Adressen, also die Adressen der Computer, mit denen die Nutzer im Internet surfen, werden gespeichert. Kommt beispielsweise ein User über eine Suchmaschine zur Apotheken-Website, wird sowohl die IP-Adresse als auch der Suchbegriff gespeichert – dabei ist es egal, ob die Apotheke selbst oder nur der Provider die Daten speichert. Die Anbieter der Seite, also die Apotheker bzw. die Apotheke, müssen »zu Beginn des Nutzungsvorgangs« darüber informieren, was mit den Daten geschieht.

Da nicht nur die Startseite der Apotheke, sondern auch Unterseiten als Erstes aufgerufen werden können, beispielsweise, wenn ein Treffer in einer Suchmaschine auf eine Unterseite verweist, ist es sinnvoll, auf allen Seiten auf die Datenschutzerklärung zu verlinken.

> **Praxistipp**
>
> Stellen Sie die Datenschutzerklärung am besten gemeinsam mit dem Impressum in die Fußzeile jeder Seite. Dort suchen Internetnutzer meistens zuerst danach, und beide sind jederzeit verfügbar. Außerdem ist der Verweis in der Fußzeile so unauffällig, dass er das Gesamtbild Ihres Internetauftritts nicht beeinflusst.

Haftung

Website-Betreiber haften für die Informationen, die sie auf ihren Seiten darbieten. Wenn Apotheker also Gesundheits- und Produktinformationen darbieten, müssen sie sichergehen, dass die Angaben auch der Wahrheit entsprechen. Binden sie jedoch Informationen Dritter ein, muss dies kenntlich gemacht werden. Dann entsteht auch keine Haftung. Informationen Dritter können beispielsweise vorliegen, wenn Apotheken in ihrem Internetauftritt ein Medienecho anbieten, wo sie Zeitungsartikel darstellen, in denen die Apotheke oder ein Mitarbeiter erwähnt wird. Diese Zeitungsartikel sind in der Regel deutlich als Informationen Dritter zu erkennen. Das gilt auch für Links zu anderen Internetauftritten, beispielsweise, wenn eine Apotheke zu einem Pharmaunternehmen verlinkt, das weiterführende Informationen zu einem Produkt anbietet. Apotheker sind auch nicht in der Verantwortung, die verlinkten Seiten regelmäßig zu überwachen. Erhalten Website-Betreiber jedoch Kenntnis davon, dass sie zu rechtswidrigen Seiten verlinken, sind sie in der Verantwortung zu handeln, etwa, indem sie die Links löschen.

Falls Website-Betreiber Informationen Dritter einbinden und diese dafür modifizieren, ändert sich jedoch die Rechtslage. Stellt ein Apotheker beispielsweise Studien auf seinen Seiten dar und verändert diese im Wortlaut, macht er sich die Äußerungen zu Eigen. Damit wird er verantwortlich für den Inhalt.

> Ein Disclaimer, also die Erklärung, nicht für die Inhalte Dritter zu haften, ist per se kein Freifahrtschein. Entscheidend ist, ob sie im Kontext der Seite ernst gemeint scheint und ob sie gut sichtbar ist. Eine solche Erklärung erhöht die Chance, in einem möglichen Rechtsstreit erfolgreich zu sein.

7.5 Das Bundesdatenschutzgesetz

Das Bundesdatenschutzgesetz (BDSG) soll verhindern, dass Personen durch den Umgang Dritter mit ihren Daten in ihren Persönlichkeitsrechten eingeschränkt werden. Das Gesetz gilt für die Erhebung, Verarbeitung und Nutzung von personenbezogenen Daten. Verarbeiten bedeutet, Daten zu speichern, zu verändern, zu übermitteln, zu sperren und zu löschen. Personenbezogene Daten sind beispielsweise der Name, die Adresse, das Geburtsjahr und die Telefonnummer, aber auch Informationen zu Einkommensverhältnissen.

Neben den personenbezogenen Daten gibt es im Gesetz auch »besondere Arten personenbezogener Daten«. Darunter fallen Angaben zur »rassischen und ethnischen Herkunft, politischen Meinungen, religiösen oder philosophischen Überzeugungen, Gewerkschaftszugehörigkeit, Gesundheit oder Sexualleben«. Für diese gelten im Allgemeinen strengere Regeln. Apotheker sind durch ihre Dokumentationspflichten dazu angehalten, Kundeninformationen in einem gewissen Umfang zu speichern. Insofern ist ihnen dieses grundsätzlich für die Ausübung ihrer Tätigkeit gestattet.

7.5.1 Datenvermeidung und Datensparsamkeit (§ 3a)

In Deutschland gilt das Prinzip der Datenvermeidung. Das heißt, es sollen nur solche Daten erhoben und gespeichert werden, die absolut notwendig sind. Es ist nicht gestattet, Daten zu speichern, die nicht an einen bestimmten Zweck gebunden sind.

Im Hinblick auf Online-Marketing gilt diese Vorschrift vor allem bei der Analyse der Website-Besucher. Wenn Apotheker analysieren möchten, durch welche Suchbegriffe Internetnutzer auf ihre

Seite kommen (► Kap. 4), wie lange sie dort verweilen, welches die häufigsten Ein- und Ausgangsseiten sind, so können diese Informationen ohne Verlust des Aussagegehalts anonymisiert erhoben werden. Es ist nicht gestattet, eine IP-Adresse über Jahre zu speichern, um gegebenenfalls feststellen zu können, welcher Nutzer wie lange auf welcher Seite war.

7.5.2 Datenschutzbeauftragter (§ 4f)

Nicht-öffentliche Stellen wie Apotheken, die Daten automatisiert verarbeiten, müssen einen Datenschutzbeauftragten schriftlich benennen, falls mindestens zehn Personen regelmäßig die Daten verarbeiten – so sieht es das BDSG vor. Dabei muss es sich um Personen handeln, die fachkundig und zuverlässig sind. Datenschutzbeauftragte sind den Apotheken-Inhabern direkt unterstellt und bei der Ausübung ihrer Tätigkeit weisungsfrei. Ihre Aufgabe ist es, die Daten bestmöglich zu schützen. Dabei dürfen Datenschutzbeauftragte im Unternehmen nicht benachteiligt werden. Sie stehen unter Kündigungsschutz – es sei denn, es kommt zu einer fristlosen Kündigung wegen schweren Fehlverhaltens. Apotheker müssen notwendige externe Fort- und Weiterbildungsmaßnahmen ermöglichen und die Kosten dafür übernehmen. Die Datenschutzbeauftragten sind zur absoluten Verschwiegenheit verpflichtet.

Aufgaben von Datenschutzbeauftragten

Datenschutzbeauftragte sind dafür zuständig, dass das jeweilige Unternehmen die Vorschriften des BDSG und gegebenenfalls weitere geltende Vorschriften einhält. In Apotheken sind dies Vorgaben aus dem Berufsrecht, etwa zur Schweigepflicht. Dabei haben Datenschutzbeauftragte die Software-Programme zu überwachen, die die Daten verarbeiten. Technisches Verständnis ist für diese Aufgabe also zwingend erforderlich. Will eine Apotheke beispielsweise eine neue Warenwirtschafts-Software installieren, ist es die Aufgabe des Datenschutzbeauftragten, diese auf die Datensicherheit hin zu überprüfen.

Außerdem ist es die Aufgabe von Datenschutzbeauftragten, die Mitarbeiter, die die Daten verarbeiten, über die Vorschriften und ihre Pflichten aufzuklären. Die Durchführung der Aufklärung, etwa durch Handzettel, Checklisten, Inhouse-Schu-

lungen oder externe Fortbildungen, ist Aufgabe der Datenschutzbeauftragten. Sofern dabei Kosten entstehen, ist dies mit den Apotheken-Inhabern abzustimmen. Es gibt kein vorgeschriebenes Budget, das Unternehmen dafür bereitstellen müssen.

7.6   Das Urheberrecht

Das Urheberrecht schützt immaterielles, geistiges Eigentum. Es umfasst Literatur, Kunst und Wissenschaft, insbesondere:

- Schriften und Texte,
- Computerprogramme,
- Musik,
- Fotos und Bilder,
- Filme,
- Zeichnungen, Pläne, Karten, Skizzen, Tabellen und plastische Darstellungen,
- bildende Künste, einschließlich Werke der Baukunst und der angewandten Kunst und Entwürfe solcher,
- pantomimische Werke und Tanzkunst.

Die Rechte an den jeweiligen Werken besitzen die Urheber – es sei denn, sie haben Dritten Nutzungsrechte daran eingeräumt. Nur die Urheber dürfen entscheiden, ob, wann und wie ihre Werke veröffentlicht werden. Auch das Vervielfältigungsrecht und das Recht zur »öffentlichen Zugänglichmachung« liegen bei den Urhebern.

7.6.1 Fotos auf der Apotheken-Website

Für Apotheker hat das Urheberrecht folgende Auswirkungen: Sie dürfen auf ihrer Website nur solche Werke »öffentlich zugänglich machen«, an denen sie die Urheberrechte haben, sowie solche Werke, die frei von Urheberrechten sind. Das heißt, sie dürfen sich nicht frei im Internet bedienen. Auch wenn die Bildersuche von Google viele interessante Ergebnisse für die Suche zu einem bestimmten Stichwort anzeigt, ist es nicht erlaubt, die Bilder abzuspeichern und im eigenen Internetauftritt zu verwenden.

Die Rechte an Fotos haben die Fotografen. Zwar haben die abgebildeten Personen das Recht am eigenen Bild. Das bedeutet aber nur, dass diese Bilder nicht ohne ihre Einwilligung veröffentlicht oder öffentlich zugänglich gemacht werden dürfen. Wenn Apotheker ihre Mitarbeiter bitten, Fotos für den neuen Internetauftritt der Apotheke mitzubringen, laufen sie Gefahr, Urheberrechte zu verletzen. Es kann sein, dass sich die Fotografen der Bilder melden und ihre Urheberrechte geltend machen wollen.

❭ **Daher ist es ratsam, die Mitarbeiter eine Erklärung unterschreiben zu lassen, dass die Bilder frei von Urheberrechten sind. So sichern sich Apotheker gegen spätere Forderungen ab.**

Auf der sicheren Seite sind Apotheker, wenn sie professionelle Fotografen beauftragen, die die Mitarbeiter fotografieren und dafür die Rechte an die Apotheke bzw. die Apotheken-Inhaber abtreten. Diese Variante ist allerdings relativ kostenintensiv.

Wenn Apotheker Fotografen beauftragen, sollten sie bereits im Vorfeld sicherstellen, dass sie alle Urheberrechte an den Bildern erwerben. Druckrechte für Print-Veröffentlichungen, beispielsweise für eine eigene Apotheken-Broschüre, umfassen nicht automatisch die Online-Nutzungsrechte. Es ist daher ratsam, sich gleich alle Rechte an den Bildern zu sichern – auch wenn weitergehende Projekte noch nicht geplant sind. (Mehr zum Thema Bilder lesen Sie in ▶ Abschn. 7.2.)

Fremde Texte verwenden

Nicht nur Fotos, auch Texte sind urheberrechtlich geschützt. Das heißt, dass Apotheker nicht ohne Weiteres Texte von anderen Internetseiten kopieren oder aus Büchern abschreiben dürfen, um sie für den eigenen Internetauftritt zu verwenden. Dasselbe gilt für Newsletter. Es ist nicht gestattet, die Nachrichten aus anderen Newslettern zu kopieren und diese als eigenen Newsletter zu versenden.

Es ist hingegen erlaubt, unter Angabe der Quelle aus anderen Texten zu zitieren. Dabei muss jedoch ein eigenes Werk entstehen. Einen fremden Text auf der eigenen Website darzubieten und diesen zu kommentieren ist kein Zitat. Um sicherzugehen, können Apotheker auf Texte Dritter aus dem Internet verlinken, und diese dann kommentieren. Jeder interessierte User kann dann den Link anklicken und sich den Originaltext durchlesen.

Oder Sie fragen die Urheber, ob Sie die Texte verwenden dürfen. Hierbei ist es ratsam, sich die Erlaubnis auch in schriftlicher Form geben zu lassen.

❭ **Das Landgericht Köln hat mit Beschluss vom Mai 2011 entschieden, dass suchmaschinenoptimierte Online-Produktbeschreibungen urheberrechtlich geschützt sind. Der Text war elf Zeilen lang und hatte ein Produkt vorgestellt. (Az. 33 O 267/11)**

Karten und Logos

Karten unterliegen ebenfalls dem Urheberrecht. In den frühen Jahren des Internets kam es häufig zu Abmahnungen, weil Website-Betreiber Stadtpläne eingescannt hatten, um daraus Anfahrtsskizzen zu erstellen. Diese hatten sie online gestellt, ohne dazu berechtigt zu sein. Mittlerweile hat der Dienst Google Maps eine so weite Verbreitung im Internet, dass die meisten User darauf zurückgreifen. Google Maps lässt sich relativ einfach in die eigene Website einbauen, und die Benutzung ist vielen Usern bereits vertraut. Dennoch müssen die Betreiber hierbei das Urheberrecht berücksichtigen und die Quelle angeben (▶ Kap. 3). Achtung: Seit 2012 ist der bis dahin kostenfreie Kartendienst für gewerbliche Seitenbetreiber kostenpflichtig, aber erst, wenn 25.000 Abrufe pro Tag überschritten werden.

Logos sind künstlerische Erzeugnisse. Wenn Apotheker ein Unternehmens-Logo bei einem Graphiker in Auftrag geben, sollten sie – wie beim Umgang mit Fotografen – darauf achten, dass ihnen alle Rechte übertragen werden, also auch das Recht, das Logo abzuändern. Dies betrifft die Nutzungs- und Veränderungsrechte – eine Änderung ohne Einwilligung kann teuer werden. Beachten Sie bei der Zusammenarbeit mit Künstlern auch die Abgabepflicht an die Künstlersozialkasse (Kasten in ▶ Kap. 2).

7.7   Fazit

Ein allgemeines Werbeverbot für Apotheker besteht zwar nicht, einfach ist die Rechtslage für Apotheker dadurch aber nicht. Unübersichtlich ist sie vor allem, weil es kein einheitliches Gesetz zur Apotheken-Werbung gibt, sondern diverse Gesetze und Vorschriften beachtet werden müssen. Hinzu kommt, dass in den vergangenen Jahren die höchsten deutschen Gerichte, das Bundesverfassungsgericht und der Bundesgerichtshof, für eine Liberalisierung der Werbung im gesamten Gesundheitsmarkt gesorgt haben. Entweder haben sie die bestehenden Gesetze liberaler ausgelegt als in den Jahren zuvor, oder sie haben sogar gegen den Wortlaut eines Gesetzes entschieden. Dass ein deutsches Gericht beispielsweise die Verlosung von Behandlungsgutscheinen zulässt, wäre noch vor Jahren undenkbar gewesen. Die HWG-Novelle von 2012 hat diese Lage nur bedingt entschärft.

Für die obersten Gerichte ist entscheidend, ob eine Werbemaßnahme unmittelbar oder zumindest mittelbar die Verbraucher gefährden kann. Denn nur dann ist es gerechtfertigt, die Berufsausübungsfreiheit des Apothekers einzuschränken. Diese Sicht hat sich noch nicht bei allen Kammervertretern durchgesetzt. Deshalb kommt es derzeit immer noch zu Situationen, in denen sich Apotheker mit ihrer Kammer oder mit ihren Kollegen auseinandersetzen müssen, obwohl sie eigentlich im Recht sind.

Für Apotheker, die neue Wege beim Marketing beschreiten wollen, ist dies ärgerlich. Auch wenn sie vor Gericht Recht zugesprochen bekommen: Ein Gerichtsverfahren kostet Zeit, Kraft und Nerven und stellt eine hohe Belastung für alle Beteiligten dar. Dennoch müssen Apotheker nicht vor Online-Marketing zurückschrecken. Wer sich an die genannten Vorschriften hält, beschreitet den sicheren Weg. Bei Zweifelsfällen empfiehlt es sich für Apotheker, im Vorfeld den Rat eines Anwalts für Medizinrecht oder Wettbewerbsrecht oder der zuständigen Apothekerkammer einzuholen.

Experten-Interview mit Dr. Christian Czychowski, Rechtsanwalt und Fachanwalt für Informationstechnologierecht sowie für Urheber- und Medienrecht in der Kanzlei Boehmert & Boehmert, Berlin

Wie kommt es, dass die Gesetze und die Rechtsprechung der Gerichte mitunter einander widersprechen?

»Der Gesetzgeber formuliert die Gesetze als abstrakte Regelungen, die sicherlich in vielen Fällen auslegungsbedürftig sind. Dabei kann es auch zu unterschiedlichen Auslegungen kommen. Aufgabe der Gerichte ist es, die korrekte Auslegung im Einzelfall vorzunehmen. In vielen Fällen findet auch eine Rechtsfortbildung durch die Richter statt, bei der auf konkrete Sachverhalte reagiert wird. Dabei werden ebenfalls EU-Recht berücksichtigt.«

Warum werden die Vorschriften nicht aneinander angepasst?

»In der Praxis kommt es in den meisten Rechtsgebieten nach Ablauf einer gewissen Zeit zu einer Neukodifizierung in dem jeweiligen Rechtsbereich, die in der Zwischenzeit erfolgte Rechtsprechung berücksichtigt und umsetzt. Da die einzelnen Gesetze für viele unterschiedliche Berufsgruppen relevant sind, ist eine vollständige Anpassung für eine spezielle Berufsgruppe oft auch aus diesem Grund nicht möglich.«

Welches sind die typischen Rechtsfälle im Internet, die Apotheker betreffen?

»Zum einen gibt es auch für Apotheker die klassischen Anforderungen, die an jeden Betreiber eines Internetauftritts gestellt werden. Dazu gehören beispielsweise das Impressum, die Berücksichtigung von Datenschutz und Urheberrechten. Zum anderen müssen die speziellen Vorgaben für Apotheker aus dem Heilmittelwerbegesetz berücksichtigt werden, die zum Teil über das Wettbewerbsrecht hinausgehen. Dies ist insbesondere relevant, wenn der Apotheker auf seiner Internetseite für Medikamente oder Sonderangebote werben möchte.«

Wie können sich Apotheker davor schützen?

»Schutz vor Verstößen gegen rechtliche Vorgaben bietet dem Apotheker in erster Linie das Einholen von Rechtsrat bei einem Fachanwalt oder der zuständigen Apothekerkammer.«

Was erwarten Sie, wie sich die Rechtslage für Apotheken-Marketing weiterentwickeln wird?

»Ich glaube, dass der Gesetzgeber weiter daran interessiert ist, den Wettbewerb im Gesundheitswesen zu fördern. Es wird jedoch in Zukunft weiterhin spezifische Regelungen für Heilberufe geben, die auch die Online-Werbung von Apothekern betreffen. Ebenso wie die inhabergeführte Apotheke wird auch das Werbeverbot für verschreibungspflichtige Medikamente gegenüber Verbrauchern bleiben.«

IT-Sicherheit in der Apotheke

Online-Marketing findet – wie der Name schon sagt – im Internet statt. Damit Apotheker und ihre Mitarbeiter dabei keine unangenehmen Überraschungen erleben, ist es wichtig, bei allen Maßnahmen höchste Sicherheitsstandards einzuhalten. Wenn beispielsweise die PCs mit Kundendaten an das Internet angeschlossen sind und besonders wenn Kundendaten für das Apotheken-Marketing genutzt werden, etwa die E-Mail-Adressen beim Versand eines Newsletters, muss sichergestellt sein, dass keine Informationen von außen zugänglich sind. Daher müssen Apotheker die Rechner vor Viren und Trojanern schützen. Außerdem sollten sie regelmäßig Sicherungskopien ihrer Computer-Inhalte anfertigen, wie sie bei Kundendaten längst Standard sind, um viel investierte Arbeit nicht zu verlieren. In diesem Kapitel erhalten Apotheker zudem Tipps und Hinweise zur Auswahl und Umgang mit IT-Dienstleistern.

8.1   Das Computer-Netzwerk der Apotheke

Kundendaten, Bestandsverwaltung und Buchhaltung werden in den meisten Apotheken mittlerweile ausschließlich elektronisch geführt und bearbeitet. Das erleichtert den Arbeitsalltag, erfordert jedoch besondere Aufmerksamkeit für die Sicherheit der Daten.

8.1.1   Schad-Software und Angriffe von außen

Um das Computer-Netzwerk der Apotheke effektiv zu sichern, ist es notwendig, bestimmte Computer-Programme aktuell zu halten. Das betrifft beispielsweise das Betriebssystem sowie die gesamte Software. Wenn die Hersteller Updates zur Verfügung stellen, sollten Apotheker bzw. deren IT-Beauftragte diese zeitnah installieren. Gerade bei Betriebssystemen decken Hacker immer wieder Schwachstellen auf, die die Hersteller durch Updates wiederum schließen. Wenn diese Updates nicht installiert werden, bleibt das System angreifbar. Viele sehen in regelmäßigen Updates wenig Sinn, solange das System einwandfrei funktioniert.

Und auch wenn ein Update nicht installiert wird, führt dies in der Regel nicht zu einem sofortigen Hacker-Angriff. Dennoch sind wegen der Sicherheitslücken solche Updates unbedingt notwendig.

Für Computer, die keinen direkten Zugang zum Internet haben, sollten Apothekeninhaber Routinen einrichten, wann und auf welche Weise diese aktualisiert werden. Dabei empfiehlt es sich, die Updates herunterzuladen und auf einem USB-Stick zu speichern. So können Sie diese auch auf den sogenannten Stand-Alone-Rechnern installieren, die weder an das Internet noch an ein anderes Netzwerk angeschlossen sind. Jedoch müssen auch USB-Sticks regelmäßig auf Viren gescannt werden, da Viren sich auch über diese verbreiten können.

Diese kontinuierlichen Arbeiten sind zweifellos keine originäre Apotheker-Tätigkeiten. So muss der Apotheken-Chef sie nicht zwingend selbst ausführen, wohl aber steht er in der Verantwortung und muss dies deshalb verlässlich delegieren – innerhalb des Teams, falls die Kompetenzen vorhanden sind, oder an externe Dienstleister (▶ Abschn. 8.5).

Firewalls kontrollieren die Zugriffe

Eine Firewall (wörtlich: Brandmauer) soll verhindern, dass Programme oder Personen – insbesondere online – auf einen Computer zugreifen können, ohne dass der Besitzer dies möchte. Die Mauer funktioniert in beide Richtungen. Auch die Programme auf den Computern sollen nicht ungehindert auf das Internet zugreifen. Bestimmter Software aber, etwa einem Internetbrowser, muss der Zugang zum Netz gestattet sein, sonst ist sie wirkungslos. Ein Programm zur Texterstellung braucht hingegen keine Internetverbindung. Solchen Programmen können Nutzer den Zugriff verwehren. Außerdem fragt die Firewall bei jedem neuen Programm nach, ob es ins Internet darf oder nicht. Wurde der Computer beispielsweise mit einem Virus infiziert und dieser versucht, auf das Netz zuzugreifen, soll die Firewall dies verbieten und so gegebenenfalls größeren Schaden verhindern.

Außer dem Betriebssystem für Updates, dem Virenschutz, dem Mail-Programm, dem Webbrowser und der Bestell- und eventuell auch Buchhaltungssysteme muss eigentlich keine Software auf das Internet zugreifen dürfen.

Fragt ein Ihnen unbekanntes Programm, ob es ins Internet darf, sollten Sie dies nicht ohne Weiteres zulassen. Wenn Sie das Programm nicht kennen, nehmen Sie sich die Zeit und recherchieren erst einmal.

Geben Sie den Namen des Programms bei einer Suchmaschine ein und überprüfen Sie, worum es sich dabei handelt. Achten Sie dabei auch darauf, wer die Quelle ist. Bloß weil ein Nutzer in einem Computerforum sagt, dass das Programm ungefährlich sei, muss dies nicht stimmen. Eine zuverlässigere Quelle ist zum Beispiel der Internetauftritt einer Computerzeitschrift.

> Aber Vorsicht: Wenn die Firewall zu leichtfertig nachfragt, also zu oft stört, wird der eine oder andere Mitarbeiter eher entnervt einfach den Knopf zum »Erlauben« drücken. Dann sollte ein IT-Experte die Einstellungen der Firewall überprüfen.

Virenschutzprogramme sind Pflicht

Eine Software zum Virenschutz soll verhindern, dass bösartige Computerprogramme, wie Viren und Trojaner, einen Computer befallen und dort Daten manipulieren, löschen oder ungefragt versenden. Virenschutzprogramme müssen täglich aktualisiert werden bzw. sich zuverlässig updaten, da im Netz ständig neue Malware verbreitet wird. Malware ist der Oberbegriff für schädliche Software jeder Art, also Viren, Würmer, Trojaner und andere. Malware ist nicht gleichzusetzen mit Computerviren, auch wenn die Begriffe häufig synonym verwendet werden.

Ein aktuelles Virenschutzprogramm ist für jeden Computer Pflicht. Die Sicherheitseinstellungen sollten so konfiguriert sein, dass auch externe Datenträger wie USB-Sticks, externe Festplatten, DVDs sowie E-Mail-Anhänge sofort geprüft werden, sobald sie den Computer bzw. das hausinterne Netzwerk erreichen. Außerdem muss regelmäßig, mindestens einmal pro Woche, jeder verwendete Computer auf Malware gescannt werden. Dies lässt sich bei den gängigen Virenschutzprogrammen automatisch einstellen, sodass ein wöchentlicher Scan erfolgt.

Da der komplette Virenscan – je nach Datenmenge auf dem PC – mehrere Stunden in Anspruch nehmen kann und in dieser Zeit die Leistung des Rechners beeinträchtigt wird, sollte der Scan zu einem Zeitpunkt erfolgen, an dem wenig Kundenkontakt vorherrscht, beispielsweise kurz vor Feierabend oder über Nacht.

Zugriffsrechte für alle Nutzer einschränken

Wer ein Betriebssystem auf einem Computer installiert, sollte verschiedene Benutzerkonten einrichten und verwalten. Nur ein Benutzer mit Administrator-Rechten hat selbst vollen Zugriff und kann die Zugriffsrechte anderer Nutzer verwalten. Wenn ein Computer von Schad-Software befallen ist, gelten die Zugriffsrechte des aktuell aktiven Accounts (Benutzerkontos) im Normalfall auch für die Schad-Software. Das heißt, alles, was der Inhaber des Accounts kann und darf, kann dann auch der Schädling tun. Je höhere Rechte dem Nutzer zur Verfügung stehen, desto mehr Schaden kann also auch eine Malware anrichten. Deshalb gilt als zwingende Richtlinie: Die Benutzerrechte sind so restriktiv wie möglich zu halten: Alles ist zu verbieten, und nur das für die tatsächliche Arbeit des jeweiligen Mitarbeiters Nötige zu erlauben, sofern der Mitarbeiter die entsprechenden Fertigkeiten und Kenntnisse auch in Bezug auf den Computer bzw. das Netzwerk hat. Das Benutzerkonto mit allen Rechten, das Administrator-Konto, darf standardmäßig nicht in Betrieb sein. Ein Admin (Administrator) darf sich nur einloggen, wenn dies zum Beispiel für Arbeiten am System selbst unverzichtbar ist. Auch Apotheken-Inhaber sollten sich ein eigenes Benutzerkonto für die tägliche Arbeit einrichten. So minimieren Apotheker den jeweils möglichen Schaden – durch Schad-Software ebenso wie durch Fehler.

Drahtloses Netzwerk braucht besonderen Schutz Die Funkübertragung von Daten, W-LAN (Wireless LAN, drahtloses Netzwerk), stellt generell ein Sicherheitsrisiko dar. Denn die Signale können auch von anderen Computern empfangen werden. Insofern ist für Apotheken ein klassisches Kabelnetzwerk zu empfehlen. Falls eine Apotheke aufgrund der räumlichen Gegebenheiten W-LAN verwenden möchte, muss sie eine starke Verschlüsselungsmethode einsetzen, etwa WPA2 (Wi-Fi Protected Access 2). In diesem Fall sollten Apotheken-Inhaber sich unbedingt von einem IT-Sicherheitsspezialisten beraten lassen. Das für die Verschlüsselung gewählte Passwort sollte aus einer zufälligen Buchstaben-Ziffern-Folge bestehen, die nicht einfach zu erraten ist (also z.B. nicht der Name der Apotheke).

8.1.2 Sicherungskopien

Ein Horrorszenario für jede Apotheke ist, wenn ein Computer abstürzt und alle Daten verloren gehen. Für Buchhaltungsdaten haben Apotheker wie alle Geschäftsinhaber ohnehin eine mehrjährige Aufbewahrungspflicht, hinzu kommen die Dokumentationspflichten aus der Apothekenbetriebsordnung. Aber auch von Computern, auf denen nicht solche Daten gespeichert sind, sind regelmäßig Sicherungskopien, sogenannte Backups, zu erstellen. Dies ist zwar zeitaufwändig, aber notwendig. Denn gegen materielle Schäden können sich Apotheker zwar versichern, der Verlust von Daten ist jedoch schwer zu beziffern. Es behindert die Arbeitsabläufe immens, wenn alle Kontaktdaten von Kooperationspartnern und Kollegen sowie das Archiv mit Dienstleister-Vereinbarungen verloren gehen, wenn die verwendeten Lesezeichen (► Kap. 5) im Internetbrowser ebenso verschwunden sind wie alle bisherigen Ausgaben des eigenen Newsletters.

> Gerade wenn Ihr Internetauftritt – vor allem mit Online-Shop – auf den eigenen Servern liegt, ist es wichtig, diesen regelmäßig zu sichern, damit er auch im Störfall verfügbar ist. Schließlich werden Medikamente zu jeder Tageszeit bestellt. Diese Einnahmequelle sollten Sie immer verfügbar halten.

Zu einem solchen Störfall kann es leicht kommen, etwa durch
- einen Einbruch, bei dem die Computer gestohlen werden,
- Malware, die Daten zerstört,
- Hardwarefehler, etwa an der Festplatte, die Daten beschädigen,
- einen Brand oder Wasserschaden,
- Bedienungsfehler, beispielsweise wenn ein Mitarbeiter versehentlich Daten löscht.

Damit Apotheken Backups zeitsparend und sinnvoll durchführen können, müssen sie folgende Fragen beantworten und anschließend die Abläufe optimieren:

> **Leitfragen für Backups in der Apotheke**
> - Welche Daten sind zu speichern?
> - Welche Speichermedien sind zu benutzen?
> - Welche Art der Sicherung ist angemessen?
> - Wie oft sind die Daten zu sichern?

Um die Fragen sinnvoll zu beantworten, müssen sich Apotheker den Schadensfall vor Augen führen: Wie kann im Notfall ein System wiederhergestellt werden? Der Prozess muss gut geplant, schnell und einfach durchzuführen sein. Außerdem sollte jeder Schritt – vom Backup bis zur Wiederherstellung – dokumentiert werden, sodass auch IT-Laien die Schritte vornehmen können. Denn Fachleute sind in Notfällen nicht immer sofort verfügbar.

Was passiert, wenn buchstäblich der Wurm (typische Malware) in den Daten ist? Der beißt nicht sofort zu, sondern wartet und lauert. Nebenbei wird er mit in die Sicherungskopie geschrieben, und beim Wiederherstellen der Sicherheitskopie taucht er wieder auf. Deshalb muss man Daten in mindestens drei »Generationen« sichern.

> **Praxistipp**
>
> Sichern Sie in mehreren Datengenerationen. Schreiben Sie das Backup der aktuellen Woche so auf einen Datenträger, dass die Sicherung der Vorwoche nicht überschrieben wird,

sondern besteht bleibt, usw. Das bedeutet natürlich Aufwand, jedoch sichert es buchstäblich die Existenz.

Welche Daten sind zu speichern?

Das Backup sollte alle Daten enthalten, die im Schadensfall unwiederbringlich verloren gehen würden, also persönliche Daten der Nutzer. Das Betriebssystem und die installierten Programme gehören nicht dazu. Diese können jederzeit neu eingerichtet werden.

Wichtige Daten für das Backup

- Wichtige Dokumente für den Geschäftsverkehr, insbesondere selbst erstellte oder gespeicherte Dateien, wie Textdokumente und Bilder, aber auch Videos, etwa der Apotheken-Imagefilm (▶ Kap. 2)
- E-Mail-Verkehr sowie die Nutzereinstellungen des verwendeten Mail-Programms
- Nutzerdaten von Programmen, beispielsweise zu Buchführungszwecken, Lager- und Bestellverwaltung sowie Adressbücher und Terminplaner
- Nutzereinstellungen des Internetbrowsers, vor allem die Lesezeichen

Praxistipp

Seien Sie im Zweifelsfall lieber großzügig bei der Auswahl der zu sichernden Inhalte. Lieber etwas sichern, das Sie später nicht brauchen, als etwas Wichtiges wegzulassen.

Welche Speichermedien sind zu benutzen?

Welche Speichermedien geeignet sind, hängt vom Umfang der jeweiligen Datensicherung ab. Für kleinere Datenmengen bieten sich beschreibbare DVDs an. Häufig reicht der Speicherplatz kaum noch aus, um die E-Mails mehrerer Jahre zu sichern, denn die Dateianhänge an E-Mails werden immer größer. Damit beanspruchen sie auch deutlich mehr Platz. Es ist nicht praktikabel, die Datensicherung auf mehrere Rohlinge aufzuteilen. Zum einen dauert es deutlich länger, die Backups zu erstellen, zum anderen ist es ein größerer Arbeitsaufwand, wenn später eine bestimmte Datei gesucht wird und erst einmal verschiedene DVDs eingelegt werden müssen.

Für größere Datenmengen empfehlen sich USB-Sticks und externe Festplatten. Gerade die externen Festplatten haben jetzt schon Speicherkapazitäten in Größenordnungen von Terabyte. Sie bieten genug Speicherplatz, um das ganze System zu sichern – und kosten heutzutage fast nichts mehr.

Backups sollten Sie nicht auf einer zweiten Festplatte im selben Computer anlegen, denn Viren können häufig beide Festplatten befallen. Außerdem betreffen Diebstahl sowie Wasser- und Feuerschäden meist beide Festplatten. Dann würde mit dem Original auch gleich das Backup verloren gehen.

Praxistipp

Bewahren Sie die Backups räumlich getrennt von Ihrer Apotheke an einem sicheren Ort auf, beispielsweise in einem Bankschließfach. So sind sie selbst vor einem Brand in der Apotheke sicher. Zudem sollten die Backups verschlüsselt und mit einem Passwort geschützt sein.

Online-Backups (das Speichern von Backups in die »Cloud«) sind vor allem für Kundendaten keine Alternative. Hier gelten höchste Anforderungen an den Datenschutz. Diese dürfen niemals in die Hände Dritter gelangen.

Welche Art der Sicherung ist angemessen?

Es gibt drei Arten der Sicherung: die Vollsicherung, das inkrementelle Backup und die Spiegelung. Bei der Vollsicherung werden alle Dateien gesichert, indem sie komplett auf einen anderen Datenträger kopiert werden. Die erste Sicherung in einer Reihe von Backups muss stets eine Vollsicherung sein, damit erst einmal alle Daten vorhanden sind. Die Vollsicherung nimmt vergleichsweise viel Zeit in Anspruch, weil sie sehr umfangreich ist. Beim inkrementellen Backup werden nur die Dateien neu gesichert, die sich seit dem letzten Update verändert haben oder neu hinzugekommen sind. Das hat den Vorteil, dass das Backup schneller geht. Bei der Spiegelung werden nicht nur alle Dateien, sondern auch das Betriebssystem und alle installierten Programme gesichert. Es wird ein komplettes Spiegelbild des gesamten Computer-Systems geschaffen. Diese Art des Backups dauert am längsten, hat aber den Vorteil, dass im Notfall der Urzustand am schnellsten wiederhergestellt werden kann.

Es gibt eine Vielzahl von Programmen, die die Erstellung von Backups vereinfachen. Das Spektrum reicht von einfachen Synchronisierungs-Tools, wie dem Microsoft-Programm SyncToy, bis zu größeren Freeware-Tools, wie Comodo BackUp und Backup Maker. Auch professionelle Lösungen wie Acronis (»True Image«) oder Symantec (»Norton Ghost«) sind auf dem Markt. Mithilfe solcher Programme lässt sich der Sicherungsprozess weitgehend automatisieren und der Arbeitsaufwand deutlich reduzieren.

Wie oft sind die Daten zu sichern?

Eine feste Regel zur Häufigkeit gibt es nicht. Je wichtiger die Daten sind, desto häufiger sollten sie gesichert werden. Für Kundendaten empfiehlt sich eine tägliche Sicherung zum Feierabend. Für den sonstigen Geschäftsverkehr inklusive der Marketing-Aktivitäten der Apotheke reicht in der Regel ein wöchentliches Backup.

> **Praxistipp**
>
> Die ganze Backup-Arbeit dient dem einen Ziel: Ihr Apotheken-Netzwerk ist gestört, kaputt oder gleich ganz gestohlen oder zerstört worden, dennoch müssen Sie schnell wieder arbeitsfähig werden. Spielen Sie ein Krisenszenario durch. Sie werden staunen, welche Klippen es gibt.

Am besten wählen Sie dafür den Worst Case. Drücken Sie dem IT-Verantwortlichen das Backup in die und drücken Sie auf die Stoppuhr: Wann läuft das System auf dem Reserve-PC, der immer bereitstehen sollte, wieder? Mit Sicherheit werden Sie so

feststellen, wo der Notfall-Ablaufplan ergänzt werden muss.

8.2   Sicherer Internetauftritt

Der Internetauftritt ist das Zentrum des Online-Marketings einer Apotheke: Sowohl die Social-Media-Präsenzen als auch die E-Mail-Newsletter sowie alle Printdokumente vom Briefbogen bis zur Visitenkarte weisen in der Regel auf die Website hin. Darum ist es wichtig, den Internetauftritt bestmöglich zu schützen. Manipulationen an Internetauftritten von Apotheken sind zwar selten, aber Ihr Schadenspotential ist nicht zu unterschätzen. Kunden erwarten, dass sie auf der Website die gewünschten Informationen vorfinden: Eine fehlerhafte Telefonnummer, falsche Öffnungszeiten oder der komplette Ausfall der Website können zu erheblichem Frust führen.

> **Praxistipp**
>
> Die höchste Stufe der Sicherheit ist, wenn gar keine Daten verfügbar sind. In Ihrem Internetauftritt sollten Sie möglichst keine sensiblen Daten bereithalten, die Sie dann aufwändig schützen müssen.

Falls über die Internetseite Daten ausgetauscht werden, etwa wenn es einen Log-in-Bereich im Online-Shop gibt, sollte die Apotheken-Website HTTPS verwenden. HTTP steht für HyperText Transfer Protocol. Dabei handelt es sich um das gängige Protokoll, um Daten zu übertragen. Dieses Protokoll ist jedoch ungeschützt. Jede Person, die Zugang zu Ihrem Netzwerk hat, kann die übertragenen Informationen einsehen. Und mit Schnüffelprogrammen kann der Datenfluss recht einfach von Dritten belauscht werden. Bei HTTPS (HyperText Transfer Protocol Secure, also sicheres Hypertext-Übertragungsprotokoll) werden die Daten verschlüsselt. Die Datenpakete laufen dann nicht im Klartext durch die Leitung, sondern verschlüsselt und nicht ohne passenden Schlüssel lesbar. Ohne diesen Schlüssel, das Passwort, können Daten auch dann nicht von Dritten eingesehen werden, wenn diese Zugang zum Netzwerk haben.

Für die Sicherheit des Internetauftritts bei An-griffen durch Hacker oder Schad-Software ist je nach Vertrag aber meistens der jeweilige Webhoster zuständig. Wenn Apotheker ihre Websites nicht auf eigenen Servern anbieten, sondern von einem exter-nen Anbieter Gebrauch machen, sollten sie sich bei diesen nach den Sicherheitsvorkehrungen erkun-digen. Welche Maßnahmen gibt es gegen Hacker-Angriffe? Besteht Schutz vor Manipulationen? Ent-scheidend ist, dass die Webhoster das Betriebssystem und die auf den Webservern laufende Software stets aktuell halten: also Webserver-Software ebenso wie die Programmiersprachen, und – falls im Einsatz – eine Datenbank-Software. Auf den Webservern sind aktueller Virenschutz und eine Firewall natürlich auch notwendig. Diese müssen genauso streng wie bei den Rechnern täglich aktualisiert werden, um das System bestmöglich zu schützen. Gerade beim Einsatz eines Online-Shops müssen erschienene Si-cherheitsupdates zügig eingespielt werden, um auf-getauchte Sicherheitslücken zu schließen.

Im Netzwerk wie auch bei der Verwendung von Zugängen zum Content-Management-System und zum Webserver müssen Apotheker und die Mit-arbeiter Passwörter der höchsten Sicherheitsstufe verwenden. Das sind Kombinationen aus Zahlen, Buchstaben und Sonderzeichen (länger als sechs Zeichen). Jegliche Vornamen oder andere Begriffe, die in einem Lexikon stehen könnten, wie auch das Geburtsdatum und auch das Geburtsdatum rück-wärts, eignen sich nicht dafür.

> **Praxistipp**
>
> Erstellen Sie geeignete Passwörter anhand eines Merksatzes, um sie besser zu behalten, zum Beispiel: »Ich habe beim Handball das Trikot mit der Nummer 12 getragen«. Das Pass-wort setzen Sie aus den Anfangsbuchstaben zusammen, das Wort »Nummer« ersetzen Sie mit der Raute, also: IhbHdTmd#12g.

Darüber hinaus sollten Sie Passwörter nicht mehr-mals, also für verschiedene Log-ins, verwenden. Jeder Zugang, etwa für das CMS, das Netzwerk und die Social-Media-Auftritte, muss ein eigenes Passwort haben. Dabei können Sie natürlich ähn-liche Merksätze verwenden, um sich die Passwörter besser merken zu können.

> **Checkliste Computer-Sicherheit**
>
> - Haben Sie alle simplen Standard-Passwörter geändert?
> - Ist die Einstellung »Speichern von Passwör-tern?« deaktiviert?
> - Ist der Zugang zum PC passwortgeschützt?
> - Besitzen nur die befugten Personen Zugang?
> - Ist das Passwort sicher, also eine Kombination aus Buchstaben, Zahlen und Sonderzeichen?
> - Ist das Passwort nicht am Monitor oder unter der Tastatur festgeklebt?
> - Sind Firewall und Virenschutz installiert und werden diese täglich aktualisiert?
> - Gibt es regelmäßige Virenprüfungen?
> - Besitzen Sie ein Konzept bei Sicherheitsproble-men, um effizient reagieren zu können?
> - Hat ein IT-Techniker Ihr Sicherheitssystem über-prüft?
> - Führen Sie regelmäßig Datensicherungen durch, und lagern Sie diese extern?
> - Sind Ihre Computer auch vor Wasser, Feuer und Strom geschützt?

Im Idealfall sollten Sie sich Passwörter tatsäch-lich merken und nicht notieren. Bei der Menge an Passwörtern ist dies jedoch – auch zur eigenen Si-cherheit bei Gedächtnisschwund – unvermeidbar. Dann bewahren Sie jedoch das handgeschriebene Papier oder die verschlüsselte Datei in Ihrem Safe außerhalb der Apotheken-Räume auf – und nicht in der öffentlich zugänglichen Schublade am Ver-kaufstresen (▶ »Checkliste Computer-Sicherheit«).

8.3   Sicherer Mail-Verkehr

Aus Gründen des Datenschutzes und der Schwei-gepflicht eignet sich der E-Mail-Verkehr nur ein-geschränkt für die Kundenkommunikation. Den-noch: E-Mails sind heute kaum noch wegzudenken (▶ Kap. 2). Apotheken sollten daher einige Sicher-heitsregeln beachten, um E-Mails ungefährdet zu benutzen.

E-Mails können sowohl als HTML-Mails als auch als Nur-Text-Mails formatiert sein. HTML-Mails bieten die Möglichkeit, Bilder einzubinden, Links anklickbar zu gestalten und ein komplettes Layout zu entwerfen. Allerdings können sich in HTML-Mails auch kleine Programme verstecken.

Diese sind meist ungefährlich und dienen beispielsweise häufig dazu, die Öffnungsraten eines Newsletters zu überprüfen. Mail-Programme können HTML-Mails aber auch als Nur-Text darstellen. Die integrierte Software kommt dann nicht zum Einsatz.

Praxistipp

Apotheken sollten in ihren Mail-Programmen jene Einstellung wählen, die dafür sorgt, dass alle E-Mails als Nur-Text angezeigt werden. So kommen versteckte Programme nicht zum Einsatz.

Außerdem gibt es Spam-Mails, die zu sogenannten Phishing-Seiten führen. Beispielsweise erweckt eine E-Mail den Eindruck, von einem Finanzdienstleistungsunternehmen zu stammen, das den Apotheker auffordert, sich auf der Website einzuloggen und Korrekturen vorzunehmen. Die Seite, auf die verlinkt wird, gehört aber nicht zum Finanzdienstleister. Sie dient dazu, die Log-in-Daten abzugreifen. In einer HTML-Mail sind die Links zur Seite formatiert und mit einem Mouse-over versehen. So erweckt der Link den Eindruck, seriös zu sein. In der Nur-Text-Ansicht können User aber sehen, zu welcher Adresse der Link wirklich führt!

Beim Öffnen von E-Mails besteht theoretisch die Möglichkeit, den Computer mit Viren zu infizieren. Zwar sind die meisten Virenschutzprogramme so konfiguriert, dass sie die Anhänge gleich überprüfen und, falls nötig, in Quarantäne stellen – jedoch gibt es immer auch neue Schad-Software, die von den Schutzprogrammen (noch) nicht erkannt wird. Daher sollten Apotheker und ihre Mitarbeiter stets darauf achten, nur solche Anhänge zu öffnen, bei denen der Absender bekannt ist oder einen vertrauenswürdigen Eindruck macht – aber Vorsicht, auch dieser kann täuschen.

Hinweise auf unseriöse Absender
- Die Betreffzeile verspricht schnelles Geld, bietet Rolex-Uhren oder Potenzmittel an.
- Es wird der Eindruck erweckt, als handelte es sich bei dem Absender um Ihr zuständiges Finanzamt, Ihre Bank oder Versicherung.

- Die E-Mail ist auf Englisch geschrieben.
- Es ist oftmals keine Anrede vorhanden – kann aber - oder die Anrede lautet: »Sehr geehrter Inhaber der Apotheke xy«; das deutet darauf hin, dass die E-Mail automatisiert aus den Inhalten der Website erstellt wurde.
- Sie werden aufgefordert, Passwörter oder Log-in-Daten anzugeben.

Falls solche E-Mails Anhänge enthalten, löschenSie diese umgehend!

Im Normalfall sind E-Mails nicht verschlüsselt. Ebenso wie alle anderen Informationen, die über das Internet übertragen werden, können diese von allen Personen eingesehen werden, die Zugang zum Netzwerk und die entsprechende Berechtigung haben. Fast alle E-Mail-Provider bieten aber mittlerweile die Möglichkeit, E-Mails zu verschlüsseln. Diese werden dann beim Empfänger wieder entschlüsselt, sodass sie in der Zwischenzeit unlesbar sind. Die SSL-Verschlüsselung ist der Standard beim Online-Banking. Es ist darauf hinzuweisen, dass mit Verschlüsselungstechniken nur der Computer sicher identifiziert werden kann, nicht aber der jeweilige Nutzer. Dazu sei wiederum eine Chipkarte in Verbindung mit einer persönlichen Identifikationsnummer (PIN) notwendig.

8.3.1 E-Mail-Adressen schützen

Nach dem Telemediengesetz sind Apotheker, wie andere Website-Betreiber auch, verpflichtet, auf ihrer Website ein Impressum anzugeben, in dem eine aktuelle E-Mail-Adresse verzeichnet ist (▶ Kap. 3). Auch für die Kommunikation mit den Kunden ist es wichtig, die E-Mail-Adresse für eventuelle Rückfragen auf der Website präsent zu haben. Wenn Sie möchten sogar auf jeder Seite mit den weiteren Kontaktdaten und Öffnungszeiten in der Fußzeile. Doch das birgt ein Ärgernis: Sogenannte Spam-Bots durchforsten das Internet auf der Suche nach E-Mail-Adressen.

Spam-Bots sind Computer-Programme, die wahllos Internetseiten analysieren und nach E-Mail-Adressen absuchen. Werden Adressen gefunden, kommen diese automatisch in ein Verzeichnis und werden fortan mit E-Mails beschickt, beispielsweise Kaufangebote für Viagra-Tabletten und vermeintliche Rolex-Uhren. Um dieses Ärgernis zu vermeiden, empfiehlt es sich, die E-Mail-Adressen vor Spam-Bots zu schützen. Das geht beispielsweise, indem das @-Zeichen in der Adresse ersetzt wird durch (at). Die Adresse heißt dann also: info(at) apotheke-mustermann.de. Nutzer, die die Apotheke anmailen wollen, müssen das (at) dann manuell austauschen. Allerdings verringert diese Methode nur den Spam und verhindert ihn nicht vollkommen, denn einige Spam-Bots kennen diesen Trick und erstellen das @-Zeichen automatisch (▶ Kap. 2).

> **Praxistipp**
>
> Eine effektive Methode, die Apotheken-E-Mail vor Spam zu schützen, ist es, die E-Mail-Adresse nicht als Text, sondern als Bild in die Seite zu integrieren.

Schreiben Sie dazu die Adresse auf und machen Sie einen Screenshot der Seite. Schneiden Sie diesen so zu, dass Sie nur ein kleines Bild haben, auf dem Ihre E-Mail-Adresse zu sehen ist. Dieses kleine Bildchen integrieren Sie dann in die Seite. Anstatt Text zu lesen, erkennen die Spam-Bots dann nur, dass es sich um ein Bild handelt. Dies kann zwar theoretisch immer noch durch Texterkennungssoftware (OCR – optical character recognition) automatisiert erfasst werden, doch das machen nur wenige Spam-Bots. Der Nachteil: Ein User kann nicht mehr einfach durch das Anklicken eine Mail an diese Adresse schreiben.

8.4 Surfen ohne Spuren

Im Internet zu surfen erscheint anonym. Gerade wenn Nutzer alleine vor dem heimischen PC sitzen, fühlen sie sich unbeobachtet. Dabei ist es praktisch unmöglich, sich ohne Spuren durch das World Wide Web zu bewegen. Nicht nur der eigene Computer zeichnet permanent auf, was man tut. Auch die Internetseiten registrieren die Zugriffe. Auf einigen müssen Nutzer Daten eingeben. Und viele Webangebote hinterlassen auch noch andere

Spuren auf dem eigenen Computer: harmlose und weniger harmlose. Um sicher zu surfen, reicht es, folgende Regeln einzuhalten.

Bei vielen Websites müssen Nutzer eigene Daten angeben, etwa um einen Kommentar auf einem Blog verfassen oder einen Newsletter abonnieren zu können. Bei Onlinehändlern ist es oft sogar erforderlich, Konto- oder Kreditkartendaten preiszugeben. Die wichtigste Grundregel für jede Eingabe ist: Nur das absolut Notwendige angeben.

Welche eigenen Daten preisgegeben werden müssen, hängt vom jeweiligen Ziel ab. Wollen Sie als Privatperson einen Kommentar in einem Blog abgeben, müssen Sie sich weder als Apotheker noch mit vollem Namen zu erkennen geben. Wollen Sie hingegen Ihre Reputation als Experte für ein medizinisches Fachgebiet steigern, zum Beispiel, weil Sie mit Ihrer Apotheke auf Diabetes spezialisiert sind, ist es sinnvoll, nicht nur Ihren Namen, sondern auch noch einen Link zu Ihrer Website anzugeben.

Im Internet ist vieles öffentlich. Nutzerdaten – zum Beispiel bei Onlinehändlern – sind meistens aufwändig gesichert, auch wenn dies keine hundertprozentige Sicherheit garantiert. Anders sieht es bei Aktivitäten in Foren, Blogs und Social Networks aus. Diese sind meist frei einsehbar. Wer nicht möchte, dass durch simples Googeln des Namens alles über die eigenen Ansichten und Lebensweise zu Tage kommt, sollte sich gut überlegen, was er im Netz preisgibt (▶ Kap. 5). Eine einfache und effektive Vorsichtsmaßnahme ist die Verwendung eines Pseudonyms. Vor allem in Foren und bei Kommentaren ist dies sehr verbreitet. Sind Inhalte erst einmal ins Internet gelangt, ist es sehr schwierig bis unmöglich, diese wieder zu entfernen. Selbst wenn die Informationen auf der entsprechenden Seite gelöscht wurden, sind sie häufig noch Monate lang auffindbar, beispielsweise in den Zwischenspeichern der Suchmaschinen und in Internetarchiven.

8.4.1 Zuschauer beim Surfen

Auch das Surfen selbst bleibt nicht unbeobachtet. Die Spuren auf dem eigenen Computer lassen sich noch relativ leicht verwischen. Jeder Browser gestattet, das Verzeichnis der besuchten Seiten sowie den Zwischenspeicher zu löschen. Darüber

Checkliste zur Auswahl eines IT-Dienstleisters

- Besteht das Unternehmen schon länger?
- Referenzen: Ist das Unternehmen bereits für andere Apotheken tätig?
- Dürfen Sie sich bei den Referenzkunden erkundigen?
- Besteht ein ordentlicher Handelsregistereintrag und stimmen die Geschäftspapiere damit überein?
- Verfügt das Unternehmen über mehrere Mitarbeiter (Vertretungsfähigkeit, Flexibilität)?
- Werden Ihnen exakte Zuständigkeiten und Vertretungsregeln genannt?
- Gibt es eine Notfall-Rufnummer?
- Welche maximalen Reaktionszeiten sind bei Notfällen vereinbart?

- Welcher Servicelevel kann vereinbart werden (SLA, Service Level Agreement)?
- Gewährleistet der Dienstleister für die Dauer des Auftrags Updates von Betriebssystem, Apotheken-Software, Backup-Systemen?
- Verkauft das Unternehmen Ihnen Hard- und Software? (Kommende Probleme obliegen dann Ihnen.)
- Oder besteht die Leistung des Unternehmens darin, Ihr IT-System verfügbar zu machen und zu erhalten? (Dann obliegt – im Rahmen des SLA – das »trouble shooting« dem Dienstleister.)
- Dürfen Sie als Kunde angepasste oder neu geschriebene Software auch nach Beendigung der Zusammenarbeit weiter nutzen?

- Wird die Software auskommentiert, dokumentiert und Ihnen ausgehändigt, damit gegebenenfalls ein anderer Programmierer die Pflege und Fortschreibung übernehmen kann?
- Legt der Dienstleister offen, welche technischen Zugänge sie zu Ihrem System hat (Fernwartung)?
- Dokumentiert das Unternehmen, welche Mitarbeiter welche Zugangsrechte und Logins zu Ihrem System haben?
- Kann es eine Vermögensschadens-Haftpflichtversicherung nachweisen?
- Unterzeichnet der Dienstleister eine qualifizierte Datenschutzvereinbarung mit Ihnen?

hinaus bieten die aktuellen Browser, wie Firefox, Internet Explorer und Google Chrome, auch einen privaten Modus, den man extra anstellen kann. Solange er aktiviert ist, werden keine Protokolldaten aufgezeichnet. Schwieriger und potentiell gefährlicher sind Dateien, die von besuchten Internetseiten im eigenen Browser abgelegt werden: sogenannte Cookies. Mit Cookies kann eine Website einen Besucher wiedererkennen. Dies nutzen beispielsweise Onlinehändler, um »Artikel, die Ihnen gefallen könnten«, vorzuschlagen. Dabei werden Produkte ausgewählt, die denen ähneln, die beim letzten Besuch angesehen wurden. Davon geht noch keine Gefahr aus. Aber neugierige Seitenbetreiber können durch Cookies auch Einblicke in das Surfverhalten erlangen und im schlimmsten Fall sensible Daten ausspähen. Daher sollten Apotheker Cookies regelmäßig löschen. Das funktioniert über den Bereich »Einstellungen« im Browser.

Praxistipp

Viele moderne Browser bieten auch einen »privaten Modus« an. Bei Verwendung werden keine Cookies und Verläufe der besuchten Seiten gespeichert.

Jeder Computer identifiziert sich im Internet durch eine individuelle IP-Adresse (IP steht für Internetprotokoll). Diese Adressen sind zwar für andere User nicht ohne Weiteres zurückzuverfolgen, aber sie liefern unwiderlegbare Daten, dass von einem bestimmten Computer aus zu einem bestimmten Zeitpunkt eine bestimmte Website aufgerufen wurde. Diese Datenübertragung lässt sich nicht verhindern. Um trotzdem unerkannt zu bleiben, gibt es Proxy-Dienste. Diese leiten die Anfragen an Websites über den eigenen Server. Bei der Website wird also nicht die IP-Adresse der User angezeigt, sondern die des Proxy-Dienstes. Gute Proxy-Dienste sind häufig kostenpflichtig, und die Einrichtung bedarf einigen Aufwands. Dies lohnt sich aber nur, wenn Apotheker bei einer Internetrecherche unbedingt unerkannt bleiben wollen oder müssen.

Checkliste zum Umgang mit IT-Dienstleistern

- Es muss ein Exemplar des Pflichtenheftes bereitstehen.
- Aktualisieren Sie das Pflichtenheft bei wesentlichen Veränderungen.
- Wenn der Dienstleister Standardprogramme anpasst oder eigenständig Module fertigt, lassen Sie sich den Quellcode, die »lesbaren« Programmierbefehle und -zeilen, aushändigen. Stellen Sie sicher, dass der Quellcode nicht verschlüsselt ist und dass er »auskommentiert« ist, also im Klartext die Funktionen der Komponenten benannt sind.
- Stellen Sie sicher, dass Sie über die Dokumentation verfügen,

welche Mitarbeiter des Dienstleisters wie auch der eigenen Apotheke welche Zugangsmöglichkeiten haben und mit welchen Nutzerrechten sie ausgestattet sind.
- Stellen Sie sicher, dass Sie als Inhaber über volle Zugangsmöglichkeiten und Benutzerrechte verfügen (Lognamen, Passwort, Administrator-Rechte). Damit sollen Sie nicht selbst versuchen, das System in der Krise zu retten, sondern um im Ernstfall einem anderen Dienstleister den erforderlichen Zugang zu ermöglichen.
- Alle diese Dokumente gehören in den Safe.

- Stellen Sie sicher, dass Sie bzw. ein eingewiesener Mitarbeiter Ihrer Apotheke in der Lage ist, im Krisenfall sämtliche Passwörter zu verändern.
- Beauftragen Sie einen Ihrer Mitarbeiter als IT-Zuständigen. Er fungiert als fester Ansprechpartner für den externen Dienstleister. Und Ihr Mitarbeiter hält sich auf dem Laufenden über alle Organisationsfragen, Absprachen, Erfordernisse Ihres PC-Netzes, der Lizenzen, Überwachung der Updates usw.

8.5 Umgang mit IT-Dienstleistern

Apotheken, die angesichts der vielen IT-gesteuerten Prozesse auf spezielle IT-Dienstleister zurückgreifen wollen, sollten bei der Zusammenarbeit einige Punkte beachten. Das beginnt schon bei der Auswahl eines geeigneten Dienstleisters (▶ »Checkliste zur Auswahl eines IT-Dienstleisters«).

Am Anfang eines jeden IT-Projekts steht das Pflichtenheft: Darin wird jede einzelne Anforderung, jeder einzelne kleine Schritt in den Funktionsabläufen bei der Nutzung des Systems definiert. Bereits bei einer unspektakulären Adressverwaltung umfasst solch ein Pflichtenheft schnell 20–30 Seiten. Entsprechend voluminöser sind Pflichtenhefte bei der Vernetzung mehrerer Arbeitsplätze, der Anpassung von Standard-Software und individuellen Modulen. Ein Pflichtenheft zu fertigen erfordert viel Arbeit und Zeit. Doch diese Investition ist wichtig. Denn alles, was im Pflichtenheft unscharf oder nicht definiert ist, wendet sich gegen den Auftraggeber: durch Mehrkosten oder – schlimmer noch – durch Dysfunktion.

Eine Krise kann durch alle möglichen Ursachen auftreten, sei es durch Schad-Software, durch Fehler von Mitarbeitern oder durch Versagen der Hardware. Aber auch die Zusammenarbeit mit

IT-Dienstleistern birgt Unwägbarkeiten. Damit es nicht zu Problemen kommt, beachten Sie folgende Punkte im Umgang mit IT-Dienstleistern (▶ »Checkliste zum Umgang mit IT-Dienstleistern«).

8.5.1 Tipps zum Vorgehen in der IT-Krise

Bei Störungen der IT sollten Apotheken sofort den Dienstleister informieren. Dabei sind die maximalen Reaktionszeiten zu beachten, die mit dem Dienstleister vereinbart sind. Wichtig ist, dass die »maximale Reaktionszeit« die Frist ist, innerhalb der der Dienstleister mit der Problemlösung beginnt – nicht aber die Zeit bis zur tatsächlichen Lösung des Problems. Hält der Dienstleister das SLA nicht ein, sollten Apotheken auch schriftlich darauf hinweisen und eine angemessene Nachfrist setzen. Wenn Schaden entsteht, etwa durch Betriebsunterbrechung, ist der Dienstleister ebenfalls darüber zu informieren. Fruchtet auch dies nichts, ist eine weitere Nachfrist zu setzen, inklusive der Ankündigung, welche Konsequenzen folgen können: Schadenersatz, Kündigung des Vertrags etc.

In der akuten Krise kann es klug sein, den Dienstleister nicht mit den schwersten Geschützen zu erschrecken. Höchste Priorität hat es, die Arbeitsfähigkeit der Apotheke oder des Online-Shops wiederherzustellen. Das bedeutet unter Umständen, erst einmal die Zähne zusammenzubeißen, um dann nach der Krise Klartext zu sprechen oder gar den Dienstleister zu wechseln.

Eine IT-Krise muss durchaus nicht in Hard- oder Softwarefehlern wurzeln. Ebensolches Krisenpotential birgt die »Wetware« – die Menschen. Schon bei dem Verdacht, dass einer der eigenen Mitarbeiter oder aber ein Mitarbeiter des Dienstleisters nicht mehr zu 100 Prozent loyal ist, sollten Apotheken-Inhaber konsequent reagieren. Über

eine mögliche Beweissicherung hinaus sind sofort alle potentiell betroffenen Passwörter zu ändern: bei lokalen Logins am Netzwerk, beim Fernwartungszugang, bei den E-Mail-Accounts, der Internetseite und den Social-Media-Präsenzen.

Experten-Interview mit Stefan Winter, Vorstand der VCmed AG – IT-Leistungen für das Gesundheitswesen, Hamburg

Welches sind die typischen Gefahrenquellen im Internet?
»Generell gilt: Das Internet hat sich zu einem eigenen Kosmos mit eigenen Regeln entwickelt. Es ist unmöglich geworden, dieses Terrain nicht zu betreten – für die private Mediennutzung ebenso wie für essenzielle Geschäftsprozesse. Der extreme Verknüpfungsgrad potenziert auch die Gefahren. Betrug, Spionage und andere Bosheiten des realen Lebens finden hier ganz neue technische Möglichkeiten. Und die Menschen sind ja nicht strukturell besser geworden.«

Was passiert, wenn ich meine Sicherheitsprogramme nicht regelmäßig update?
»Das ist in etwa so fahrlässig, als würde man alle Türen über Nacht offen stehen lassen. Das bedeutet zwar nicht zwangsläufig, dass sofort ein Dieb eintritt und sich bedient, aber das macht es allen potentiellen Angreifern natürlich leicht. Und für Apotheken, die verpflichtet sind, die Daten ihrer Kunden bestmöglich zu schützen, gibt es keine Alternative.«

Wie bringen Apotheker ihre Mitarbeiter dazu, die Sicherheits-Richtlinien einzuhalten?
»Die anfälligste Schwachstelle in der Sicherheit von Computernetzwerken sind die Menschen, die damit und daran arbeiten – sicher selten aus Arglist, häufig aber aus Achtlosigkeit oder Unkonzentriertheit. Apotheker sollten sich dem Thema mit viel Zeit widmen. Die Mitarbeiter sind sachlich zu informieren, auch über die Bedeutung und die daraus entstehenden Pflichten. Ganz wichtig ist die Schulung neuer Teammitglieder, aber ebenfalls die der festen Mitarbeiter zur Auffrischung, und zwar in festen Zeitabständen. Und als fundamentaler Bestandteil des Qualitätsmanagements gehören die Infos, Abläufe, Zuständigkeiten und die Technik natürlich ins QM-Handbuch.«

Wie sollen sich Apotheker und Mitarbeiter bei Störfällen verhalten? Und kann man gelöschte Daten retten?
»Es ist eine Binsenweisheit, aber meistens reicht bei Störfällen ein Neustart. Wenn das nicht hilft, sollten ungeschulte Mitarbeiter nicht selbst aktiv werden. Zwar kursieren im Internet viele Tipps, wie bestimmte Probleme zu beheben sind, aber die sind häufig von Profis für Profis. Insofern ist es in der Regel besser, den IT-Beauftragten der Apotheke – wenn vorhanden – zu verständigen und bei schwereren Problemen den IT-Dienstleister.

Ob man gelöschte Daten retten kann? Die klare Antwort ist: Kommt drauf an. Deshalb sind Sicherungskopien so wichtig. Diese sollten natürlich auch hinreichend verschlüsselt sein. Und einmal im Jahr sollte jede Apotheke eine Notfallübung durchführen, bei der die Daten von den Sicherungskopien auf das System zurückgespielt werden. Wenn man erst im Notfall merkt, dass man etwas Wichtiges vergessen hat, ist es zu spät.«

Was glauben Sie, wie die Entwicklung weitergeht?
»Es gibt schon heute keine Geschäftsprozesse mehr ohne IT. Auch das klassische Marketing geht heute nicht mehr ohne, denn selbst ein Flyer wird in der Regel über einen PC mit einem Graphikprogramm erstellt. Und Online-Marketing funktioniert natürlich sowieso nicht ohne. Zusätzlich bietet das Internet neue Vertriebswege.

Ob man will oder nicht: Die Fähigkeit, mit Computern und digitalen Medien umzugehen, ist die neue Alphabetisierung. Die Leistungsfähigkeit der Technik wird weiter in rasantem Tempo steigen. Das birgt neue Chancen und neue Risiken.«

Glossar

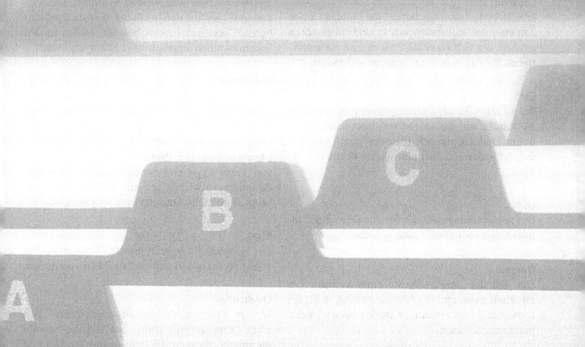

Apps

Programme für Smartphones und Tablet-PCs, die meist praktischen Zweck oder Unterhaltungswert haben.

Blog

Die Abkürzung für das englische Wort »Weblog«. Ein öffentliches Internettagebuch oder bei mehreren Autoren eine Art Zeitung im Internet.

Browser

Das Programm zum Surfen im Internet, etwa der Internet Explorer, Google Chrome oder Mozilla Firefox.

Captcha

Eine Sicherheitsabfrage, bei der die Besucher einen Zahlen- oder Buchstabencode in ein Feld eingeben müssen, um sich als echte Personen zu authentifizieren. So wird maschineller Spam verhindert.

CMS

Bei Content-Management-Systemen (CMS) sind die Inhalte und das Layout von Internetseiten getrennt. Damit lassen sich Texte auch von Laien einfach ändern, meist über eine eigene Benutzeroberfläche.

DENIC

Die Registrierungsbehörde für alle deutschen Domains, also die mit der Endung ».de«.

Domain

Der Teil der Internetadresse einer Website, der zwischen www. und der Länder-Endung steht. Bei www.praxis-mustermann.de ist dies beispielsweise praxis-mustermann.

dpi

dots per inch, die Anzahl von Bildpunkten pro 2,54 Zentimeter. Eine Einheit für die Qualität digitaler Bilder.

Homepage

Die Startseite eines Internetauftritts.

HTML

Hypertext Markup Language. Programmiersprache, in der die meisten Websites programmiert sind.

IP-Adresse

IP steht für Internetprotokoll. Anhand dieser IP-Adresse wird der Computer von anderen Computern identifiziert, und so können Daten ausgetauscht werden, etwa die Inhalte von Websites.

Keywords

Englisch für Schlüsselbegriffe. Keywords sind Begriffe, auf die Inhalte einer Website im Zuge der Suchmaschinenoptimierung ausgerichtet werden. Dadurch wird es möglich, dass Besucher die Website über bestimmte Suchbegriffe besser finden.

Metatags

Metatags sind Hintergrundinformationen im Head der Website, wie zum Beispiel Keywords, Description und Title, die den Inhalt der Website repräsentieren. Diese Kurzbeschreibungen werden in den Suchmaschinen-Ergebnislisten häufig angezeigt.

PageRank

Der PageRank-Algorithmus ist ein Verfahren, das Websites anhand ihrer Popularität gewichtet. Die Popularität wird aus der Anzahl und Qualität der Links ermittelt, die aus dem Internet auf eine Website verweisen. Der PageRank-Algorithmus wurde von Larry Page und Sergey Brin, den Google-Gründern, entwickelt. Je höher der PageRank einer Seite, desto mehr Autorität besitzt sie bei Google.

Pixel

Ein Bildpunkt mit bestimmten Farbwerten. Aus vielen Pixeln setzen sich digitale Bilder zusammen.

Quellcode

Der in Programmiersprache geschriebene Text eines Computerprogramms, bei Websites sowohl die Inhalte als auch alle Befehle zum Aufbau und Layout der Seite.

RSS-Feed

Really Simple Syndication (frei übersetzt: wirklich einfache Verbreitung). Eine Technik, mit der Nutzer über Neuerungen auf einer Website informiert werden, ohne selbst die Seite besuchen zu müssen, um nachzuschauen, ob sich etwas verändert hat.

Screenshot

Bildschirmkopie oder -foto, die/das direkt über den PC erstellt wird und dann ausgedruckt oder abgespeichert werden kann. In diesem Buch zur Demonstration von Website-Beispielen verwendet.

SEM
Search Engine Marketing, englisch für Suchmaschinenmarketing. Anzeigenschaltung bei Suchmaschinen. Die Anzeige wird angezeigt, wenn ein User nach vorher definierten Begriffen sucht.

SEO
Search Engine Optimization, englisch für Suchmaschinenoptimierung. Websites werden so gestaltet, dass sie bei Suchmaschinen wie Google für festgelegte Suchbegriffe einen hohen Stellenwert einnehmen.

Sitemap
Die Übersichtsseite einer Website, in der meist alle Unterseiten hierarchisch strukturiert auftauchen.

Smartphone
Mobiltelefon mit fortgeschrittener Computertechnik. Das bekannteste Gerät ist derzeit wohl das iPhone.

Spam
Unverlangt zugeschickte E-Mail-Nachrichten, meist mit werbendem Inhalt, häufig auch mit betrügerischer Absicht. Der Begriff wird auch für massiert auftretende werbende Einträge in Foren, Kommentaren usw. verwendet.

Tablet-PC
Tragbarer Computer mit Touchscreen-Bedienung.

Tool
Englisch für Werkzeug. In Verbindung mit Computern ein kleines Computerprogramm, das eine einfache Aufgabe übernimmt.

URL
Uniform Ressource Locator. Die vollständige Adresse eines Internetdokuments.

Webhoster
Anbieter von Webspace bzw. ganzen Webservern.

Webserver
Ein Computer, auf dem Websites für den Zugriff aus dem Internet gespeichert werden.

Website
Gesamter Internetauftritt, bestehend aus einer Startseite und diversen Unterseiten.

Webspace
Der Speicherplatz auf einem Webserver, auf dem eine Website abgelegt ist.

Literatur

Bücher und Artikel

Bahner B (2004) Das neue Werberecht für Ärzte – Auch Ärzte dürfen werben. Springer, Berlin Heidelberg New York Tokyo

Bruhn M (2001) Marketing – Grundlagen für Studium und Praxis, 5., überarb. Aufl. Gabler, Wiesbaden

Dettmeyer R (2006) Medizin & Recht – Rechtliche Sicherheit für den Arzt. Springer, Berlin Heidelberg New York Tokyo

Deutsche Krankenhaus Gesellschaft e.V. (2009) Werbung durch das Krankenhaus – Gesetzliche Grundlagen, Rechtsprechung und Hinweise zur Durchführung. Deutsche Krankenhaus Verlagsgesellschaft mbH, Berlin

Eck K (2008) Karrierefalle Internet. Hanser, München

Eck K (2010) Transparent und glaubwürdig – Das optimale Online Reputation Management für Unternehmen. Redline Verlag, München

Fischer M (2009) Website Boosting 2.0 – Suchmaschinenoptimierung, Usability, Online-Marketing, 2., aktual. u. überarb. Aufl. mitp, Heidelberg

Grabs A, Bannour K-P (2011) Follow Me! Erfolgreiches Social Media Marketing mit Facebook, Twitter und Co. Galileo Press, Bonn

Hoeren T (2007) Das Telemediengesetz. Neue Juristische Wochenschrift 12: 801–864

Kielholz A (2008) Online-Kommunikation – Die Psychologie der neuen Medien für die Berufspraxis. Springer, Berlin Heidelberg New York Tokyo

Kotler P, Bliemel F (2001) Marketing-Management – Analyse, Planung und Verwirklichung, 10., überarb. Aufl. Schaeffer-Poeschel Verlag, Stuttgart

Medienbüro Medizin (MbMed) (2010) Ratgeber für Ärzte: Recht in der Praxis. Ratgeberverlag, Hamburg

Medienbüro Medizin (MbMed) (2010) Ratgeber für Ärzte: Marketing in der Praxis. Ratgeberverlag, Hamburg

Ries HP, Schnieder K-H, Althaus J, Großbölting R, Voß M (2007) Arztrecht – Praxishandbuch für Mediziner. Springer, Berlin Heidelberg New York Tokyo

Schmidt I (2005) Corporate Identity in der Unternehmensführung. GRIN Verlag, Norderstedt

Schwarz T (2007) Leitfaden Online Marketing – Das kompakte Wissen der Branche. Marketing Börse, Waghäusel

Weinberg A (2001) Corporate Identity – Großer Auftritt für kleine Unternehmen. Stiebner Verlag GmbH, München

Wöhe G (2000) Einführung in die allgemeine Betriebswirtschaftslehre, 20., neu bearb. Aufl. Vahlen, München

Internetadressen

BDSG: Bundesdatenschutzgesetz. http://www.gesetze-im-internet.de/bdsg_1990/BJNR029550990.html

Bundeszahnärztekammer: Musterberufsordnung der Bundeszahnärztekammer. http://www.bzaek.de/fileadmin/PDFs/recht/mbo050216.pdf

Bundesärztekammer, Kassenärztliche Bundesvereinigung 2008: Empfehlungen zur ärztlichen Schweigepflicht, Datenschutz und Datenverarbeitung in der Arztpraxis. http://www.bundesaerztekammer.de/page.asp?his†=†0.7.47.6188

Bundesverfassungsgericht: Aktenzeichen »1 BvR 233/10« und »1 BvR 235/10«

Gabler Wirtschaftslexikon. http://wirtschaftslexikon.gabler.de/Definition/marketing.html

http://www.bundesverfassungsgericht.de/entscheidungen/rk20110601_1bvr023310.html

http://www.ggma.de/studien/

http://www.seo-united.de/sitemap.html

http://www.stiftung-gesundheit.de/forschung/studien.htm

http://www.stiftung-gesundheit.de/zertifizierte-websites/zertifizierte-websites.htm

http://www.stiftung-gesundheit-blog.de/

Institut für Existenzgründungen und Unternehmensführung Wilfried Tönnis. http://www.ieu-online.de/Handbuch-marketing.pdf

SGB V: Sozialgesetzbuch (SGB) Fünftes Buch (V). http://www.gesetze-im-internet.de/sgb_5/

Studie »Internisten im Netz«: www.internisten-im-netz.de/de_news_6_0_278_arztsuche-im-internet.html

TMG: Telemediengesetz. http://www.gesetze-im-internet.de/tmg/BJNR017910007.html

UrhG: Gesetz über Urheberrecht und verwandte Schutzrechte. http://www.gesetze-im-internet.de/urhg/BJNR012730965.html

UWG: Gesetz gegen den unlauteren Wettbewerb. http://www.gesetze-im-internet.de/uwg_2004/BJNR141400004.html

www.akademie.de

www.laekb.de/10arzt/60Arztrecht/10Online_Recht/05Homepage.html, aufgerufen am 25. Mai 2011.

www.medizin-seo.de

www.openstreetmap.info

Stichwortverzeichnis